Fisioterapia em Terapia Intensiva

Princípios e práticas

Fisioterapia em Terapia Intensiva
Princípios e práticas

EDITORAS
Clarice Tanaka
Carolina Fu

Manole

Editora gestora: Sônia Midori Fujiyoshi
Produção editorial: Rico editorial

Projeto gráfico: Departamento Editorial da Editora Manole
Diagramação: Acqua Estúdio Gráfico
Ilustrações: Sirio José Braz Cançado
Gráficos: Lira Editorial
Capa: Rubens Lima

CIP-BRASIL. CATALOGAÇÃO NA PUBLICAÇÃO
SINDICATO NACIONAL DOS EDITORES DE LIVROS, RJ

F565

Fisioterapia em terapia intensiva / editoras Clarice Tanaka, Carolina Fu. - 1. ed. - Barueri [SP] : Manole, 2020.
304 p. : il. ; 22 cm.

Inclui bibliografia e índice
ISBN 978852045311-7

1. Fisioterapia. 2. Terapia intensiva. I. Tanaka, Clarice. II. Fu, Carolina.

19-58665 CDD: 615.82
CDU: 615.8

Vanessa Mafra Xavier Salgado - Bibliotecária - CRB-7/6644

Edição – 2020

Editora Manole Ltda.
Av. Ceci, 672 – Tamboré
06460-120 – Barueri – SP – Brasil
Tel.: (11) 4196-6000
www.manole.com.br
https://atendimento.manole.com.br/

Impresso no Brasil
Printed in Brazil

Sumário

SEÇÃO IV – Recursos terapêuticos aplicados

Sobre as editoras

Clarice Tanaka
Professora Titular no Departamento de Fisioterapia, Fonoaudiologia e Terapia Ocupacional da FMUSP
Mestre e Doutora em Ciências Morfológicas – ICB-USP

Carolina Fu
Docente responsável pela disciplina de Fisioterapia em Terapia Intensiva do Curso de Fisioterapia do Departamento de Fisioterapia, Fonoaudiologia e Terapia Ocupacional da FMUSP
Mestre e Doutora em Ciências pela Fisiopatologia Experimental da FMUSP

Sobre os autores

Adriana Claudia Lunardi
Doutora em Ciências pela FMUSP
Mestre em Ciências da Reabilitação pela FMUSP
Especialista em Fisioterapia em Terapia Intensiva pelo HC-FMUSP
Fisioterapeuta supervisora do Curso de Fisioterapia do Departamento de Fisioterapia, Fonoaudiologia e Terapia Ocupacional da FMUSP

Adriana Sayuri Hirota
Doutora em Ciências pela Disciplina de Pneumologia da FMUSP
Fisioterapeuta da Divisão de Fisioterapia do Instituto Central do HCFMUSP

Aline Mela dos Reis
Mestranda em Ciências da Saúde pela Sociedade Beneficente Brasileira Israelita Albert Einstein
Preceptora da Residência Multiprofissional em Terapia Intensiva do Hospital Israelita Albert Einstein
Especialista em Fisioterapia em Terapia Intensiva pela Universidade Federal de São Paulo

Amanda Coelho Fernandes
Especialista em Fisioterapia em Terapia Intensiva
Supervisora das Unidades de Urgência e Emergência do ICHC-FMUSP
Gestora dos Programas de Residência Multiprofissional na área de Fisioterapia do ICHC

Ana Carolina Basso Schmitt
Doutorado em Saúde Pública pela Universidade de São Paulo
Mestrado em Educação Física pela UNICAMP
Docente responsável pela Fisioterapia na Atenção Primária do Curso de Fisioterapia do Departamento de Fisioterapia, Fonoaudiologia e Terapia Ocupacional da FMUSP

Andréa Diogo Sala
Mestre em Ciências pela FMUSP
MBA em Economia e Avaliação de Tecnologias em Saúde pela FIPE
Especialista em Fisioterapia em Terapia Intensiva e Administração Hospitalar pelo HCFMUSP

Caroline Gomes Mól
Mestrado em Ciências da Reabilitação pela FMUSP
Especialista em Fisioterapia em Terapia Intensiva Adulto pela ASSOBRAFIR
Especialista em Fisioterapia Cardiorrespiratória pelo InCor-HCFMUSP
Supervisora de Fisioterapia das Unidades de Terapia Intensiva – Divisão de Fisioterapia do Instituto Central do HCFMUSP

Cauê Padovani
Mestrado em Ciências da Reabilitação pela USP
Especialização em Fisioterapia Cardiorrespiratória pela Faculdade de Medicina de São José do Rio Preto (FAMERP)
Aprimoramento em Fisioterapia Hospitalar pela Faculdade de Medicina de São José do Rio Preto (FAMERP)
Fisioterapeuta da Unidade de Terapia Intensiva do Pronto Socorro da Cirúrgico/Trauma do HCFMUSP

Cibele Cristine Berto Marques da Silva
Mestre em Ciências da Reabilitação pela FMUSP
Fisioterapeuta do Departamento de Fisioterapia, Fonoaudiologia e Terapia Ocupacional da FMUSP
Supervisora de estágio no Ambulatório de Reabilitação Pulmonar do ICHC/FMUSP

Debora Stripari Schujmann
Doutoranda em Ciências da Reabilitação pela USP
Mestre em Ciências da Reabilitação pela USP
Especialista em Fisioterapia em Terapia Intensiva

Fisioterapeuta/supervisora do Curso de Fisioterapia do Departamento de Fisioterapia, Fonoaudiologia e Terapia Ocupacional da FMUSP

Geisa Nascimento de Andrade
Mestra em Ciências da Reabilitação pela FMUSP
Especialista em Fisioterapia Cardiorrespiratória pelo InCor-HCFMUSP
Fisioterapeuta do InCor nas unidades de terapia intensiva clínicas

Guadalupe Nery de Sant'Anna
Aprimoramento em Fisioterapia em Terapia Intensiva pelo HCFMUSP
Gestora do Curso de Especialização em Fisioterapia Hospitalar
Gestão de Riscos Hospitalares da Fisioterapia do ICHC desde 2015

Jeanette Janaina Jaber Lucato
Doutora em Ciências pela Disciplina de Pneumologia da FMUSP
Mestre em Ciências pela Disciplina de Fisiopatologia Experimental da FMUSP
Docente do Curso de Fisioterapia do Centro Universitário São Camilo

Leda Tomiko Yamada da Silveira
Aprimoramento em Fisioterapia em Terapia Intensiva pelo HCFMUSP
Fisioterapeuta da unidade de internação do Hospital Universitário – USP
Fisioterapeuta/supervisora de estágio do Curso de Fisioterapia do Departamento de Fisioterapia, Fonoaudiologia e Terapia Ocupacional da FMUSP

Liria Yuri Yamauchi
Doutorado em Ciências pela FMUSP
Professora Associada I do Departamento de Ciências do Movimento Humano da Universidade Federal de São Paulo

Marcelo Park
Médico assistente da UTI da Clínica Médica do Instituto Central do HCFMUSP

Mayson L. de Araújo Sousa
Doutorando em Ciências - Pneumologia USP
Especialista em Fisioterapia Cardiorrespiratória pelo InCor-HCFMUSP
Fisioterapeuta do InCor-HCFMUSP

Priscila de Carvalho
Especialista em Fisioterapia Hospitalar pelo ICHC-FMUSP
Especializanda em MBA Executivo em Administração de Clínicas e Hospitais pela FGV
Gestora das unidades de internação e Gestora da Qualidade da Divisão de Fisioterapia ICHC-FMUSP

Rogério Adriano Abe
Especialista em Cuidados Paliativos pelo Instituto Paliar.
Responsável pela Fisioterapia no Programa de Residência Multiprofissional em Saúde do Idoso em Cuidados Paliativos do HCFMUSP
Coordenador do Curso de Fisioterapia em Cuidados Paliativos do ICHC-FMUSP.
Consultor de Fisioterapia em Cuidados Paliativos do Grupo ASAS

Rogério Zigaib
Médico Assistente da UTI da Disciplina de Emergências Clínicas do HCFMUSP

Prefácio

Prefaciar um livro como este constitui um desafio inerente de conduzir o leitor, em formação ou capacitação, a transitar por caminhos nem sempre pitorescos. Esta tarefa tem em suas entrelinhas o desafio de apresentar um conteúdo construído pelo esforço e dedicação de um grupo que ao longo dos mais de vinte anos de exercício viu nascer e crescer esta área da Fisioterapia. A história da Fisioterapia atuando em Terapia Intensiva não se distancia muito da Medicina Intensiva.

A Terapia Intensiva é uma especialidade médica de história relativamente recente dedicada à assistência ao paciente gravemente enfermo. Pacientes em estado crítico geralmente necessitam de assistência intensiva e monitorada e usualmente estão internados em áreas específicas dos hospitais, os Centros ou Unidades de Terapia Intensiva. Esta assistência é exercida idealmente por profissionais com formação específica; nos seus primórdios, atuavam principalmente médicos e enfermeiras. A necessidade da capacitação para fisioterapeutas logo se evidenciou, da mesma forma que logo se evidenciou também a carência de material didático apropriado para facilitar a educação para o cuidado a este paciente.

O projeto desta obra levou um tempo para se delinear e amadurecer, tempo este que culminou sendo benéfico, visto que os avanços científicos e tecnológicos foram importantes, de forma a exigir uma remodelação na atenção, potencializando as perspectivas de evolução do paciente. Contar com recursos tecnológicos inovadores que exigem aprimorar o domínio técnico, trouxe a necessidade de atenção ajustada à diferente condição de sobrevida do paciente. Atualmente o cuidado da Fisioterapia em Terapia Intensiva é mais abrangente, indo além da complexa atenção ao estado agudo do doente gravemente enfermo para os desafios funcionais abordados precocemente.

Com o desenvolvimento da atuação na área, as ações reguladoras de atuação profissional e de segurança do paciente foram implementadas.

Desta forma, *Fisioterapia em terapia intensiva – princípios e práticas* dedica suas cinco sessões a explorar amplamente os aspectos técnicos da assistência ao paciente crítico, fazendo-o de forma viva e dinâmica, contextualizando a prática e os desafios da vida diária do profissional no hospital.

Seção I

Introdução

Capítulo 1

Apresentação

Esta obra trata de assuntos muito abordados em terapia intensiva e tem como proposta dar um tom mais didático aos princípios fundamentais da fisioterapia em terapia intensiva e temas da nossa prática clínica, com apresentações de casos clínicos e elucidações sobre o tratamento fisioterapêutico. Os autores, em sua maioria, atuam ou atuaram no Hospital das Clínicas da Faculdade de Medicina da Universidade de São Paulo e apresentam um pouco de sua experiência clínica em fisioterapia em terapia intensiva nessa instituição.

Esta obra está dividida em cinco seções, a primeira delas introdutória e as demais são descritas a seguir:

SEÇÃO II – Avaliação do paciente em UTI: nesta seção, os fundamentos da avaliação fisioterapêutica na terapia intensiva são abordados de forma atualizada, com a apresentação de pontos importantes da funcionalidade que não eram discutidos anteriormente e de exames que estão sendo utilizados pelos fisioterapeutas como instrumento de avaliação, como a ultrassonografia. A seção se encerra com o capítulo "Plano terapêutico da fisioterapia em terapia intensiva", com o objetivo de facilitar a compreensão e o entendimento de como elaborar o diagnóstico fisioterapêutico possibilitando a criação de um plano terapêutico bem sedimentado e com correlações clínicas adequadas ao tratamento.

SEÇÃO III – Ventilação mecânica: este assunto será abordado de forma a atualizar e contextualizar o leitor com temas comuns e atuais da prática clínica e fundamentais para o bom e adequado manuseio da ventilação mecânica invasiva e não invasiva, bem como o desmame e o cuidado com vias aéreas artificiais. Temas como ECMO, posição prona e o papel da fisioterapia também serão descritos nesta seção.

SEÇÃO IV – Recursos terapêuticos aplicados: nesta seção, será abordada a prática clínica fisioterapêutica na terapia intensiva, com apresentação de casos clínicos baseados no tema em questão. O objetivo destes capítulos é tornar a leitura mais didática, com melhor compreensão da aplicação do procedimento no paciente crítico. São introduzidos assuntos atuais, como: estimulação funcional com ênfase na mobilização precoce; assistência fisioterapêutica na urgência e emergência, área recente e que tem oferecido mais um campo de atuação na área hospitalar; e ética e cuidados paliativos, que é um assunto muito discutido atualmente, com participação ativa dos fisioterapeutas.

SEÇÃO V – Gestão dos processos assistenciais: este módulo apresenta temas de gestão, com assuntos pertinentes à fisioterapia. É um assunto que passou a despertar mais interesse recentemente, o objetivo da seção é mostrar as possibilidades de nossa área de atuação.

Capítulo 2

Cuidado integral ao paciente crítico/grave

Ana Carolina Basso Schmitt
Carolina Fu

INTRODUÇÃO

Paciente crítico/grave é "aquele que se encontra em risco iminente de perder a vida ou função de órgão/sistema do corpo humano, bem como aquele em frágil condição clínica decorrente de trauma ou outras condições relacionadas a processos que requeiram cuidado imediato clínico, cirúrgico, gineco-obstétrico ou em saúde mental", definido pela Portaria n. 3/2017, que consolida as normas sobre as redes do Sistema Único de Saúde.

O cuidado progressivo ao paciente crítico/grave tem critérios estabelecidos de elegibilidade para admissão e alta, de classificação e habilitação de leitos em Terapia Intensiva Adulto, Pediátrico, Unidade Coronariana, Queimados e Cuidado Intermediário Adulto e Pediátrico no Sistema Único de Saúde. Deve-se articular linha de cuidado progressivo, de acordo com a condição clínica e a complexidade do cuidado do paciente.

O tradicional início do cuidado ao paciente crítico/grave é pela urgência de um serviço da Rede de Atenção à Saúde que deve ter uma sala de estabilização (SE). Dessa forma, é essencial que a articulação entre os serviços de saúde seja efetiva para eleger o estabelecimento de saúde mais adequado para a gravidade do caso. De acordo com a Portaria citada anteriormente, é estratégico superar a fragmentação da atenção e da gestão nas Regiões de Saúde* e aperfeiçoar o funcionamento político-institucional do Sistema Único de Saúde para assegurar ao paciente crítico/grave o conjunto de ações e serviços com efetividade e efi-

* "espaço geográfico contínuo constituído por agrupamentos de Municípios limítrofes, delimitado a partir de identidades culturais, econômicas e sociais e de redes de comunicação e infraestrutura de transportes compartilhados, com a finalidade de integrar a organização, o planejamento e a execução de ações e serviços de saúde" (Decreto n. 7.508, de 28 de junho de 2011).

ciência, do hospital à unidade de atenção primária à saúde. Para tanto, são definidas as seguintes ações:

- Cobertura regional do Serviço de Atendimento Móvel de Urgência (SAMU) para a localidade de instalação da SE.
- SE com serviço de apoio ao atendimento, transporte e/ou transferência em município com posição estratégica em relação à Rede de Atenção às Urgências, para menor tempo-resposta assistencial.
- SE em serviços de saúde, públicos ou filantrópicos: hospitais, unidades de pronto atendimento e de atenção primária à saúde.
- Equipe mínima de saúde de um médico, um enfermeiro e pessoal técnico com disponibilidade para assistência imediata na SE aos pacientes críticos/graves admitidos, nas 24 horas do dia e em todos os dias da semana.
- Treinamento e qualificação da equipe atuante na SE para atendimento de urgências.

O caminho assistencial do paciente crítico/grave é a UTI em seguida da SE, para quem necessita de intervenções de suporte à vida, com alta probabilidade de recuperação e sem nenhuma limitação de suporte terapêutico; de monitoração intensiva, pelo alto risco de precisarem de intervenção imediata e sem nenhuma limitação de suporte terapêutico; de intervenções de suporte à vida, com baixa probabilidade de recuperação ou com limitação de intervenção terapêutica; e de monitoração intensiva, pelo alto risco de precisarem de intervenção imediata, mas com limitação de intervenção terapêutica; além de pacientes com doença em fase de terminalidade ou moribundos, sem possibilidade de recuperação. A Portaria n. 3/2017 contém maior detalhamento desses critérios de elegibilidade.

Após cuidados intensivos, os pacientes clínicos ou cirúrgicos que requeiram monitoração, avaliação de sinais vitais ou intervenção multidisciplinar, com estabilidade hemodinâmica e respiratória, independentemente da causa e do local da internação, podem receber alta da UTI. Em caso de necessidade de transferência para unidade de cuidados intermediários, o critério de alta neste local é a resolução da doença ou da condição fisiológica que motivou a internação, quando não houver necessidade de intervenção multidisciplinar intensiva ou semi-intensiva.

Apesar de não ter claramente definida a continuidade assistencial após alta hospitalar, é fundamental a assistência continuada na atenção primária à saúde, com potencial necessidade de cuidado domiciliar, principalmente para apoio terapêutico ao paciente crônico com maior vulnerabilidade e evitar reinternação e óbito. Por se tratar de casos complexos, a contrarreferência deve ser feita com prioridade para corresponsabilização de um projeto terapêutico para a singularidade do caso entre os profissionais do hospital, da atenção primária à saúde, outro equipamento de saúde que for necessário e o paciente crítico/grave ou familiar/responsável.

O caso de um paciente crítico/grave será discutido sob o ponto de vista do cuidado integral, compreendendo integralidade de assistência como "conjunto articulado e contínuo das ações e serviços preventivos e curativos, individuais e coletivos, exigidos para cada caso em todos os níveis de complexidade do sistema".

CASO CLÍNICO

Um jovem de 22 anos, motoboy, vítima de acidente automobilístico, foi encaminhado ao pronto-socorro (SE) de um hospital de alta complexidade na cidade de São Paulo pelo SAMU, com afundamento de crânio temporoparietal à direita. No exame físico apresentava Glasgow 13, sendo recebido inicialmente com máscara de nebulização a 8 L/min de oxigênio. Após 2 horas evoluiu com rebaixamento do nível de consciência (Glasgow 7), sendo indicada intubação orotraqueal com o uso de ventilação mecânica invasiva pela equipe médica. Para tais procedimentos o paciente teve de ficar sedado. Após 5 dias, o paciente evoluiu com melhora clínica com estabilidade hemodinâmica e respiratória, com nível de consciência adequado (Glasgow 14), e a equipe multidisciplinar optou pela extubação. Porém, apresentou fraqueza muscular com dificuldade de realizar transferências de decúbito e atividades de vida diária (banho e alimentação), sendo definido como dependente funcional (escala de Barthel = 60). Recebeu alta da UTI, pois apresentou os critérios de estabilidade clínica com resolução da causa que motivou a internação. Foi transferido para a Unidade de Internação usando cadeira de rodas, pois não conseguia deambular sozinho.

Comentários

No ambiente de UTI, é comum encontrar pacientes que apresentam alteração no grau de alerta, responsividade e colaboração em virtude da própria doença em curso. Neste caso houve a necessidade de sedação pela necessidade de intubação e ventilação mecânica invasiva, porém devem ser indicadas estratégias como a interrupção momentânea da sedação para possibilitar melhor aproveitamento terapêutico. Os graus de responsividade e colaboração do paciente impactarão definitivamente o que poderá ser proposto para o paciente neste momento.

A mobilização passiva deve ser direcionada a pacientes sedados ou não responsivos, ao passo que, para pacientes alertas e cooperativos, deve ser dada ênfase em exercícios ativos, assistidos, com ou sem resistência, visando à mobilização precoce e ao favorecimento da reabilitação funcional. No entanto, é preciso que conceitos básicos como este sejam aplicados na prática, para evitar que o nível de cooperação ativa do paciente não seja subestimado e o atendimento fisioterapêutico seja mais efetivo para reduzir a perda de massa muscular em pacientes incapazes de realizar contração muscular voluntária.

Uma vez constatado isso, o fisioterapeuta deve propor terapias que visem minimizar as perdas, como a mobilização precoce e até a estimulação elétrica funcional (FES), a qual pode ser utilizada no início do quadro, ou enquanto o paciente não estiver colaborativo ou não apresentar condições hemodinâmicas para sair do leito. Pensando em médio ou longo prazo, estes pacientes estão sujeitos a apresentar prejuízo na capacidade física, limitando sua mobilidade e funcionalidade, inclusive após a alta hospitalar.

No plano fisioterapêutico, em curto prazo pode-se propor como objetivos minimizar a perda de força muscular, utilizando o FES enquanto o paciente estiver sedado, passando para exercícios ativos, desde assistidos até resistidos, quando o paciente estiver cooperativo e estável, para que a longo prazo ele tenha condição de atingir os objetivos de recuperação da capacidade de se locomover (cadeira de rodas ou não) de forma independente, realizar as atividades de vida diária e principalmente conseguir o retorno ao trabalho e, neste caso, de acordo com sua limitação, se inserir em outra ocupação de modo eficiente e se incluir socialmente.

A continuidade assistencial a partir da alta hospitalar para o jovem é essencial para garantir o retorno ou a adaptação, quando necessário, ao cotidiano de sua vida pessoal, familiar, social e de trabalho. Em situações como essa, deve ter seguimento com cuidado da equipe multiprofissional da atenção primária à saúde (APS) com ofertas de ações de promoção de saúde e prevenção de agravos e eventuais atendimentos individuais ou visitas domiciliares.

Para tanto, é primordial que os demais profissionais envolvidos promovam a saúde para um jovem que teve suas atividades de vida diária reduzidas por não deambular, não conseguindo desempenhar sua atividade profissional. A partir do projeto terapêutico para a singularidade do caso, recebe assistência da equipe em visita domiciliar eventualmente (muitas vezes compartilhada), voltou à marcha social de um quarteirão, reduzindo a iniquidade em saúde. É claro que o fisioterapeuta da unidade foi essencial para essa conquista, com incentivo a retomar sua atividade laboral com adaptação. Evidentemente, que o receio de possível incapacidade no retorno ao trabalho foi concreto para o jovem e para a equipe. No entanto, o trabalho colaborativo e a mediação de interesses entre o jovem, a empresa em que trabalhava e a equipe promoveu comunicação de ações concretas para adaptação a outra função no trabalho. Atualmente, o jovem tem mais cautela na direção da moto e colabora para a advocacia em saúde no trânsito, a favor de conscientização de amigos, comunidades e organizações para melhorar a saúde, o bem-estar e a capacitação para ação em promoção da saúde.

CONSIDERAÇÕES FINAIS

Um caso de sucesso assistencial, como o do jovem motoboy, deve ser exemplo de cuidado integral ao paciente crítico/grave no Sistema Único de Saúde, com vivência concreta da rede de atenção à saúde para uma vida do dia a dia com mais saúde.

REFERÊNCIAS

Bemis-Dougherty AR, Smith JM. What follows survival of critical illness? Physical therapists' management of patients with post-intensive care syndrome. Phys Ther. 2013 Feb;93(2):179-85.

Brasil. Lei n. 8.080, de 19 de setembro de 1990. Dispõe sobre as condições para a promoção, proteção e recuperação da saúde, a organização e o funcionamento dos serviços correspondentes e dá outras providências. Disponível em: http://www.planalto.gov.br/ccivil_03/leis/l8080.htm [Acesso em: 22 jun. 2019].

Brasil. Ministério da Saúde. Portaria de Consolidação n. 3, de 28 de setembro de 2017. Consolidação das normas sobre as redes do Sistema Único de Saúde. Disponível em: http://bvsms.saude.gov.br/bvs/saudelegis/gm/2017/prc0003_03_10_2017.html [Acesso em: 22 jun. 2019].

Brasil. Ministério da Saúde. Portaria de Consolidação n. 3, de 28 de setembro de 2017. Título X – Do cuidado progressivo ao paciente crítico ou grave. Disponível em: http://portalarquivos2.saude.gov.br/images/pdf/2018/junho/05/ANEXO-PACIENTE-CRITICO-OU-GRAVE.pdf [Acesso em: 22 jun. 2019].

Conselho Federal de Medicina (CFM). Resolução 2.156/16. Estabelece os critérios de admissão e alta em unidade de terapia intensiva. Disponível em: https://sistemas.cfm.org.br/normas/visualizar/resolucoes/BR/2016/2156 [Acesso em: 22 jun. 2019].

Dempsey MC, Battel-Kirk MB, Barry MM . The CompHP Core Competencies Framework for Health Promotion Handbook. Galway: Executive Agency for Health Promotion and Consumers: National University of Ireland; 2011.

Gosselink R, Bott J, Johnson M, Dean E, Nava S, Norrenberg M, et al. Physiotherapy for adult patients with critical illness: recommendations of the European Respiratory Society and European Society of Intensive Care Medicine Task Force on Physiotherapy for critically ill patients. Intensive Care Med. 2008;34:1188-99.

Seção II

Avaliação do paciente em UTI

Capítulo 3

Avaliação fisioterapêutica do paciente em terapia intensiva

Carolina Fu
Caroline Gomes Mól
Guadalupe Nery Sant'Anna

Agradecemos pelas imagens das avaliações ultrassonográficas cedidas gentilmente pelo Grupo de Pesquisa em Ultrassonografia da Divisão de Fisioterapia do Instituto Central do HCFMUSP (Caroline Gomes Mól, Catherine Cely Oliveira, Monize Karla Alves Aquino, Renato Batista dos Reis e Clarice Tanaka)

INTRODUÇÃO

Nos últimos anos a mortalidade dos pacientes internados em unidades de terapia intensiva (UTI) se reduziu consideravelmente, graças aos avanços da medicina e ao trabalho desenvolvido pela equipe médica e multiprofissional. A fisioterapia possui importante papel nos cuidados ao paciente crítico, sendo integrante indispensável das UTI no Brasil, atuando no tratamento de condições respiratórias agudas, subagudas e crônicas, assim como na prevenção e no tratamento de alterações musculoesqueléticas e declínio funcional decorrentes da internação.

Na UTI o fisioterapeuta deve ser capaz de realizar uma avaliação minuciosa e integral do paciente, correlacionando as informações obtidas a partir da análise de prontuário, com os achados em exames complementares e físico, para realizar um planejamento terapêutico seguro e efetivo para o paciente.

ANAMNESE E ANÁLISE DE PRONTUÁRIO

No momento da internação em UTI, muitas vezes o paciente não está em condições de fornecer dados sobre a sua história clínica, portanto algumas informações importantes deverão ser coletadas diretamente do prontuário médico e com auxílio de familiares e acompanhantes.

Sempre que possível, os pacientes devem ser questionados quanto a sua queixa principal nesta internação e suas expectativas em relação ao tratamento na UTI. A entrevista pode auxiliar a obter informações importantes, monitorar as respostas do paciente ao tratamento proposto e estabelecer um contato próximo entre o fisioterapeuta e o paciente. Apesar de muitas vezes a queixa principal não estar diretamente relacionada às principais metas fisioterapêuticas na internação, elas devem ser consideradas no plano de tratamento, podendo auxiliar na adesão às estratégias adotadas.

Todas as informações obtidas antes da avaliação à beira do leito darão ao fisioterapeuta uma noção das condições clínicas e funcionais do paciente, garantindo maior segurança para a execução da avaliação e o atendimento.

História da moléstia atual

A história da moléstia é essencial para o entendimento da sequência de eventos que trouxe o paciente à UTI, desde os sintomas iniciais, a procura pelo serviço de saúde, as condutas e a evolução do quadro até o momento. Também conta com diagnóstico médico ou hipóteses diagnósticas, motivo da internação na UTI e o planejamento terapêutico para o paciente.

História patológica pregressa

Neste item da anamnese procuram-se informações sobre as principais doenças prévias, lesões, procedimentos cirúrgicos, internações anteriores, hospitalizações, medicamentos em uso, alergias e hábitos de vida relacionados à saúde, como vícios (tabagismo, etilismo) e prática regular de exercícios. Os antecedentes e comorbidades são informações importantes e que podem influenciar o tratamento da internação atual.

É importante que o fisioterapeuta também investigue aspectos relacionados à condição respiratória e funcional do paciente prévios à internação que possam interferir nas condutas terapêuticas:

- Uso de oxigenoterapia domiciliar.
- Uso de ventilação mecânica não invasiva domiciliar (apneia obstrutiva do sono, doenças neuromusculares).
- Uso de dispositivos auxiliares para a marcha (andadores, bengalas).
- Necessidade de auxílio para execução das atividades de vida diária.
- Presença de dispneia aos esforços ou de decúbito.

Exames laboratoriais e de imagem

Os resultados dos exames complementares muitas vezes podem influenciar a condição respiratória e funcional do paciente, mas também trazem informações importantes sobre contraindicações a alguns recursos terapêuticos utilizados pelos fisioterapeutas em pacientes criticamente enfermos (p. ex., paciente que apresente um pneumotórax não drenado à avaliação do raio X pode apresentar uma contraindicação à ventilação mecânica não invasiva).Os principais exames laboratoriais e de imagem em pacientes internados em UTI serão discutidos detalhadamente no Capítulo 4.

AVALIAÇÃO À BEIRA DO LEITO

Inspeção e avaliação do estado geral

Ao primeiro contato com o paciente já é possível identificar a gravidade do quadro clínico. Dessa forma, a avaliação começa pela observação do paciente no leito, identificando a presença de monitoração e dispositivos invasivos (Figura 1).

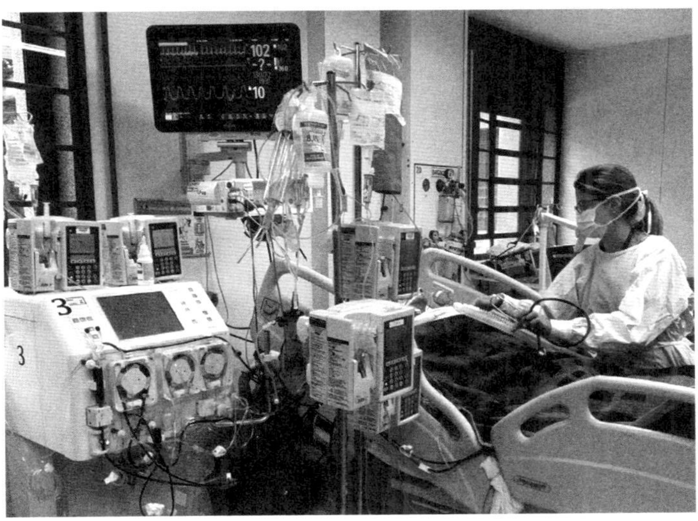

Figura 1 Paciente internado em UTI.

Em relação aos dispositivos invasivos, é importante observar o tipo e a localização. Maior número de dispositivos e monitoração pode indicar gravidade e necessidade de maior cuidado para manipulação e transferências do paciente no leito (Quadro 1).

Quadro 1 Dispositivos invasivos comumente utilizados em pacientes de UTI

Dispositivos invasivos	
Via aérea artificial	Cânula orotraqueal Cânula de traqueostomia
Cateteres	Cateter venoso central Cateter venoso periférico Cateter de pressão arterial invasiva Cateter de diálise (peritoneal ou venoso)
Sondas	Sonda enteral e/ou gástrica Sonda vesical de demora
Drenos	Drenos cirúrgicos Drenos torácicos (tubular, *pigtail*)

A partir da inspeção também é possível identificar alterações em pele, músculos e ossos:

- **Pele.** À avaliação da pele devem-se observar coloração, hidratação e presença de cicatrizes. A coloração da pele pode indicar comprometimento importante de alguns sistemas, como no caso de cianose e icterícia. A cianose se refere à coloração azulada da pele e pode ser central ou periférica. A cianose central indica hipoxemia em decorrência do transporte insuficiente de oxigênio até os pulmões ou *shunt* cardíaco. A cianose periférica pode ser observada nas extremidades (mãos, pés, unhas) em situações de vasoconstrição por frio ou disfunção cardíaca com diminuição do débito cardíaco. Cicatrizes e feridas operatórias, dependendo da localização, podem comprometer a mecânica respiratória e aumentar o risco de complicações pulmonares.
- **Músculo.** É importante observar a presença de alterações do trofismo muscular, realizando comparações entre os hemicorpos e grupos musculares.
- **Estrutura óssea.** Observar e identificar a presença de retrações e abaulamentos ósseos que possam indicar alguma alteração clínica. Observar a presença de colar cervical e a inserção de fixadores externos de fraturas ósseas.

Avaliação hemodinâmica e sinais vitais

O fisioterapeuta deve conhecer a condição hemodinâmica do paciente, a partir de avaliação da perfusão tecidual, valores de frequência cardíaca e pressão arterial, e necessidade de drogas antiarrítmicas ou vasoativas, considerando o tipo (vasoconstritoras ou vasodilatadoras) e a dosagem.

A **frequência cardíaca** deve ser avaliada pelo pulso periférico para observar frequência, ritmo e amplitude. A pulsação normal para um indivíduo adulto é de 60 a 100 batimentos por minuto (bpm). Taquicardia é uma condição na qual a frequência cardíaca atinge valores superiores a 100 bpm e está presente em situações de febre, hipoxemia, anemia, baixo débito cardíaco e choque. Valores abaixo de 60 bpm indicam bradicardia, condição presente em situações de hipotermia, e arritmias cardíacas. Além da frequência também deve ser avaliado o ritmo, pois a presença de ritmos irregulares pode indicar arritmias malignas.

A **pressão arterial** é a força exercida contra a parede das artérias à medida que o sangue flui através delas e é determinada pela interação entre a força de contração do ventrículo esquerdo (VE), a resistência vascular sistêmica e o volume de sangue. A pressão sistólica corresponde à sístole do VE e a diastólica, ao relaxamento, e seus intervalos de normalidade são de 90 a 140 mmHg e 60 a 90 mmHg, respectivamente. Uma condição na qual a pressão arterial é persistente acima de 140 × 90 mmHg é conhecida como hipertensão e abaixo de 95 × 60 mmHg, como hipotensão.

A **temperatura corporal** normal de adultos é mantida em torno de 36 a 37,5ºC, com variações ao longo do dia, mais baixa durante o período da manhã e mais alta ao final da tarde. A temperatura corporal está diretamente relacionada ao metabolismo celular e se mantém a partir do equilíbrio entre produção e perda de calor. Vasodilatação periférica e sudorese são mecanismos controlados pelo hipotálamo que atuam na regulação da temperatura corporal, podendo contribuir para a perda de calor. O sistema respiratório também auxilia a dissipar o calor através da ventilação.

A elevação da temperatura corporal acima de 37,5ºC é conhecida como hipertermia ou febre, e pode estar associada a processos patológicos. A febre aumenta a taxa de metabolismo corporal (cada aumento de 0,6ºC eleva em 10% o consumo e a produção de CO_2), que deve ser acompanhado por um aumento da ventilação e da circulação sanguínea na tentativa de manter a homeostase. A hipotermia é a diminuição da temperatura corporal abaixo dos valores de normalidade, diminuindo o consumo de O_2 e a produção de CO_2. É frequente em situações de exposição prolongada ao frio, mas também pode ocorrer em quadros de infecções graves (sepse).

A **frequência respiratória** normal (eupneia) em um adulto é de 12 a 20 respirações por minuto (rpm). Frequência respiratória maior que 20 rpm é considerada taquipneia e abaixo de 12 rpm, bradipneia. A bradipneia pode ocorrer em situações de depressão do sistema nervoso central (trauma, uso de narcóticos) e a taquipneia, em situações de acidose metabólica e ansiedade. A saturação periférica de oxigênio (SpO_2) também pode ser monitorada pela oximetria de pulso. Seus valores de normalidade para indivíduos saudáveis são ≥ 95%, podendo variar em algumas situações patológicas nas quais são aceitos valores da SpO_2 < 95% (doença pulmonar obstrutiva crônica, síndrome do desconforto respiratório agudo, cardiopatias congênitas cianóticas).

Avaliação neurológica

No ambiente de UTI, é comum encontrar pacientes que apresentam alteração no grau de alerta, responsividade e colaboração em virtude da própria doença em curso (neurológica ou não), de complicações sistêmicas, de medicamentos recebidos, de distúrbios eletrolíticos, de *delirium*, de traumas cranioencefálicos, entre outros. Assim, a necessidade do aprofundamento da avaliação neurológica deve se basear no quadro clínico apresentado pelo paciente no momento da avaliação e no histórico prévio da internação (comorbidades, cirurgias prévias, traumas) para que a avaliação seja completa e personalizada.

A inspeção do leito deve incluir a checagem da infusão contínua de medicações sedativas e/ou bloqueadores neuromusculares, uma vez que o uso destes medicamentos pode diminuir ou abolir a resposta do paciente ao exame neurológico, como é possível observar no Quadro 2, que contêm os medicamentos comumente utilizados em UTI. Em alguns casos, podem ser indicadas estratégias como a interrupção momentânea da sedação para possibilitar melhor aproveitamento terapêutico, o que ressalta a importância do pensamento como equipe e a abordagem multiprofissional dos pacientes internados em UTI. Atualmente, busca-se evitar os níveis de sedação mais profundos, sempre que possível, para que o estado neurológico do paciente seja mais bem avaliado e acompanhado, e para que o tempo de ventilação mecânica e de internação seja diminuído.

Quadro 2 Medicamentos comumente utilizados em UTI

Medicação	Ação principal	Características principais	Efeitos secundários	Início e duração dos efeitos
Citrato de fentanila (fentanil)	Analgésico	Adjuvante anestésico Opioide 100 vezes mais potente para analgesia que a morfina Baixa liberação de histamina	Pode ter efeito cumulativo em doses repetidas Depressão ventilatória Diminuição do reflexo de tosse Rigidez dos músculos respiratórios Contração das pupilas (miose)	Início imediato Duração: 30 min (dose-dependente)
Sulfato de morfina (morfina)	Analgésico	Analgésico narcótico Derivado do ópio Adjuvante anestésico Alivia congestão pulmonar Diminui consumo de oxigênio do miocárdio Ansiolítico	Depressão do SNC e sistema respiratório Diminuição da mobilidade gastrointestinal Dependência física Diminui reflexos e sensibilidade Liberação de histamina	Início: quase imediato Duração: em média 2h

(*continua*)

Quadro 2 Medicamentos comumente utilizados em UTI (*continuação*)

Medicação	Ação principal	Características principais	Efeitos secundários	Início e duração dos efeitos
Cloridrato de tramadol	Analgésico	Analgésico opioide Menor efeito depressor do sistema respiratório que a morfina	Depressor do SNC Efeito cumulativo em paciente com insuficiência hepática ou renal Náuseas, vômitos, constipação Tontura e dor de cabeça Convulsão	Início/pico: 45 min Duração: em média 6h
Cloridrato de midazolam (midazolam)	Sedativo	Benzodiazepínico de ação curta Sedativo-hipnótico Promove amnésia anterógrada Relaxante muscular (3 a 4 vezes mais potente que o diazepam)	Depressão cardiorrespiratória Aumenta reflexo de tosse Pode causar abstinência com o uso prolongado	Início: 1,5 a 5 min Duração: 1-5h Recuperação 2-6h
Diazepam	Sedativo	Benzodiazepínico Deprime o SNC autónomo e o periférico Agente ansiolítico Anticonvulsivante Promove amnésia Relaxante muscular (espasmos musculares, tetania)	Pode gerar abstinência quando utilizado em altas doses ou por longos períodos Diminuição dos reflexos	Início: 1-10 min Duração média: 3 horas Recuperação: 20-50h (dose-dependente)
Tiopental Sódico	Sedativo	Anestésico geral Barbitúrico de ação ultrarrápida Anticonvulsivante Neuroproteção com diminuição da pressão intracraniana	Sem ação analgésica Depressão ventilatória e hipotensão Pode acumular no tecido adiposo e ter uma ação prolongada Altamente alcalino (risco de lesão da veia ou da pele em caso de extravasamento)	Início: imediato Duração: 15-30 min Recuperação: 30 min

(*continua*)

Quadro 2 Medicamentos comumente utilizados em UTI (*continuação*)

Medicação	Ação principal	Características principais	Efeitos secundários	Início e duração dos efeitos
Etomidato	Sedativo	Anestésico geral Intubação de sequência rápida Não promove depressão cardiorrespiratória expressiva Sem liberação de histamina	Sem ação analgésica Movimentos musculares transitórios Infusão contínua não recomendada (maior risco de insuficiência adrenal)	Início: 1 min Duração/recuperação: 3-5 min (dose-dependente)
Propofol	Sedativo	Anestésico geral Adjuvante da anestesia Sedativo hipnótico IV emulsificado Permite rápido controle da profundidade da sedação Neuroproteção	Sem ação analgésica Efeito cumulativo com mais de 10 dias de uso contínuo Hipotensão e/ou bradicardia Depressão do sistema respiratório Acidose metabólica	Início: < 1 min Duração/recuperação: rápida (quando infusão por menos de 24h); 1 a 3 dias (quando infusão > 10 dias contínuos)
Cloridrato de dexmedetomidina (dexmedetomidina)	Sedativo	Agonista alfa-2--adrenorreceptor Atividade analgésica moderada Baixa depressão ventilatória Ansiolítico	Diminuição de PA, FC e salivação Sedação em UTI por no máximo 24h (risco de sintomas de retirada: hipertensão, agitação, cefaleia, altas concentrações plasmáticas de catecolaminas)	Início/pico: 6 min Duração: 2h Recuperação: rápida (não promove sedação profunda)
Cloreto de succinilcolina (succinilcolina)	Bloqueador neuromuscular	Despolarizante Ação rápida e ultracurta	Liberação de histamina Fasciculação muscular Diminuição da FC	Início: 30-60 s Duração: 4-6 min Recuperação: 8-10 min
Brometo de pancurônio (pancurônio)	Bloqueador neuromuscular	Ação relaxante não despolarizante Adjuvante de anestesia Indicado para o procedimento de intubação orotraqueal Realização de eletrochoque	Aumento da FC Uso prolongado (1-3 semanas) promove fraqueza muscular Liberação de histamina Efeito cumulativo em doses repetidas	Início: dose-dependente. Pico em 3-4 min Duração: 30-45 min Recuperação: de 1 a várias horas

(*continua*)

Quadro 2 Medicamentos comumente utilizados em UTI (*continuação*)

Medicação	Ação principal	Características principais	Efeitos secundários	Início e duração dos efeitos
Besilato de atracúrio (atracúrio)	Bloqueador neuromuscular	Adjuvante de anestesia geral Ação relaxante não despolarizante Indicado para o procedimento de intubação orotraqueal	Não indicado para manutenção do suporte ventilatório (indução de crises convulsivas em infusões prolongadas) Liberação de histamina	Início: 3-5 min Duração: 25 min Recuperação: média em 60 min
Besilato de cisatracúrio (cisatracúrio)	Bloqueador neuromuscular	Adjuvante de anestesia geral Ação relaxante não despolarizante Manutenção do suporte ventilatório difícil Menor repercussão cardiovascular comparado com atracúrio		Início: 1,5-3 min Duração/recuperação: 30 min

FC: frequência cardíaca; IV: intravenoso; PA: pressão arterial; SNC: sistema nervoso central.

O grau de responsividade afeta diretamente as condutas de avaliação e tratamento e pode ser avaliado com aplicação da Escala de Coma de Glasgow, quando o paciente não está sob o efeito de medicações sedativas, considerando sempre a melhor resposta para os diferentes domínios da escala; e da Escala de Sedação e Agitação de Richmond (RASS), quando o paciente está sob efeito de medicamentos sedativos. As escalas estão descritas nos Quadros 3 e 4.

Quadro 3 Escala de Coma de Glasgow

Abertura ocular	Resposta verbal	Resposta motora
4 – Espontânea	5 – Orientada	6 – Obedecendo a comandos
3 – Ao chamado	4 – Desorientada	5 – Localizando estímulo doloroso
2 – Ao estímulo doloroso	3 – Palavras inapropriadas	4 – Retirada inespecífica ao estímulo doloroso
1 – Sem resposta	2 – Sons incompreensíveis	3 – Padrão de decorticação ao estímulo doloroso (flexão de MMSS e MMII)
	1 – Sem resposta	2 – Padrão de descerebração ao estímulo doloroso (extensão de MMSS e MMII)
		1 – Sem resposta

Quadro 4 Escala de Sedação e Agitação de Richmond (RASS)

+4	Combativo	Claramente combativo, violento, representando risco para a equipe
+3	Muito agitado	Puxa ou remove tubos ou cateteres, agressivo verbalmente
+2	Agitado	Movimentos despropositados frequentes, assincronia com o ventilador
+1	Inquieto	Apresenta movimentos, porém não são agressivos ou vigorosos
0	Alerta e calmo	Calmo e colaborativo
-1	Sonolento	Adormecido, mas acorda ao ser chamado (estímulo verbal) e mantém os olhos abertos por mais de 10s
-2	Sedação leve	Despertar precoce ao estímulo verbal, mantém contato visual por menos de 10s
-3	Sedação moderada	Movimentação ou abertura ocular ao estímulo verbal (mas sem contato visual)
-4	Sedação intensa	Sem resposta ao estímulo verbal, mas apresenta movimentação ou abertura ocular ao toque (estímulo físico)
-5	Não desperta	Sem resposta ao estímulo verbal ou físico

O exame físico deve incluir a avaliação das pupilas quanto ao seu tamanho (midríase, miose), simetria (isocoria, anisocoria), reação à luz direta (fotorreagente, não fotoreagente) e indiretamente através do reflexo consensual quando a luz é aplicada no olho contralateral. Uma pupila midriática, não fotorreagente ao estímulo direto, mas que promove contração da pupila contralateral ao estímulo luminoso, pode significar uma lesão do III nervo craniano ipsilateral à pupila midriática por herniação do uncus contra o tentório, uma situação de emergência que deve ser comunicada à equipe imediatamente. A avaliação complementar da integridade dos nervos cranianos e suas respectivas lesões ipsi ou contralaterais auxilia no planejamento terapêutico e acompanhamento da evolução de lesões neurais agudas.

A monitoração da pressão intracraniana está indicada nos casos de lesões cerebrais agudas graves, e o cateter ventricular é o que oferece a possibilidade da aferição e boa acurácia à beira do leito, com possibilidade de calibração frequente. Este cateter é associado a um sistema de drenagem liquórica (que pode ou não estar aberto para drenagem), de forma que é importante que todo o sistema esteja no nível adequado em relação ao posicionamento do paciente para que a aferição e a drenagem sejam realizadas de forma correta.

Os exames complementares como tomografia computadorizada, eletroencefalograma, Doppler transcraniano, ressonância magnética de crânio e/ou coluna vertebral, entre outros, podem evidenciar lesões no sistema nervoso central (SNC). Pela extensão do tema não abordaremos detalhadamente o tópico resultado e interpretação dos exames neurológicos.

A ação dos medicamentos citados pode interferir diretamente na resposta do paciente, sendo mais bem avaliada a atividade do SNC sem o uso de medicações de ação sedativas ou bloqueadores neuromusculares, sendo este o melhor momento para concluir a avaliação neurológica. A inspeção e palpação da musculatura do paciente permite ao fisioterapeuta avaliar o trofismo e iniciar a avaliação de tônus e força muscular. A mobilização articular passiva rápida e lenta das articulações, dentro do grau de liberdade fisiológica, complementa a avaliação do tônus muscular.

A avaliação de força, motricidade voluntária e sensibilidade superficial serão totalmente dependentes do estado de alerta e habilidades de comunicação do paciente; no entanto, com a observação e estimulação do paciente mesmo pouco colaborativo (em decorrência de seu quadro neurológico patológico), é possível inferir o grau de força muscular. Como grau de força muscular:

5 – músculo/grupo muscular é capaz de se movimentar até ADM completa contra gravidade e forte resistência;

4 – músculo/grupo muscular é capaz de se movimentar até ADM completa contra gravidade e resistência leve;

3 – músculo/grupo muscular é capaz de se movimentar até ADM completa contra gravidade;

2 – músculo/grupo muscular é capaz de se movimentar até ADM completa com gravidade minimizada;

1 – há contração muscular perceptível, mas sem gerar movimento;

0 – não há contração muscular perceptível.

A avaliação dos reflexos miotendíneos complementa a avaliação da integridade das vias baixas (periféricas) da motricidade e não depende do nível de consciência do paciente, podendo ser realizada mesmo com o paciente com rebaixamento do nível de consciência.

Os itens avaliados na avaliação neurológica devem ter sido escolhidos com base em anamnese, história da moléstia atual, história patológica pregressa e exames de complementares sugestivos de lesão neurológica central ou periférica, considerando sempre a melhor resposta durante a avaliação do alerta, motricidade e funcionalidade. Nem sempre é necessário avaliar todos os itens em todos os pacientes. Os achados da avaliação neurológica devem ser anotados para acompanhamento da evolução do quadro neurológico do paciente, permitindo a comparação temporal.

Avaliação respiratória

Para uma boa avaliação respiratória o paciente deverá estar bem posicionado (Figura 2), a fim de evitar alterações da mecânica pulmonar decorrentes do posicionamento inadequado. Inicialmente se deve avaliar se o paciente respira espontaneamente, se está em uso de oxigenoterapia ou suporte ventilatório (invasivo ou não invasivo). O nível de suporte ventilatório e os dispositivos de oxigenoterapia em uso auxiliarão a estabelecer o plano terapêutico com segurança.

Inspeção do tórax. O tórax de indivíduos adultos normais possui diâmetro anteroposterior menor que o diâmetro transverso do tórax. Alterações na configuração da caixa torácica podem afetar a mecânica respiratória, contribuindo para complicações respiratórias em pacientes internados em UTI.

- Tórax em tonel: aumento do diâmetro anteroposterior do tórax, frequente em pacientes com enfisema pulmonar.
- Tórax cariniforme (*pectus carinatum*): protrusão anormal do esterno, vulgarmente denominada "peito de pombo".
- Tórax infundibuliforme (*pectus escavatum*): depressão de parte ou de todo o esterno. Pode produzir efeito restritivo no pulmão.
- Cifose, escoliose ou cifoescoliose: deformidades da coluna vertebral que podem afetar a função respiratória e produzir efeito restritivo no pulmão.

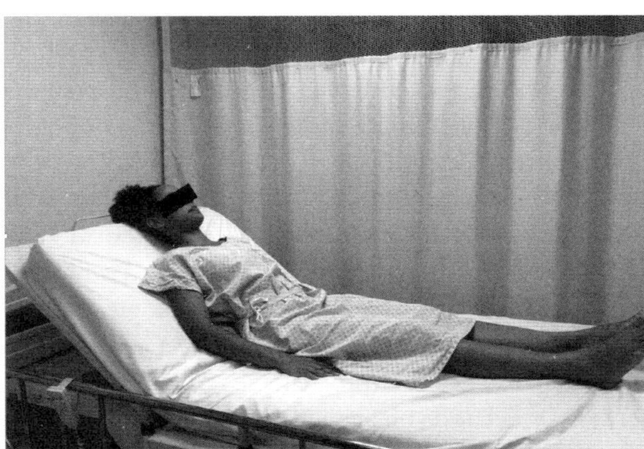

Figura 2 Posicionamento do paciente para a avaliação respiratória: decúbito dorsal elevado (inclinação de 30 graus ou superior, a depender da condição clínica do paciente); alinhamento do tronco; alinhamento do quadril em relação à cama.

Inspiração ativa com elevação dos compartimentos torácico e abdominal e expiração passiva é um padrão respiratório normal. Na respiração torácica ou costal há predomínio do deslocamento do segmento torácico, ao passo que na respiração abdominal ou diafragmática há predomínio do deslocamento abdominal. Em situações de fadiga muscular respiratória e/ou paralisia diafragmática pode ocorrer um movimento oposto entre tórax e abdome durante a respiração, conhecido como respiração paradoxal. Neste caso, podem-se observar tiragens dos músculos intercostais e/ou dos escalenos, que serão abordadas logo a seguir. Outras condições patológicas podem levar a alterações do padrão respiratório, conforme descrito no Quadro 5.

Quadro 5 Padrões respiratórios anormais

Padrão	Características	Causas
Respiração de Biot 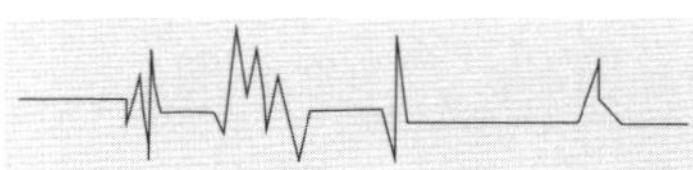	Padrão respiratório irregular com presença de longos períodos de ausência de respiração (apneia)	Hipertensão intracraniana
Respiração de Cheyne-Stokes 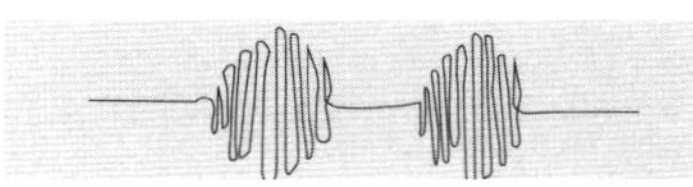	Incursões respiratórias em profundidade crescente até o máximo, depois decrescente, seguidas por período de apneia	Insuficiência cardíaca congestiva; alterações neurológicas
Respiração de Kussmaul 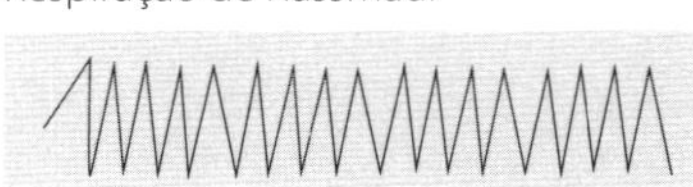	Respirações rápidas e profundas	Acidose metabólica

A relação de tempos entre inspiração e expiração (I:E) em indivíduos saudáveis é de 1:2. Pacientes com doenças pulmonares obstrutivas, como a asma e doença pulmonar obstrutiva crônica (DPOC), podem apresentar prolongamento excessivo do tempo expiratório. Algumas condições neurológicas podem levar ao prolongamento da fase inspiratória, padrão conhecido como respiração apnêustica.

Sinais de aumento do trabalho respiratório e/ou desconforto respiratório podem preceder um quadro de insuficiência respiratória em pacientes internados em UTI. As tiragens podem estar presentes nessas situações e consistem no afundamento da pele que reveste a parede torácica quando há uma queda importante na pressão intratorácica ocasionada por um esforço muscular inspiratório aumentado. Dependendo da localização podem ser intercostais, subcostais, supraclaviculares ou de fúrcula. Outros sinais importantes de aumento do trabalho respiratório são a ativação da musculatura acessória da respiração e expiração ativa em repouso.

Palpação. A palpação do tórax permite avaliar as estruturas e estimar a expansibilidade a partir da palpação da parede torácica com as mãos espalmadas (Figura 3). Em um indivíduo normal, a expansibilidade é simétrica e há um deslocamento de 3 a 5 cm entre os polegares a partir da expiração máxima. Doenças que afetam bilateralmente os pulmões, como a DPOC e doenças neuromusculares, podem cursar com diminuição da expansibilidade bilateral. Afecções que acometem somente a expansão de um pulmão podem cursar com diminuição unilateral da expansibilidade (atelectasias, derrame pleural, consolidação lobar e pneumotórax).

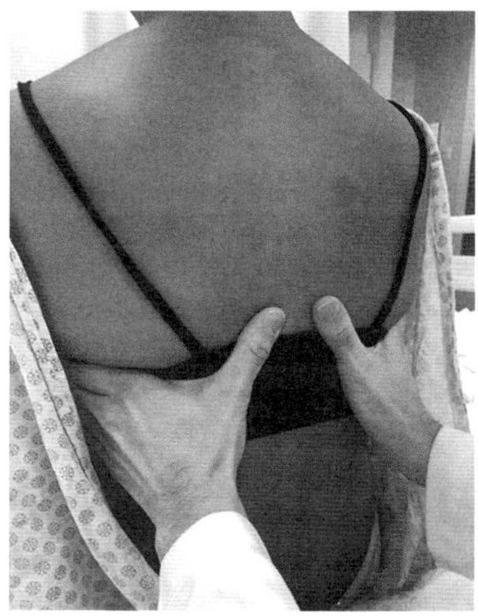

Figura 3 Procedimento da palpação torácica em indivíduo normal.

Através da palpação também pode-se identificar a presença de crepitações pela existência de ar no tecido subcutâneo de tórax, pescoço e face, conhecida como enfisema subcutâneo. Esta condição está presente quando existe pneumotórax ou pneumomediastino e o ar escapa para o tecido subcutâneo.

Ausculta pulmonar. A ausculta pulmonar permite identificar os sons pulmonares normais e anormais. A avaliação deve ser sistemática, comparativa e iniciar nas bases pulmonares, pois alguns ruídos nessa região podem ser modificados após respirações profundas consecutivas.

O som respiratório normal, também conhecido como murmúrio vesicular ou respiratório, é um som suave e surdo, audível mais intensamente na inspiração. Algumas condições podem aumentar (dispneia, taquipneia) ou diminuir (redução do volume corrente) sua intensidade. O som produzido pela passagem de ar por vias aéreas anormais é conhecido como ruídos adventícios e eles estão presentes em algumas situações patológicas, conforme descrito no Quadro 6.

Quadro 6 Ruídos adventícios

Ruído adventício	Características	Causas
Estridor	Som alto, predominantemente inspiratório, por vezes audível sem o estetoscópio na região de laringe e traqueia	Estreitamento de vias aéreas superiores (laringe ou traqueia)
Roncos	Tonalidade grave, predominantemente inspiratórios e modificáveis com a tosse	Secreção aderida às paredes dos brônquios de maior calibre
Sibilos	Tonalidade aguda, predominantemente expiratórios	Redução do calibre de pequenas vias aéreas (secreção, broncoespasmos). Ex.: asma
Estertores subcrepitantes	Ruídos descontínuos audíveis durante todo o ciclo respiratório	Movimentação de conteúdo líquido em brônquios de pequeno e médio calibres. Ex.: broncopneumonia, DPOC, edema agudo pulmonar
Estertores crepitantes	Ruídos úmidos, descontínuos e exclusivamente inspiratórios	Edemas de parênquima pulmonar. Ex.: atelectasias, SDRA
Atrito pleural	Som de fricção	Superfícies pleurais inflamadas

SDRA: síndrome da angústia respiratória do adulto; DPOC: doença pulmonar obstrutiva crônica.

Ultrassonografia pulmonar e diafragmática. A ausculta pulmonar e a avaliação radiográfica do tórax sempre foram os principais instrumentos de avaliação e monitoração da eficácia do tratamento fisioterapêutico, porém apresentam uma série de limitações. Neste cenário vem crescendo o uso da ultrassonografia pulmonar e diafragmática para identificar alterações da função respiratória, uma vez que é um instrumento portátil, de fácil aprendizado, não invasivo, não expõe o paciente ao risco de radiação e permite uma avaliação em tempo real.

A avaliação do parênquima pulmonar é realizada a partir de uma varredura nos espaços intercostais bilateralmente com um transdutor convexo (até 5 MHz). Nessa varredura é possível identificar padrões de aeração pulmonar que permitem quantificar de forma objetiva a perda de aeração pulmonar (Figura 4).

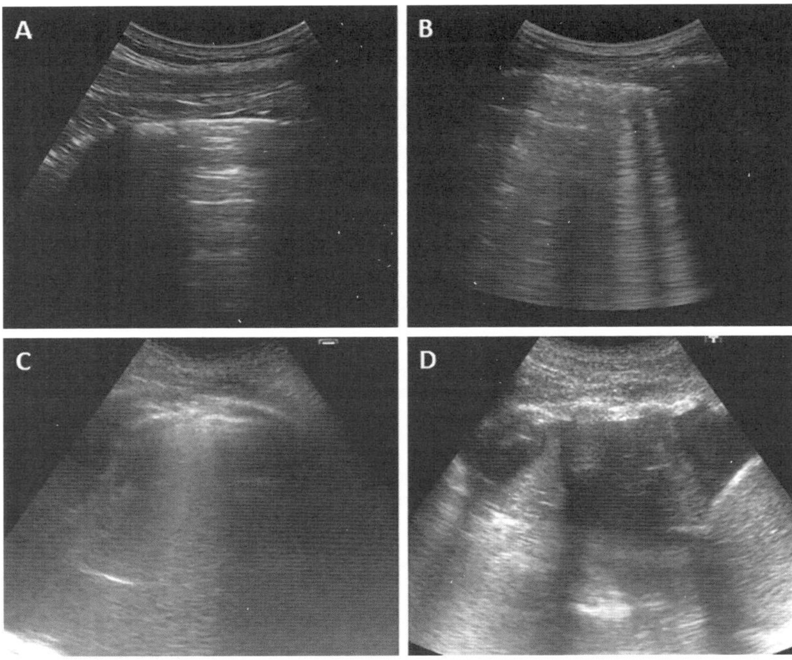

Figura 4 Padrões de aeração pulmonar: A – Aeração normal; B –Perda moderada de aeração pulmonar; C – Perda severa de aeração pulmonar; D - Perda completa de aeração pulmonar.

A excursão e a espessura diafragmáticas também podem ser avaliadas a partir da ultrassonografia. Para avaliar a excursão diafragmática deve ser utilizado um transdutor convexo (até 5 MHz) posicionado no espaço subcostal direito em direção cefálica, na linha hemiclavicular. Primeiro o diafragma é identificado no modo B e, assim que uma boa imagem for identificada, deve ser utilizado o modo M para medir em centímetros a excursão diafragmática (Figura 5). São valores de normalidade em indivíduos saudáveis, durante a respiração tranquila e profunda, 1,8 e 7 cm para homens, e 1,6 e 5,7 cm para mulheres, respectivamente.

Para avaliar a espessura diafragmática deve ser utilizado um transdutor linear (até 20 MHz) posicionado na região lateral do tórax entre o 8º e 9º espaço intercostal, na zona de aposição. A espessura pode ser mensurada na inspiração máxima (Eim) e na expiração máxima (Eem), permitindo o cálculo da fração de espessamento do diafragma (FE= (Eim - Eem)/Eem). Valores de fração de espessamento do diafragma abaixo de 30% vêm sendo associados a falhas de desmame ventilatório (Figura 6).

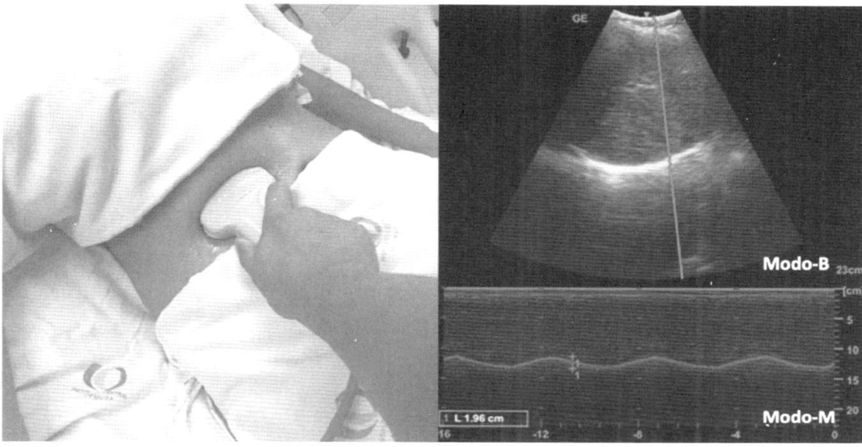

Figura 5 Medida da excursão diafragmática. A cúpula diafragmática é visualizada inicialmente no modo-B e a medida da excursão é realizada no modo-M.

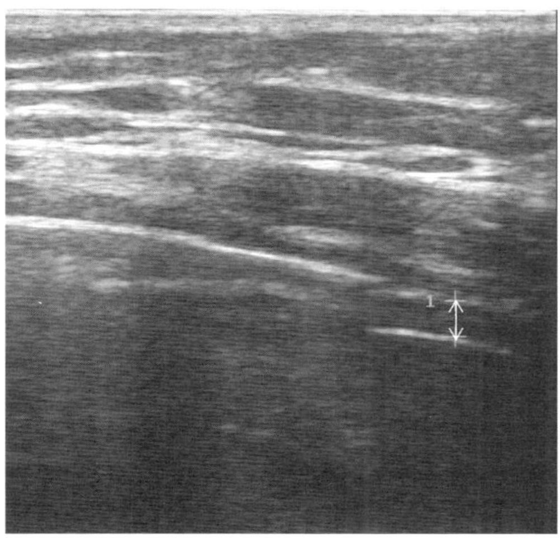

Figura 6 Medida da espessura diafragmática.

Avaliação musculoesquelética e de funcionalidade

Os pacientes criticamente enfermos estão sujeitos ao risco de alterações musculoesqueléticas e declínio funcional em razão de diversas barreiras e fatores relacionados à internação em UTI: tempo de ventilação mecânica; uso de medicamentos como corticosteroides, sedativos e bloqueadores neuromusculares; inflamações sistêmicas; sepse; descontrole glicêmico e desnutrição. Nesse contexto a fraqueza muscular associada ao paciente crítico acomete em torno de 30 a 60% dos pacientes que passam por internação em UTI, mesmo pacientes internados por curtos períodos. Desta forma tornam-se importantes a avaliação e o acompanhamento da evolução da condição musculoesquelética e funcional do paciente desde a admissão até a alta da UTI.

A avaliação de mobilidade, força muscular e condição funcional dos pacientes de UTI é complexa, pois depende da colaboração do paciente e é influenciada por aspectos externos, mais detalhados no Capítulo 4.

Recentemente tem sido observado um aumento do uso da ultrassonografia para avaliar a condição muscular (quantidade e qualidade) de pacientes internados em UTI. Alguns autores levantam a possibilidade de a ultrassonografia muscular auxiliar a identificar de maneira precoce a fraqueza muscular adquirida na UTI e o declínio da capacidade funcional, uma vez que sua avaliação independe da colaboração do paciente. Por meio da ultrassonografia é possível quantificar a massa muscular do paciente, pelas avaliações de espessura e área de secção transversa (Figura 7A). Também é possível realizar uma avaliação qualitativa da estrutura muscular, a partir da avaliação do ângulo de penação e ecogenicidade (Figura 7B).

O músculo quadríceps é o mais comumente escolhido para avaliação, uma vez que, em estudos anteriores incluindo sobreviventes de internação em UTI, já foi demonstrada correlação entre a massa e a força muscular dos membros inferiores. Apesar de ser considerada uma ferramenta promissora, existem alguns desafios relacionados à interpretação dos resultados no paciente criticamente enfermo, uma vez que alguns fatores clínicos, como balanço hídrico e inflama-

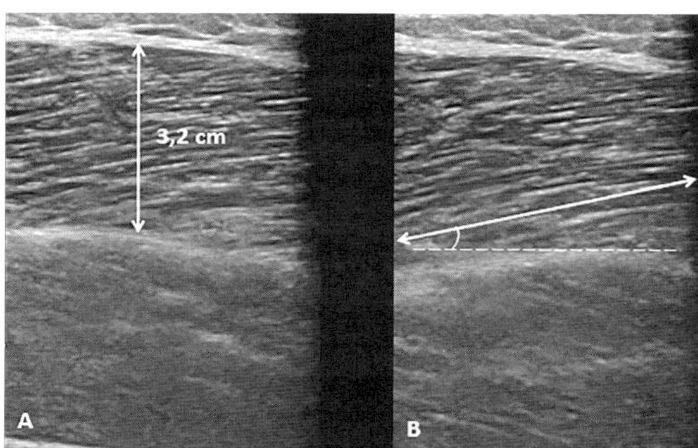

Figura 7 Avaliação muscular. A – Avaliação da espessura muscular; B – Avaliação qualitativa do ângulo de penação.

ção sistêmica, podem alterar a composição tecidual e influenciar na quantidade e qualidade muscular avaliada pela ultrassonografia.

APLICAÇÃO PRÁTICA – CASO CLÍNICO

Anamnese e análise de prontuário

Paciente do sexo masculino, 70 anos de idade, tabagista com carga tabágica de 120 anos-maço. Deu entrada no pronto-socorro com quadro de dispneia aos médios esforços, com piora na última semana manifestando-se em repouso, associada a episódios de febre e tosse produtiva (expectoração de secreção purulenta). Nega comorbidades e uso de medicamentos. Evoluiu com piora do desconforto respiratório, sendo transferido para a UTI.

Paciente sem exames laboratoriais e de imagem.

Avaliação à beira do leito

Sinais vitais e condição hemodinâmica: normotenso, taquicárdico (FC: 110 bmp), eletrocardiograma com ritmo sinusal, sem uso de drogas vasoativas, T = 37,9°C.

Condição neurológica: sem sedação, confuso (escala de coma de Glasgow: 14).

Condição respiratória: taquidispneico (frequência respiratória: 33 rpm) com uso de musculatura acessória, SpO_2 = 81% com CNO_2 (4 l/min). A inspeção do tórax revela aumento do diâmetro anteroposterior e murmúrio vesicular diminuído globalmente à ausculta pulmonar.

Condição musculoesquelética e funcional: não foi possível testar em virtude da descompensação clínica.

Considerações sobre o caso

A partir da avaliação realizada o fisioterapeuta pode fazer algumas considerações importantes sobre o paciente para o direcionamento da proposta terapêutica e das técnicas a serem adotadas com este paciente:

- Apesar de não ter o diagnóstico formal, trata-se de um indivíduo tabagista com elevada carga tabágica e com alteração da conformidade da caixa torácica semelhante ao que acontece na DPOC. Estas informações podem auxiliar o fisioterapeuta na avaliação física, de exames de imagem e laboratoriais, além de direcionar alvos no tratamento (p. ex., tipo de oxigenoterapia e SpO_2 alvo; uso de ventilação não invasiva e tipo).

- O paciente está com hipertermia, o que significa aumento da taxa metabólica e consumo de oxigênio pelos tecidos. Essa condição alerta o fisioterapeuta da necessidade de garantir aporte adequado de oxigênio aos tecidos (ajuste da oxigenoterapia para a SpO_2 alvo do paciente) e evitar situações que possam aumentar ainda mais o consumo de oxigênio nesse momento.
- Apresenta sinais de aumento do trabalho respiratório evidenciado pelo uso da musculatura acessória da respiração, condição que pode levar à fadiga muscular respiratória e consequente insuficiência respiratória. Dessa forma, é importante que o fisioterapeuta pense em estratégias para diminuir a sobrecarga e evitar a fadiga muscular respiratória (ventilação mecânica não invasiva com dois níveis pressóricos).
- Trata-se de um paciente que já vinha apresentando quadro de dispneia aos esforços, portanto antes da internação já apresentava uma limitação decorrente de alterações da função respiratória. Apesar de não ser possível realizar avaliação da capacidade funcional no momento da internação em decorrência do desconforto respiratório, o fisioterapeuta pode antecipar que se trata de um paciente com grande risco de declínio funcional e redução da tolerância ao exercício, sendo este um importante aspecto a ser trabalhado durante a internação.

REFERÊNCIAS BIBLIOGRÁFICAS

Agência Nacional de Vigilância Sanitária (Anvisa). Bulário Eletrônico. Disponível em: http://www.anvisa.gov.br/datavisa/fila_bula/index.asp.

Dres M, Goligher EC, Heunks LMA, Brochard LJ. Critical illness-associated diaphragm weakness. Intensive Care Med. 2017 Oct;43(10):1441-52.

Gahart BL, Nazareno AR. Medicamentos intravenosos. Tradução: Denise Costa Rodrigues et al. Rio de Janeiro: Elsevier; 2011

Gosselink R, Bott J, Johnson M, Dean E, Nava S, Norrenberg M, et al. Physiotherapy for adult patients with critical illness: recommendations of the European Respiratory Society and European Society of Intensive Care Medicine Task Force on Physiotherapy for Critically Ill Patients. Intensive Care Med. 2008 Jul;34(7):1188-99.

Mojoli F, Bouhemad B, Mongodi S, Lichtenstein D. Lung ultrasound for critically ill patients. Am J Respir Crit Care Med [Internet]. 2018 Oct 29; Available from: http://dx.doi.org/10.1164/rccm.201802-0236CI

Mutarelli EG, Coelho FF, Haddad MS. Propedêutica neurológica: do sintoma ao diagnóstico. 2. ed. São Paulo: Sarvier; 2014.

Oliveira AR, Taniguchi LU, Park M, Scalabrini Neto A, Velasco IT. Manual de residência de medicina intensiva. Barueri, SP: Manole; 2013. p.310-8.

Prescott HC, Angus DC. Enhancing recovery from sepsis: a review. JAMA. 2018 Jan 2;319(1):62-75.

Sarmento GJV. Fisioterapia respiratória no paciente crítico: rotinas clínicas. 4ª ed. Barueri: Manole; 2016. 675 p.

Scanlan CD, Wilkins RL, Stoller JK. Fundamentos da terapia respiratória de Egan. 9ª ed. Rio de Janeiro: Elsevier; 2009. 1284 p.

Soummer A, Perbet S, Brisson H, Arbelot C, Constantin J-M, Lu Q, et al. Ultrasound assessment of lung aeration loss during a successful weaning trial predicts postextubation distress. Crit Care Med. 2012 Jul;40(7):2064-72.

Testa A, Soldati G, Giannuzzi R, Berardi S, Portale G, Gentiloni Silveri N. Ultrasound M-mode assessment of diaphragmatic kinetics by anterior transverse scanning in healthy subjects. Ultrasound Med Biol. 2011 Jan;37(1):44-52.

Capítulo 4

Exames complementares no paciente grave

Rogério Zigaib

INTRODUÇÃO

A interpretação de exames complementares é parte fundamental na prática clínica dos profissionais envolvidos no atendimento de pacientes graves. Trata-se de um recurso importante, capaz de fornecer informações relevantes, auxiliando no diagnóstico e tratamento dos pacientes internados na unidade de terapia intensiva (UTI).

No entanto, destaca-se que o uso dos exames complementares deve ser feito apenas após análise criteriosa dos dados clínicos e do exame físico realizado pela equipe que presta assistência ao paciente. A correlação entre os dados de história e exame físico e os achados dos exames complementares é fundamental para que se firme um diagnóstico preciso e seguro do paciente grave.

GASOMETRIA

A homeostase do corpo humano depende de um delicado equilíbrio entre os ácidos e as bases existentes no organismo. Esse equilíbrio ácido-base é produto da concentração dos íons hidrogênio nos espaços intra e extracelular.

A alteração da concentração dos íons hidrogênio produz alterações no pH dos espaços corporais, com isso alteram-se a permeabilidade das membranas e as funções enzimáticas celulares. Essas alterações podem levar a um funcionamento inadequado de órgãos e sistemas. É muito comum a ocorrência de alterações no equilíbrio ácido-base em pacientes que necessitam de internação em UTI. Para a correta avaliação e, por consequência, para o tratamento adequado das funções orgânicas de um paciente grave, é necessário conhecer o equilíbrio ácido-base do organismo. Esse equilíbrio pode mudar a cada momento do tratamento, então é fundamental a reavaliação clínica constante e, muitas vezes, a coleta e interpretação do resultado de uma gasometria. A gasometria traz importantes informações sobre o metabolismo celular, a regulação ácido-base, alterações do pH e sobre o sistema tampão bicarbonato e ácido carbônico.

Metabolismo celular

A função normal das células do organismo depende de uma série de processos bioquímicos e enzimáticos do metabolismo celular. Diversos fatores devem ser mantidos dentro de estreitos limites para preservar a função celular, como a osmolaridade, os eletrólitos, os nutrientes, a temperatura, o oxigênio e o gás carbônico e, principalmente, o íon hidrogênio.

Um fator bastante importante para o metabolismo celular é a quantidade de íons hidrogênio existente dentro e fora das células. As variações da concentração do íon hidrogênio podem produzir grandes alterações nas reações químicas que acontecem dentro e fora das células. Essas reações químicas são responsáveis pelo funcionamento celular e, portanto, responsáveis pelo funcionamento dos sistemas orgânicos. O metabolismo é o conjunto de reações químicas que promovem a transformação de matéria e a geração de energia. Como resultado do metabolismo, as células preservam a capacidade de se reproduzir, crescer, contrair, secretar e absorver substâncias.

Regulação ácido-base

A concentração dos íons hidrogênio nos líquidos do organismo é medida por uma unidade chamada pH. O pH normal do sangue é 7,4. A redução do PH é denominada acidose, enquanto o aumento é denominado alcalose. Quando acontece acidose ou alcalose, as reações químicas que acontecem no interior das células sofrem alterações marcantes, portanto é fundamental manter a concentração do íon hidrogênio em um limite estreito, a fim de manter o metabolismo celular eficaz.

O metabolismo celular produz ácidos que devem ser neutralizados a fim de preservar o PH ou, em outras palavras, manter estável a concentração de íons hidrogênio.

A principal base do organismo é o íon bicarbonato, produzido a partir da combinação do gás carbônico com a água. O bicarbonato e as demais bases do organismo reagem com ácidos de mesma natureza química, formando pares de substâncias chamados sistemas tampão. A regulação de equilíbrio entre os astros e as fases do organismo depende de um mecanismo imediato, representado pelos sistemas tampão, e de um mecanismo rápido capaz de manter ou eliminar gás carbônico. Esse mecanismo é executado pelo nosso sistema respiratório. Dependendo da concentração de íons hidrogênio, nosso sistema respiratório pode eliminar ou reter certa quantidade de gás carbônico.

Os ácidos são substâncias que podem ser de íons hidrogênio para uma solução; as bases são substâncias que podem receber íons hidrogênio em uma solução.

A quantidade de íons hidrogênio livres em uma solução é mensurada pelo pH: quanto maior a quantidade de íons hidrogênio nas soluções, mais baixo será o pH; ao contrário, soluções com baixa concentração de íons hidrogênio têm pH mais elevado. A água é o solvente universal, portanto, é considerada a substância padrão para comparação com as demais soluções. Pode-se dizer que a dissociação da água é desprezível. Portanto, a água é uma substância neutra, ou seja, não é ácida e nem é base: tem pH 7.

O pH do sangue reflete a atividade iônica de numerosas substâncias e é ligeiramente maior que o pH da água. O sangue normalmente tem pH que varia entre 7,35 e 7,45. O sangue normal, portanto, é levemente alcalino em relação à água.

Quando o pH do sangue está abaixo de 7,35, dizemos que existe acidose, e quando o pH do sangue supera o valor de 7,45, dizemos que ocorre alcalose (Figura 1).

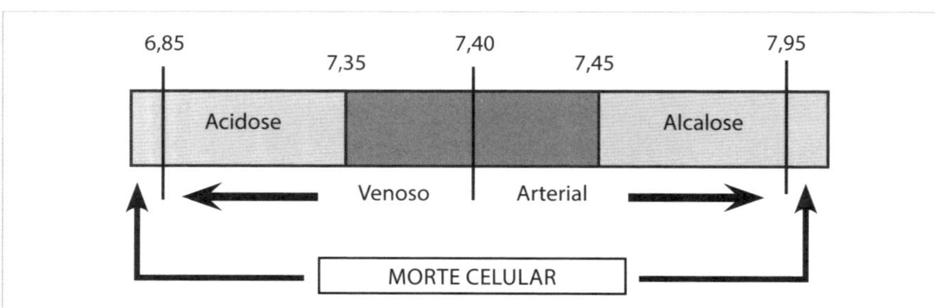

Figura 1 pH do sangue.

Regulação do pH

O organismo dispõe de três mecanismos reguladores de pH, que funcionam em sincronia para preservar as condições ótimas do metabolismo celular:

- Mecanismo respiratório, de ação rápida.
- Mecanismo renal, de ação lenta.
- Mecanismo químico, de ação imediata, que é representado pelo sistema tampão bicarbonato/ácido carbônico.

O sistema tampão bicarbonato/ácido carbônico é responsável por mais de 60% da atividade tampão do plasma (Figura 2).

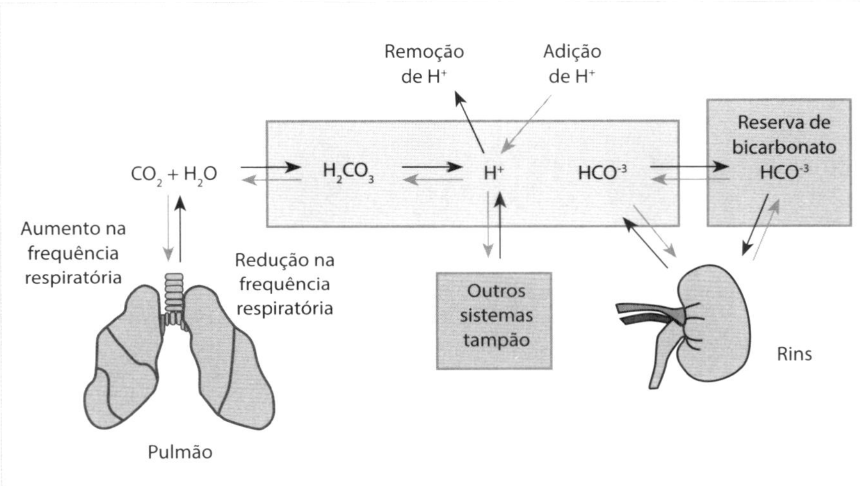

Figura 2 Representação esquemática do sistema tampão bicarbonato/ácido carbônico.

O princípio fundamental da regulação do equilíbrio ácido-base é a manutenção da relação constante entre o ácido e a base do sistema tampão, além dos produtos formados nas reações intermediárias, geralmente representados por sal e água. O organismo tenta preservar a relação entre ácidos e bases. Além do sistema bicarbonato/ácido carbônico, também existem os sistemas tampão fosfato, hemoglobina e de proteínas.

São distúrbios do equilíbrio ácido-base:

- Acidose respiratória.
- Acidose metabólica.
- Alcalose respiratória.
- Alcalose metabólica.
- Distúrbios mistos, quando acontecem dois distúrbios ácido-base ao mesmo tempo.

Esses distúrbios serão abordados em capítulo específico.

HEMOGRAMA COMPLETO

Divide-se em:

- Hemácias ou série vermelha.
- Leucócitos ou série branca.
- Plaquetas ou série megacariocítica.

Hemácias ou série vermelha

É o estudo das células vermelhas do sangue, ou seja, das hemácias. A principal função das hemácias é transportar a hemoglobina, que, por sua vez, carrega o oxigênio dos pulmões até os tecidos.

- Dosagem de hemoglobina: a hemoglobina é uma proteína conjugada e é a substância corante da hemácia. Sua função é transportar o oxigênio pelo organismo. O valor normal varia de acordo com a idade e o sexo da pessoa e deve ser interpretado com cuidado.
- Hematócrito: valor percentual de hemácias em 100 mL de sangue.
- Interpretação: o aumento da hemoglobina acontece em condições que produzem policitemia (aumento do número de hemácias e, por consequência, do hematócrito), como doença pulmonar obstrutiva crônica (DPOC), cardiopatias e outras pneumopatias. A diminuição da concentração de hemoglobina é geralmente acompanhada da diminuição do número de hemácias, sendo importante nos diagnósticos de anemia. A redução aguda da hemoglobina pode significar sangramento, e muitas vezes é necessária a investigação de perdas ocultas de sangue.

Leucócitos ou série branca

Leucograma é um método utilizado para medir a quantidade de leucócitos presente em 1 mL de sangue. Os leucócitos são as células móveis do sistema imune, responsáveis pela identificação de agressões e lesões e pela sinalização da resposta de reparo e defesa.

O valor normal do leucograma é de 4.000 a 10.000 leucócitos por mL de sangue.

- Leucopenia: quando há menos que 4.000 leucócitos por mL de sangue. Pode acontecer em algumas infecções virais, e principalmente em decorrência de medicações, cujo principal exemplo são as medicações quimioterápicas.

- Leucocitose: quando há mais que 10.000 leucócitos por mL de sangue. Acontece nos processos inflamatórios, como infecções, grandes queimaduras, pancreatite, acidente vascular encefálico extenso e doenças inflamatórias autoimunes, entre outras situações comuns aos pacientes de UTI.

Plaquetas ou série megacariocítica

A contagem de plaquetas normal é de 100.000 a 450.000 células por mL de sangue. As plaquetas têm importante função no sistema de coagulação do organismo.

- Plaquetose ou trombocitose: aumento do número de plaquetas. Pode acontecer após esplenectomia, transfusão de sangue, algumas infecções e pelo aumento da produção.
- Plaquetopenia ou trombocitopenia: diminuição do número de plaquetas. Pode acontecer por infecções graves, levando à disfunção de múltiplos órgãos, sofrimento medular com diminuição da produção, distúrbios de coagulação, entre outras situações. A ocorrência de plaquetopenia em pacientes de UTI é um marcador de gravidade.

COAGULOGRAMA

Tempo de atividade protrombínica (TAP ou TP)

Mensura indiretamente o teor de vitamina K e os fatores responsáveis pelo mecanismo da via extrínseca da coagulação.

- Fator I: anticoagulantes circulantes.
- Fator II: antitrombinas.
- Fator V: produtos de degradação de fibrina e fibrinogênio.
- Fator VIII: doenças hepáticas. O aumento no tempo da atividade protrombínica reflete deficiência da atividade de um ou mais dos fatores citados.

Esse exame também pode ser usado para controle de anticoagulação com medicamentos. O medicamento que mais comumente tem sua atividade avaliada pelo Tap é a varfarina.

Tempo de tromboplastina parcial ativada (TTPA)

Teste no qual a relação sanguínea avalia os defeitos de coagulação da via intrínseca. O tempo desse exame pode estar aumentado nas deficiências dos fatores I, II, V, VIII, IX, X, XI e XII. Também é um exame que pode servir para controle de anticoagulação com heparina.

GLICEMIA

Glicose

Exame que mede o nível de glicose no sangue. Na UTI é muito comum a ocorrência de hipoglicemia ou hiperglicemia.

A hipoglicemia (glicemia menor que 40 mg/dL) geralmente está associada com quadros graves ou com uso de insulina. A ocorrência de hipoglicemia prolongada pode levar a danos neurológicos graves e irreversíveis.

A hiperglicemia (glicemia maior que 40 mg/dL) está associada com quadros inflamatórios graves ou com a presença de diabete melito. A hiperglicemia prolongada e não tratada pode levar a quadros como cetoacidose diabética e coma hiperosmolar.

FUNÇÃO RENAL

Ureia

Metabólito mais importante do metabolismo de proteínas. A concentração da ureia varia em indivíduos sadios e é influenciada por diversos fatores, como hidratação, ingestão de proteínas e função renal. A ureia é utilizada em conjunto com a creatinina para avaliação da função renal.

Creatinina

Produto do metabolismo da creatina fosfato. Desse modo, tem uma relação direta com a massa muscular. A creatinina é filtrada pelo glomérulo; portanto, é um marcador da função renal. Níveis aumentados de creatinina refletem funcionamento renal inadequado.

ELETRÓLITOS

Sódio

É o íon mais presente no espaço extracelular, responsável por mais da metade da osmolaridade sanguínea. Tem papel fundamental na distribuição de água pelo corpo.

Potássio

É o principal íon do líquido intracelular. Variações de potássio prejudicam a capacidade de contração muscular e a atividade elétrica celular. O aumento ou a diminuição da concentração plasmática de potássio são ocorrências graves e podem levar a arritmias cardíacas, parada cardiorrespiratória e até mesmo à morte.

Cálcio

Importante componente do corpo humano, está presente em ossos e dentes, além de desempenhar papel fundamental na contração e no relaxamento dos músculos do corpo. Também é um importante cofator na cascata de coagulação. Alterações na concentração de cálcio podem levar a alterações da contração muscular como tetania e câimbras, além de poderem levar a problemas de coagulação.

Magnésio

É um íon predominantemente intracelular. Tem grande importância na reatividade muscular, principalmente da musculatura lisa. Tem papel importante nos quadros de broncoespasmo e nas alterações cardíacas e vasculares.

Fosfato

É um importante elemento, com papel na contração muscular. Níveis muito baixos podem estar associados com falência do desmame ou da descontinuação da ventilação mecânica.

MARCADORES DE NECROSE MIOCÁRDICA

Creatinoquinase ou creatinofosfoquinase

Proteína encontrada nos músculos esqueléticos, encontrada também no miocárdio e no cérebro. A dosagem de creatinofosfoquinase no sangue pode estar aumentada por qualquer lesão muscular; portanto, é um marcador sensível, porém pouco específico para lesões do músculo cardíaco, como infarto agudo do miocárdio.

CK-MB (massa)

Proteína que é uma fração da creatinoquinase, porém uma fração bastante específica do músculo cardíaco. A presença de CK-MB na circulação sanguínea representa lesão do miocárdio, por exemplo, infarto agudo. A CK-MB começa a aumentar cerca de 3 horas após a lesão cardíaca, atinge um pico entre 12 e 24 horas e volta ao normal após 48 horas.

Troponina

Complexo proteico regulador da contração do músculo cardíaco, a troponina é formada por três subunidades denominadas T, I e C. A elevação da troponina na circulação sanguínea é bastante específica de lesão cardíaca. É fundamental conhecer o tipo de teste que sua unidade de saúde dispõe, pois existem inúmeras variáveis para a correta interpretação do resultado. Valores aumentados de troponina indicam lesão do miocárdio, como infarto agudo.

FUNÇÃO HEPÁTICA

Transaminase oxalacética (TGO) e transaminase pirúvica (TGP)

Enzimas encontradas nos hepatócitos. Seu aumento no plasma representa dano celular aos hepatócitos. Pode indicar lesão hepática por infecção, uso de drogas hepatotóxicas, doença sistêmica grave ou outras situações. Esses exames devem ser pedidos apenas para confirmar uma suspeita clínica.

Bilirrubinas

Produto da quebra de moléculas de hemoglobina, que é quebrada no sistema reticuloendotelial e metabolizada nos hepatócitos, depois secretada pelas vias hepáticas no intestino. O aumento de bilirrubinas na circulação pode representar um aumento na quebra da hemoglobina, falha no metabolismo dos hepatócitos, ou mesmo obstrução das vias biliares. Esse exame só deve ser pedido para confirmar uma suspeita clínica.

RADIOGRAFIA DE TÓRAX

A radiografia é um exame com mais de um século de história. No ambiente de terapia intensiva, muitas vezes não tem qualidade técnica ideal, porém é um exame valioso, que pode fornecer muitas informações para o tratamento de um paciente grave.

Técnica

Idealmente é um exame para ser feito pelo paciente na posição ortostática, em pé, com os braços levantados ou na cintura, conforme a Figura 3.

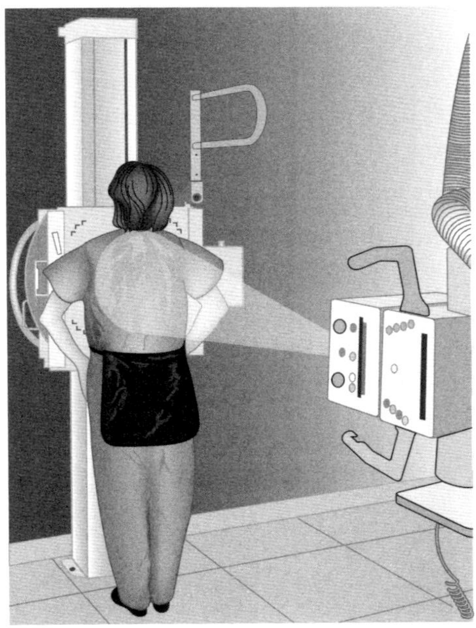

Figura 3 Posição ideal para radiografia de tórax.

Nessa posição, a imagem sai sem a sobreposição óssea das escápulas, como está ressaltado na Figura 4.

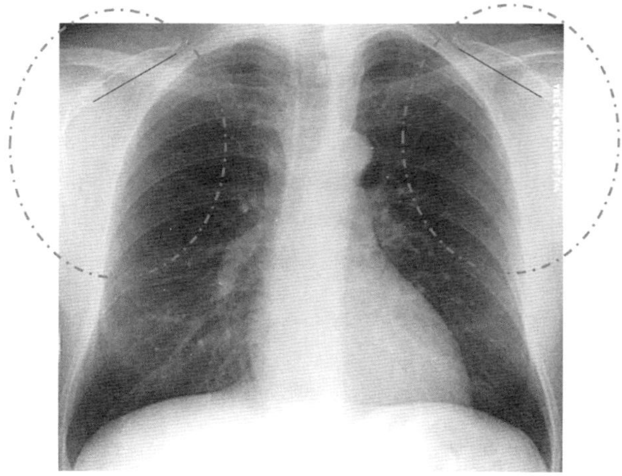

Figura 4 Imagem radiográfica feita em posição ortostática.

No entanto, raramente é possível fazer esse tipo de exame na UTI. Geralmente é feito com o paciente no leito, com aparelho móvel (Figura 5).

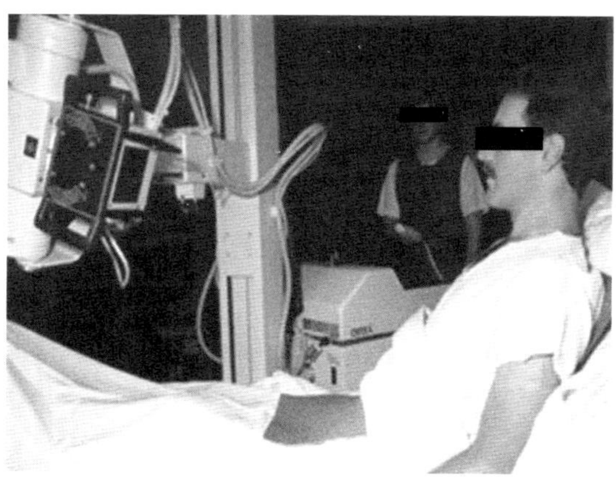

Figura 5 Radiografia de tórax feita no leito.

A técnica ideal requer uma penetração adequada, ou seja, o exame deve ter definição suficiente para que se consiga analisar as estruturas encontradas no tórax: parte óssea, parênquima pulmonar, coração e grandes vasos, tecido subcutâneo, entre outras estruturas (Figura 6).

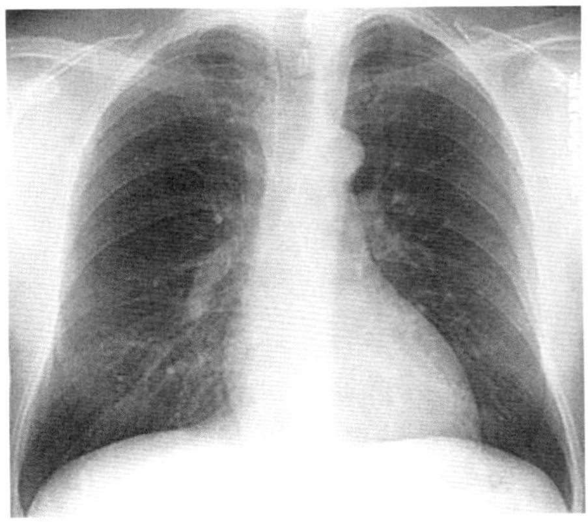

Figura 6 Exame ideal.

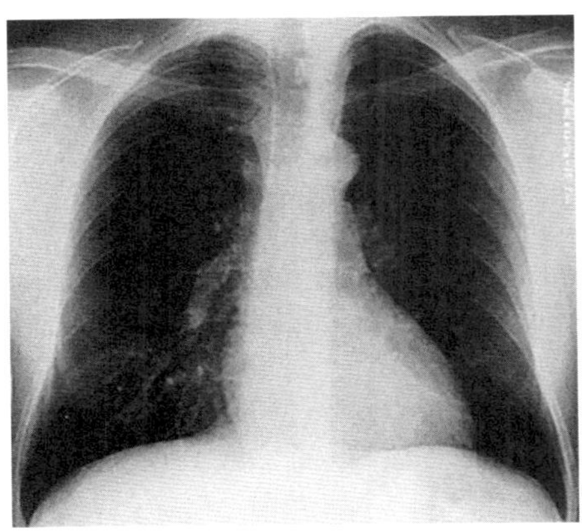

Figura 7 Exame muito penetrado.

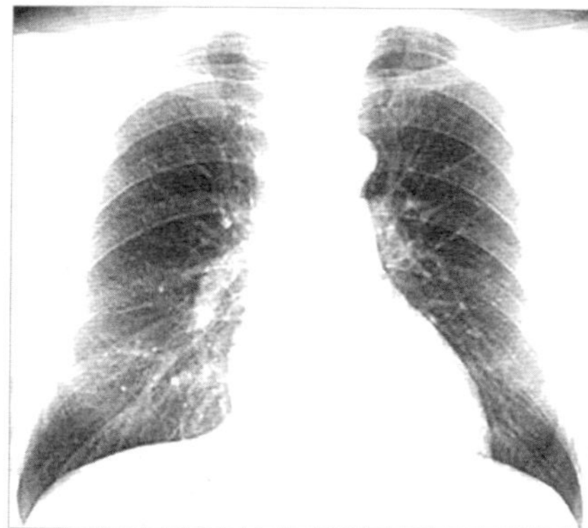

Figura 8 Exame pouco penetrado.

No exame com a penetração ideal, é possível identificar a traqueia e os processos espinhosos das vértebras cervicais. Caso consigamos traçar uma linha nos processos espinhosos, e perpendicularmente uma linha ligando as clavículas, saberemos que exame está centrado, como exemplificado na Figura 9.

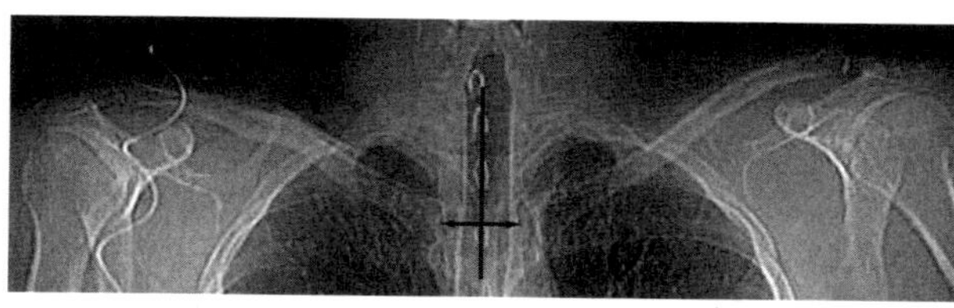

Figura 9 Exame centrado.

A Figura 10 mostra exame levemente rodado; veja que os processos espinhosos estão inclinados, conforme a linha traçada.

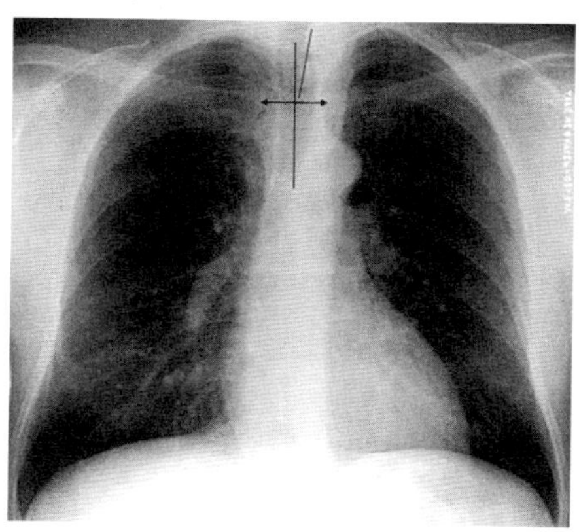

Figura 10 Exame levemente rodado.

Na maior parte das vezes, solicita-se a radiografia de tórax para avaliar a anatomia pulmonar, bem como a presença de lesões em áreas específicas dos pulmões. Para isso, é necessário conhecer as projeções anatômicas da segmentação pulmonar (Figuras 11 a 15).

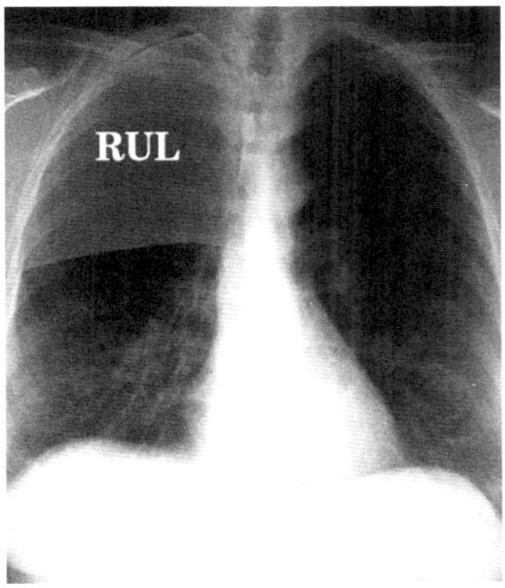

Figura 11 Lobo superior direito.

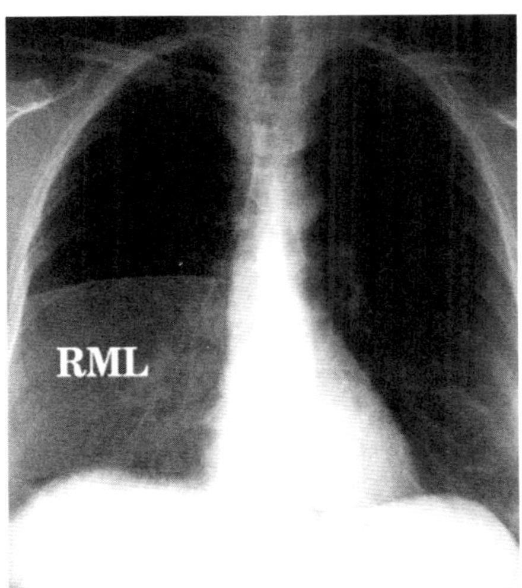

Figura 12 Lobo médio.

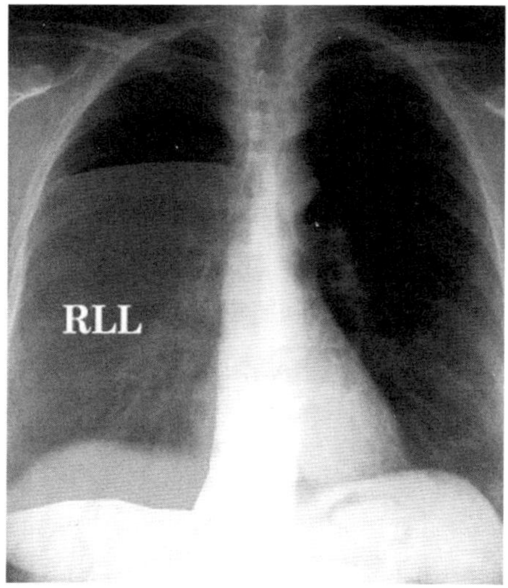

Figura 13 Lobo inferior direito.

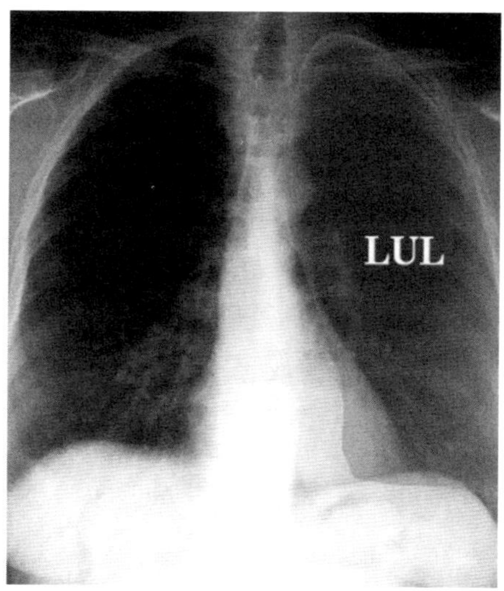

Figura 14 Lobo superior esquerdo.

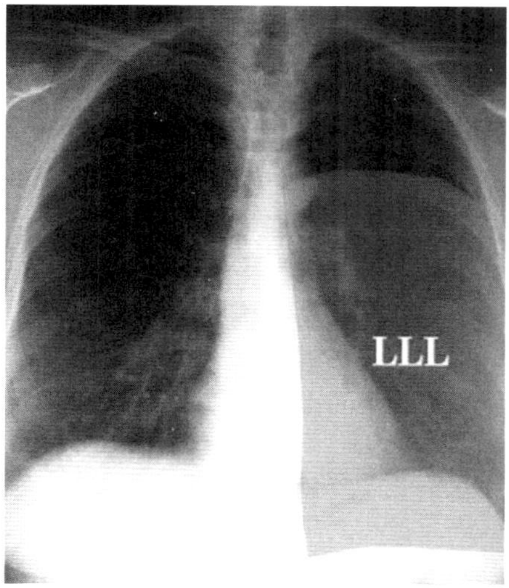

Figura 15 Lobo inferior esquerdo.

Os padrões radiológicos são mostrados nas Figuras 16 a 26.

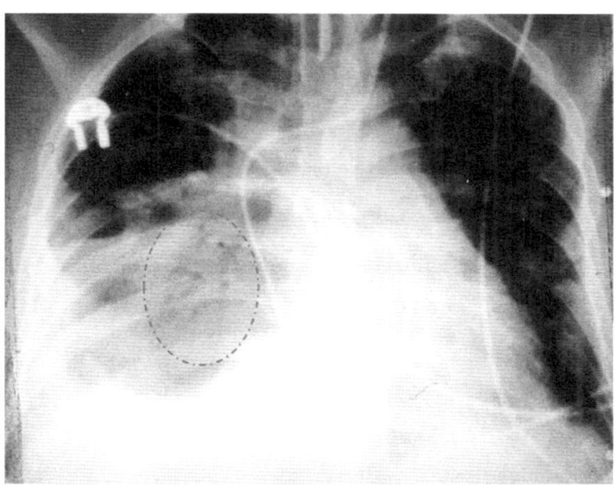

Figura 16 Infiltrado alveolar; repare a presença de broncograma aéreo à direita.

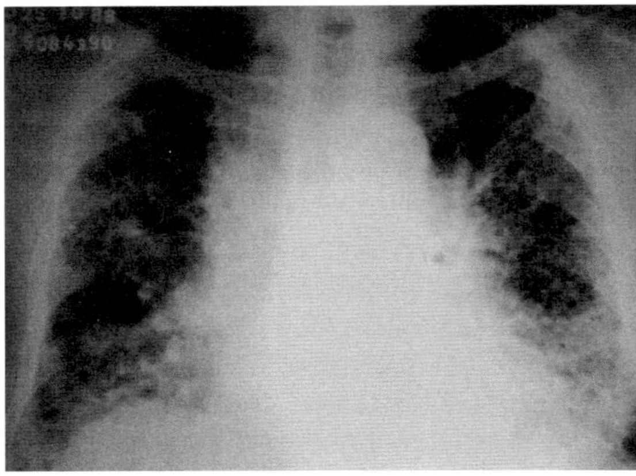

Figura 17 Infiltrado intersticial difuso.

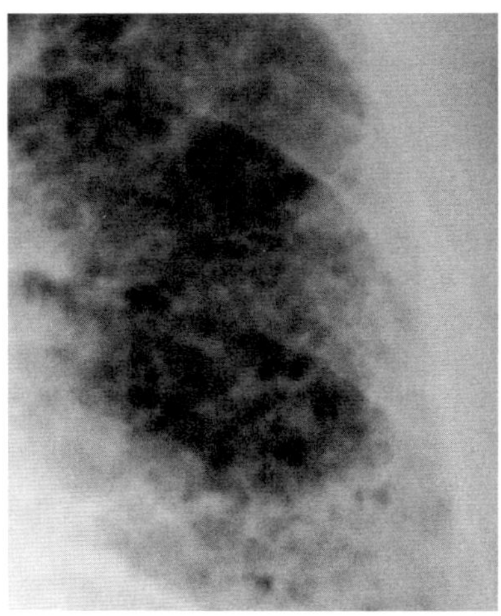

Figura 18 Detalhe do infiltrado intersticial esquerdo da imagem anterior.

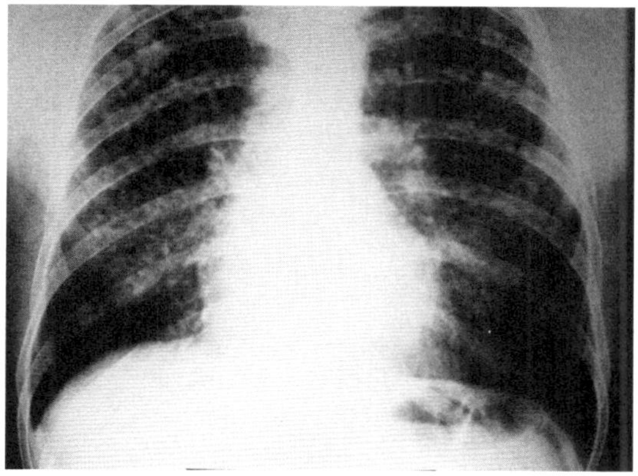

Figura 19 Infiltrado micronodular.

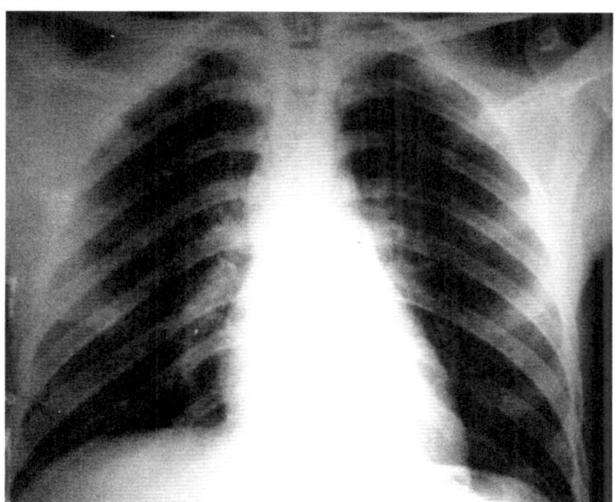

Figura 20 Infiltrado retículo-micronodular.

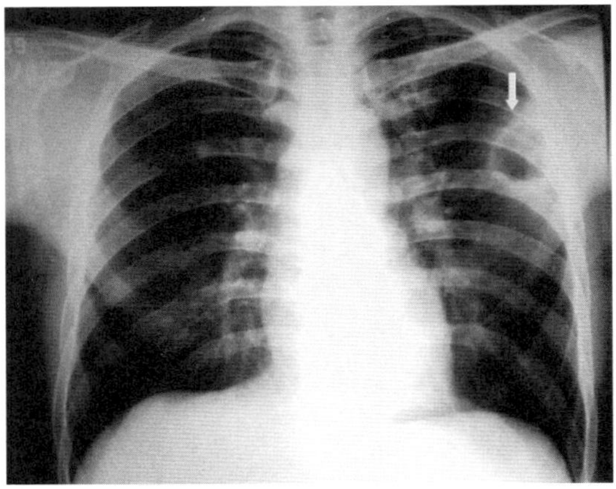

Figura 21 Cavidade em pulmão esquerdo.

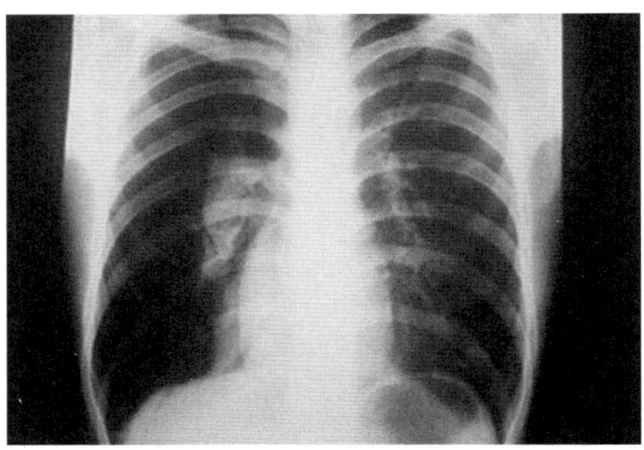

Figura 22 Pneumotórax.

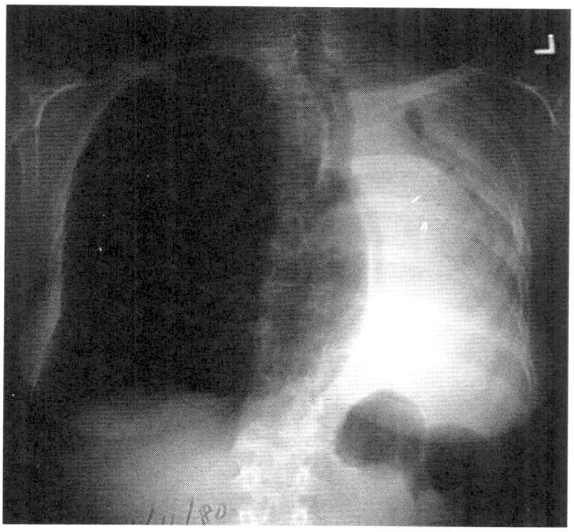

Figura 23 Pneumotórax hipertensivo: repare o desvio de mediastino para a esquerda.

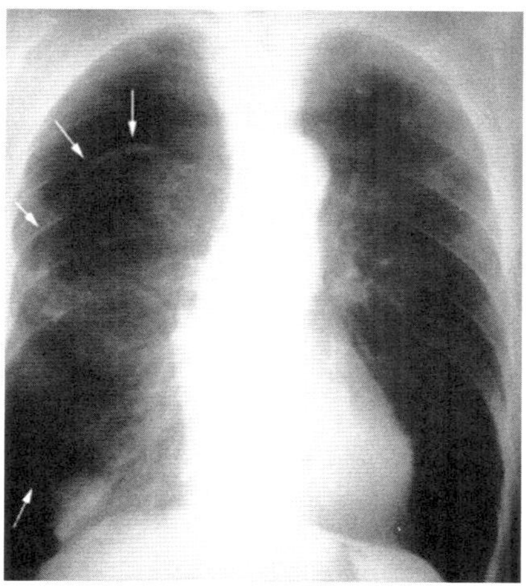

Figura 24 Pneumotórax à direita.

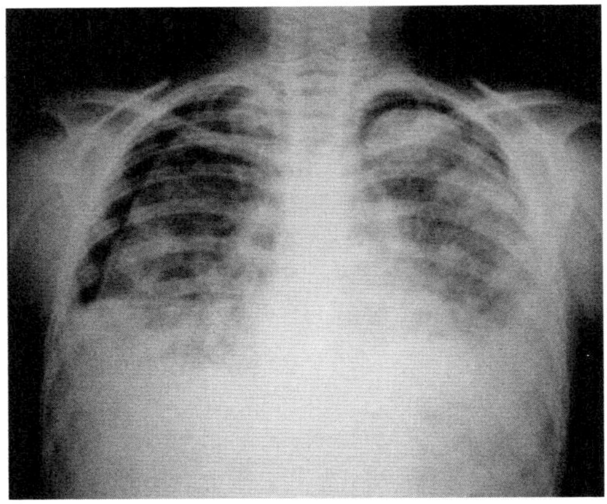

Figura 25 Pneumotórax bilateral com derrame pleural mais evidente à direita.

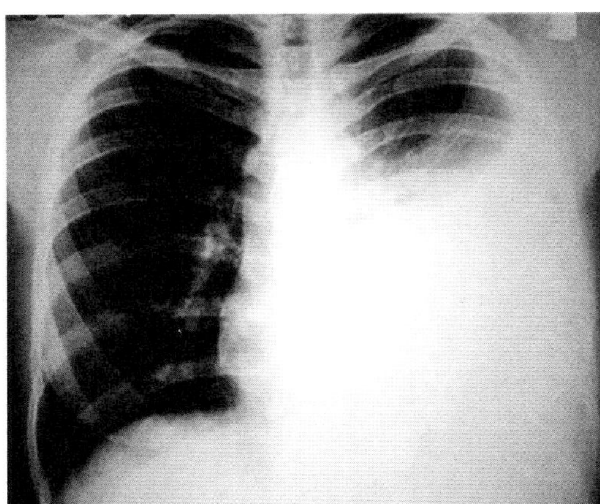

Figura 26 Derrame pleural volumoso esquerdo.

CONSIDERAÇÕES FINAIS

Os exames complementares na prática da Terapia Intensiva são de fundamental importância para ajudar no diagnóstico e direcionar tratamentos para pacientes críticos. Porém, sempre é necessário lembrar que os exames são fundamentais como parte de um raciocínio clínico; portanto, nunca devemos solicitar exames sem uma hipótese a ser confirmada ou refutada. Dessa forma, nunca devemos partir de resultados de exames encontrados fora de um raciocínio clínico para direcionar nossa prática assistencial.

REFERÊNCIAS BIBLIOGRÁFICAS

Chalfin DB, Cohen IL, Lambrinos J. The economics and cost-effectiveness of critical care medicine. Intensive Care Med. 1995;11:952-961.

Cook DJ. Physicians' perceptions of laboratory costs in the intensive care unit. Hamilton Regional CriticalCare Group. Clin Invest Med. 1992 Oct;15(5):476-81.

Goldman L, Schafer AI. Cecil Tratado de Medicina Interna. 25ª ed. Elsevier, 2018.

Machado FO, et al. Laboratory Exams Necessity for Patients Admitted to an University Hospital Intensive Care Unit. Rev Bras Ter Intensiva. 2006;18(4):385-389.

Ruza GC, Moritz RD, Machado FO. Routine chest radiography in intensive care: impact on decision-making. Rev Bras Ter Intensiva. 2012; 24(3):252-257.

Wagner DP, Knaus WA, Harrell FE, Zimmerman JE, Watts C. Daily prognostic estimates for critically ill adults in intensive care units: results from a prospective, multicenter, inception cohort analysis. Crit Care Med. 1994 Sep;22(9):1359-72.

West JB. Fisiologia Respiratória – Princípios Básicos, 9ª ed. 2013.

Zimmerman JE, Seneff MG, Sun X et al. Evaluating laboratory usage in the intensive care unit: patient and institutional characteristics that influence frequency of blood sampling. Crit Care Med. 1997;25:737-748.

Capítulo 5

Avaliação de mobilidade e funcionalidade do paciente crítico

Debora Stripari Schujmann
Murilo Zoccoler Lamano

CONTEXTUALIZAÇÃO

Estudos sugerem que aproximadamente 34 a 50% da população idosa hospitalizada experimenta um declínio funcional com impacto em dias de internação, mortalidade e readmissões. Um estudo prospectivo mostrou que somente 47% dos pacientes avaliados no momento da alta da UTI foram capazes de deambular e não apresentavam declínio funcional. Estudos mostraram que, cinco meses após a alta da Unidade de Terapia Intensiva (UTI), 48% dos pacientes precisavam de ajuda em pelo menos uma atividade de vida diária. Outros dados mostram que, um ano após a doença, os pacientes ainda reportavam fraqueza muscular, perda de massa muscular e fadiga, e metade desses pacientes ainda não havia retornado às atividades ocupacionais. Mesmo após cinco anos, ainda havia persistência dessas alterações em grande parte desses pacientes. Portanto, a perda funcional após a internação na UTI pode afetar diretamente a qualidade de vida, principalmente pela diminuição nos domínios de função física.

Estudos recentes sugerem que o olhar para a função física do paciente deve ser equivalente a como avaliamos e direcionamos outras variáveis vitais, colocando a função como "um sinal vital". Assim, devem-se considerar a avaliação prévia à internação, a comparação da função antes da internação e seu *status* atual e o acompanhamento da função física durante a internação na UTI.

Diante desses fatos, a avaliação da mobilidade e da função física na UTI é de extrema relevância e necessária para identificar os pacientes que necessitam de reabilitação, traçar os objetivos específicos, plano de tratamento e monitorar os resultados das terapias escolhidas para tratamento ao longo da internação. A identificação precoce de pacientes com maiores riscos de alterações físicas e com potencial de recuperação, que poderiam se beneficiar das terapias de reabilitação, aumenta a chance de sucesso da intervenção fisioterapêutica.

AVALIAÇÕES ESPECÍFICAS NA UTI

Avaliação e escalas de funcionalidade

A avaliação funcional pode ser definida como uma tentativa sistematizada de medir, de forma objetiva, como uma pessoa é capaz de desempenhar determinadas atividades ou funções em diferentes áreas, utilizando-se de habilidades diversas para o desempenho das tarefas da vida cotidiana. De modo geral, representa uma maneira de medir se uma pessoa é ou não capaz de, de forma independente, desempenhar as atividades necessárias para cuidar de si mesma e, caso não seja, verificar se essa necessidade de ajuda é parcial (em maior ou menor grau) ou total. O desempenho funcional é medido por meio de instrumentos padronizados que avaliam o desempenho do sujeito nas atividades da vida diária.

A aplicação de escalas de funcionalidade em pacientes críticos é de extrema importância para o fisioterapeuta, pois este tem como objetivo principal minimizar a perda funcional adquirida, além de preservar a capacidade de manter as habilidades necessárias para a realização das atividades cotidianas, com ênfase em transferência e locomoção. A avaliação do desempenho funcional é vista cada vez mais como uma medida importante e é comumente utilizada com o objetivo de identificação do diagnóstico, prognóstico e para acompanhar a resposta ao tratamento dos pacientes. Ela também pode ser usada para verificar e monitorar o desempenho da funcionalidade a fim de nortear o terapeuta na elaboração de tratamentos e na prevenção de incapacidades físicas. As principais escalas usadas na literatura para avaliar funcionalidade completa em pacientes na UTI serão descritas a seguir.

Índice de Barthel

Uma das escalas utilizadas para avaliar o desempenho nas atividades da vida diária é o índice de Barthel (IB), que é amplamente usado para a avaliação da independência funcional. O índice de Barthel pertence ao campo de avaliação das atividades da vida diária (AVDs) e mede a independência funcional no cuidado pessoal, mobilidade, locomoção e eliminações. Essa escala analisa a funcionalidade pelo uso de um questionário sobre algumas atividades preestabelecidas. Levam-se em consideração o desempenho do paciente em cada tarefa e a necessidade ou não de algum tipo de ajuda, e cada item é pontuado de acordo com esse desempenho. Para cada tarefa avaliada atribuem-se pontos, dependendo da assistência necessária para realizá-la e, ao final, soma-se uma pontuação total. A pontuação varia de 0 a 100, em intervalos de cinco pontos, e as pontuações mais elevadas indicam maior independência. De forma mais específica, ela contempla nove dimensões, avaliando a independência funcional em dez tarefas: alimentação, banho, vestuário, higiene pessoal, eliminações intestinais, vesicais, uso de vaso sanitário, passagem cadeira–cama, deambulação e escadas. A classificação em cada tarefa é descrita na versão original do instrumento. Essa escala já foi traduzida e validada para uso no Brasil. Descrevem-se na literatura as seguintes notas de corte: de 85 a 100 pontos os pacientes são considerados independentes, abaixo de 85 requerem algum tipo de dependência e abaixo de 60 são completamente dependentes. O índice de Barthel já foi usado dentro do contexto de UTI em diversos estudos, porém é importante enfatizar que não é uma escala criada para pacientes na terapia intensiva e, dependendo do local, pode apresentar um efeito chão e teto em razão da impossibilidade de participação do indivíduo nessas atividades pelo local inserido.

Medida de Independência Funcional

A medida de independência funcional (MIF) é um instrumento de avaliação que mede a incapacidade de pacientes com restrições funcionais de origem variada. Seu objetivo principal é avaliar, de forma quantitativa, os cuidados que um paciente necessita para realizar determinadas tarefas de vida diária. Essa avaliação leva em consideração os domínios motores e cognitivos necessários para completar a tarefa. Cada uma dessas atividades é avaliada e recebe uma pontuação que parte de 1 (dependência total) a 7 (independência completa); assim, a pontuação total varia de 18 a 126. Uma pontuação final da MIF igual a 18 significa dependência total do indivíduo, entre 19 e 60 pontos, dependência modificada com assistência de até 50% das tarefas, de 61 a 103 pontos, dependência modificada com assistência de até 25% das tarefas e de 104 a 126 pontos, independência completa.

Classificação Internacional de Funcionalidade

A Classificação Internacional de Funcionalidade, Incapacidade e Saúde (CIF) aborda o impacto funcional e social da doença no indivíduo. A avaliação envolve a interação entre as alterações nos domínios de Estrutura e Função, Atividade e Participação, levando em consideração a influência dos fatores ambientais e pessoais.

A avaliação pela CIF considera que a funcionalidade é uma interação entre esses diversos fatores e poderá ser afetada pela interação entre a saúde de um indivíduo e condições e fatores contextuais, que podem incluir fatores pessoais e ambientais/sociais. Com essa ferramenta, a funcionalidade será avaliada em diferentes pontos. Um ponto considerará a função avaliada em termos de comprometimento fisiológico ao nível de órgãos ou sistemas corporais individuais, com um foco específico nos sistemas neurológico, cardíaco, respiratório e musculoesquelético. A funcionalidade também será avaliada pelo desempenho em atividades específicas e a limitação a essas atividades, como se sentar, ficar em pé, andar. E, por último, a avaliação focará em avaliar as restrições de participação em atividades de vida diária.

Avaliação e escalas de mobilidade e função física

Em decorrência das limitações de avaliação da funcionalidade global do indivíduo na UTI pela limitação do ambiente e das características dos pacientes, além do fato de essas escalas terem sido construídas para pacientes fora da UTI, novas escalas voltadas para avaliação da função física de forma específica e para pacientes na UTI estão surgindo. Essas escalas serão descritas nos próximos tópicos. É importante ressaltar que se deve levar em consideração para a escolha da escala a ser usada como avaliação sistematizada na UTI o perfil do paciente e da unidade, bem como a necessidade de usar mais de uma para uma avaliação mais eficaz e que contemple todos os aspectos a serem avaliados. Outro ponto importante a enfatizar é que algumas escalas recentes ainda não foram adaptadas e validadas para o português.

Atualmente, existem seis escalas de funcionalidade que foram desenvolvidas exclusivamente para a UTI e que possuem recursos elaborados e cientificamente validados que uniformizam a avaliação e facilitam o acompanhamento das alterações. São elas: Chelsea Critical Care Physical Assessment tool (CPAx), Perme Intensive Care Unit Mobility Score, Surgical Intensive Care Unit Optimal Mobilization Score (SOMS), Intensive Care Unit Mobility Scale (IMS), Physical Function in Intensive Care Test – Scored (PFIT) e Functional Status Score for the ICU (FSS-ICU).

Perme Intensive Care Unit Mobility

A escala de Perme foi realizada por Perme et al. e teve como objetivo avaliar a mobilidade do paciente na UTI. Ela mensura as condições de mobilidade por meio de avaliações físicas, as barreiras para a mobilidade e o cognitivo do paciente. A escala é dividida em 15 itens e em 7 categorias que analisam: estado mental, barreiras para mobilidade, força funcional, mobilidade no leito, transferências, marcha e medidas de resistência. Ela consiste em um escore que varia de 0 a 32 pontos.

A escala se inicia analisando o estado mental do indivíduo; nessa avaliação a pontuação máxima é 3. O segundo domínio avalia as potenciais barreiras de mobilidade; a pontuação máxima é de 4 pontos e avalia se o indivíduo está sob ventilação mecânica invasiva ou ventilação mecânica não invasiva, se o paciente apresenta dor, verifica a presença de dois ou mais dispositivos e avalia se o paciente está em infusão intravenosa contínua. No terceiro domínio avalia-se a força muscular de membros superiores e membros inferiores do indivíduo; a pontuação varia de 0 a 4 e, se o paciente conseguir vencer a gravidade aproximadamente 20 graus com os joelhos estendidos, acrescenta-se 1 ponto para cada membro. Se o paciente conseguir elevar o braço vencendo a ação da gravidade por aproximadamente 45 graus com o cotovelo estendido, soma-se 1 ponto para cada membro. Se o indivíduo não conseguir, não é acrescentada pontuação. O quarto domínio avaliado é a mobilidade no leito, que tem uma pontuação que vai de 0 a 6 e verifica a mudança postural de supino para sentado e como isso é realizado. Se o paciente precisar de uma assistência completa, sua pontuação é 0. Já se o paciente conseguir realizar parte do movimento (25 a 50%), mas ainda precisar de uma assistência máxima, ele recebe 1 ponto. Quando a assistência é moderada e o indivíduo realiza 50 a 75% da movimentação, a pontuação deve ser 2. E, quando a assistência for mínima (> 75%), a pontuação é 3. Neste domínio, outra movimentação avaliada é o equilíbrio estático, uma vez que o paciente se estabelece na posição sentada à beira do leito. Se ele precisa de uma assistência total para esta posição e consegue realizar < 25% do movimento, não recebe pontuação. Conseguindo realizar de 25 a 50%, o paciente recebe 1 ponto. Quando o indivíduo realiza de 50 a 75% do movimento, recebe 2 pontos e 3 pontos se receber mínima assistência (< 75%). O quinto domínio avalia as mudanças posturais do paciente; em cada mudança há uma pontuação que é dependente de o quanto que ele consegue realizar cada transferência de forma independente. Se o paciente só conseguir realizar menos que 25% ele recebe pontuação 0. Se o paciente conseguir realizar de 25 a 50% da transferência ele recebe 1 ponto, se o paciente realiza de 50 a 75% ele recebe 2 pontos e se o paciente necessita de assistência mínima ou apenas supervisão a pontuação é 3. São avaliadas as seguintes mudanças posturais: supino para sentado, equilíbrio estático uma vez assumida a postura em pé, sentado para em pé, transferência do leito para cadeira ou da cadeira para o leito. O sexto domínio considera as mesmas pontuações, mas avalia especificamente a marcha e, por fim, o sétimo domínio avalia a resistência do indivíduo e verifica o quanto ele deambula em um tempo de 2 minutos. Possui uma pontuação máxima de 3, sendo 0 pontos para quem não consegue realizar, 1 ponto para os pacientes que percorrem de 1 a 15 metros, 2 pontos para os que percorrem 15 a 30 metros e 3 pontos para os que percorrem ≥ 30 metros.

É uma escala que recentemente foi validada e traduzida para o português e que teve uma boa confiabilidade entre avaliadores, no caso, profissionais da fisioterapia.

Intensive Care Unit Mobility Scale

A Intensive Care Unit Mobility Scale (IMS) é uma ferramenta para avaliação da mobilidade dos pacientes durante o período de internação na UTI e é composta de uma escala com pontuação que varia de 0 a 10 pontos, sendo 0 como menor capacidade de mobilidade e 10 como o maior nível de mobilidade. De forma mais específica, o paciente recebe uma pontuação 0 quando ele não consegue realizar nada, ou seja, tudo é feito pela equipe e ele não possui nenhum movimento ativo; 1 ponto para qualquer atividade na cama, como rolar, pontes e movimentos ativos; 2 pontos quando o paciente é passivamente movido para a cadeira (não em pé); 3 pontos para o paciente que consegue se sentar à beira do leito com assistência da equipe, porém com algum controle de tronco; 4 pontos quando o indivíduo consegue ficar em pé com ou sem assistência, com algum dispositivo de elevação ou com a prancha ortostática; 5 pontos quando o paciente consegue se transferir da cama para a cadeira; 6 pontos para o indivíduo que conseguir marchar no local (ao lado da cama) de forma alternada, e deve conseguir realizar pelo menos 4 vezes (2 com cada pé), com ou sem assistência; 7 pontos para o paciente que consegue caminhar com 2 ou mais pessoas, andando com uma distância de pelo menos 5 metros de distância da cama; 8 pontos para quem consegue caminhar com 1 pessoa em uma distância de pelo menos 5 metros; 9 pontos para o indivíduo que consegue caminhar sem o apoio de uma pessoa, porém com o apoio de um andador em uma distância de pelo menos 5 metros e 10 pontos para o paciente que deambula de forma independente em uma distância de pelo menos 5 metros.

Functional Status Score for the Intensive Care Unit

A Functional status score for the ICU (FSS-ICU) tem como objetivo descrever os acometimentos da função física do paciente durante a estadia na UTI. Ela avalia cinco tarefas de mobilidade, como rolar, transferir-se da posição supina para sentada, transferir-se da posição sentada para em pé, sedestação à beira do leito e deambulação. O escore varia entre 0 e 35 pontos, em que os escores mais elevados indicam um nível maior quanto à independência do paciente. Em cada tarefa é usada uma escala ordinal que varia de 0 (totalmente incapaz de realizar) a 7 pontos (independência completa). As tarefas são analisadas de forma específica, avaliando como o paciente as realiza: se de forma independente, se tem um nível de independência modificada e precisa de algum apoio no leito, se precisa da assistência de um profissional em diversos níveis como em uma assistência máxima em que o paciente consegue realizar apenas ≤ 25% do trabalho, em uma assistência moderada em que o paciente consegue realizar de 26 a 74% e uma assistência mínima em que o paciente realiza ≥ 75% do trabalho. Em 2010 Silva et al. traduziram a versão para o português.

Physical Function in Intensive Care Test-Scored

A Physical Function in Intensive Care Test-Scored (PFIT) é uma escala desenvolvida por um grupo de fisioterapeutas australianos em 2009 e foi criada com o objetivo de ser um instrumento que indicasse a orientação de exercícios para pacientes internados na UTI. A escala é composta da avaliação de quatro itens: transferência da posição sentada para em pé, cadência em marcha estacionária, força de extensores de joelho e força em flexores de ombro. Para cada domínio há uma pontuação que varia de 0 a 3 pontos e a pontuação mais elevada caracteriza maior grau de independência. A avaliação dos testes de força muscular é realizada de acordo com a Oxford Scale Grading, que varia de 0 a 5, e na PFIT adéqua-se o resultado para 0 pontos para graduação 0, 1 e 2; 1 ponto para graduação 3; 2 pontos para graduação 4 e 3 pontos para 5. Já para a cadência da marcha estacionária a pontuação é dada de acordo com o número de elevações, sendo 0 para os pacientes que não conseguirem realizar; 1 ponto para 0 a 49 repetições; 2 pontos para 50 a 80 elevações e 3 pontos para mais de 80 repetições.

Chelsea Critical Care Physical Assessment Tool

Em 2009 Evelyn J. Corner et al. começaram a desenvolver a escala de Chelsea (Chelsea Critical Care Physical Assessment Tool, CPAx), descrita como uma ferramenta de avaliação física em um ambiente de UTI. Ela possui um compositor numérico e é representada visualmente por um gráfico. A escala é dividida em 10 domínios que possuem uma pontuação que varia de 0 a 5 pontos, sendo a pontuação somada entre si, podendo atingir 50 pontos em um indivíduo em uma condição independente e 0 representando dependência funcional. São avaliados 10 aspectos físicos, entre eles: função respiratória, tosse, movimentação no leito, transferência da posição supina para sedestação à beira do leito, nível de assistência para manutenção da posição em sedestação à beira do leito, equilíbrio em posição ortostática, assistência para se sentar e levantar, transferência da cama para a cadeira, necessidade de auxílio para deambulação e força de preensão palmar. Cada função avaliada é subdividida em seis níveis de independência. Para a função respiratória leva-se em consideração: se o paciente estiver em completa dependência do ventilador e sedado; se estiver em ventilação com algum esforço espontâneo; sem uso de ventilação mecânica, porém com uso de ventilação não invasiva; com ventilação não invasiva intermitente ou oxigenoterapia e em respiração espontânea. Em relação à tosse avalia-se se ela está ausente ou, se o paciente estiver completamente sedado, ocorre tosse após ser estimulada ou somente com aspiração; tosse voluntária, porém ineficaz, que requer aspiração; tosse fraca, parcialmente voluntária e que às vezes é capaz de proteger as vias aéreas; tosse efetiva com assistência para tal e tosse de forma voluntária e com manipulação das vias aéreas de forma independente. Na movimentação no leito e nas transferências levam-se em consideração a participação do paciente e a necessidade de auxílio para tal. Por fim, o último item avaliado da escala é a força de preensão palmar, realizada através da dinamometria e cujos valores são referenciados por uma tabela subdividida em faixa etária e sexo; recebem 0 pontos os indivíduos que não conseguem realizar a avaliação; 1 ponto os que se enquadram em < 20% do valor de referência; 2 pontos para os que atingem um valor < 40%; 3 pontos para < 60%, 4 pontos para < 80% e 5 pontos para pacientes que atingirem valores > 80%.

Surgical Intensive Care Unit Optimal Mobilization Score

A Surgical Intensive Care Unit Optimal Mobilization Score (SOMS) é uma ferramenta criada com o objetivo de facilitar a mobilização precoce dos pacientes críticos cirúrgicos. Ela pode ser usada para melhorar o planejamento fisioterapêutico desses pacientes, a fim de melhorar o desempenho funcional e favorecer uma alta hospitalar mais rápida. Além disso, ela leva em consideração o nível de mobilidade tolerado desses pacientes.

A SOMS possui a seguinte classificação:

- Nível 0 – Paciente que não realiza nenhuma atividade: nenhuma atividade deve ser realizada em virtude do quadro clínico do paciente.
- Nível 1 – Mobilização passiva de membros no leito: se o paciente apresenta movimento voluntário, responde a pelo menos um comando verbal ou não apresenta dispositivos específicos pode-se passar para o próximo nível.
- Nível 2 – Sentar-se à beira do leito e transferência para poltrona: se o paciente está nesse nível e apresenta grau de força muscular de 3 a 5 em membros inferiores, possui controle de tronco e nenhuma restrição para descarga de peso, pode evoluir para o nível 3.
- Nível 3 – Em pé: se o paciente é capaz de assumir ortostatismo duas vezes com assistência bilateral ou mínima, é passado para o nível 4.
- Nível 4 – Deambulação.

Considerações importantes

Um estudo recente de Parry (2015) faz recomendações em relação ao uso na prática clínica durante a estadia na UTI das escalas e avaliações funcionais. De forma resumida, o artigo recomenda que para a avaliação da função física possam ser usadas as escalas CPAx, FSS-ICU, PFIT ou IMS. Para a avaliação de mobilidade é indicado o uso da escala IMS. Para força muscular com mobilidade podem ser usadas as escalas PFIT e CPAx. Para uma avaliação que contemple a função respiratória mais a mobilidade do paciente sugere-se a CPAx.

Para um acompanhamento mais detalhado da evolução da função física as escalas disponíveis são FSS-ICU e PFIT.

Em relação às propriedades de medidas dessas ferramentas para UTI, diversos estudos têm avaliado as propriedades clinimétricas dessas, bem como pontuado observações em relação ao uso dessas escalas. Algumas dessas considerações serão descritas a seguir.

A PFIT é o instrumento de medida com maior quantidade de propriedades de medidas testadas. Apresenta as propriedades clinimétricas mais estabelecidas em termos de confiabilidade, validade, diferença minimamente importante e responsividade. Ela é considerada uma medida objetiva válida e com boa responsividade em relação à função física, possuindo correlações moderadas com outras medidas funcionais e de força. Somado a isso, ela mostrou ser uma boa ferramenta para acompanhamento durante o tempo na internação, ter validade em comparação com testes funcionais comumente usados e ser preditiva de vários parâmetros importantes relacionados à função.

Entre os estudos descritos na literatura, a CPAx mostrou ter validade na avaliação da morbidade física global e mostrou ter uma boa confiabilidade interavaliadores, embora em um pequeno número de pacientes. A consistência interna se mostrou forte, sugerindo que a CPAx pode ser usada consistentemente com um erro mínimo de observação por fisioterapeutas com diferentes experiências, pode ser incorporada na prática clínica e tem um efeito piso e teto limitado na UTI.

A FSS-ICU, em um estudo recente realizado por Parry (2015), foi considerada como uma medida promissora para utilização na prática clínica na terapia intensiva.

Em estudos recentes, a SOMS foi considerada uma ferramenta confiável e válida para prever mortalidade e período de permanência hospitalar.

Testes de Capacidade Funcional e Deambulação

Timed Up and Go

O teste Timed Up and Go (TUG) foi projetado como uma medida de mobilidade e desempenho da marcha. Ele avalia o risco de quedas, o equilíbrio e a mobilidade do paciente. O desempenho é medido usando um cronômetro, requer pouco equipamento para executar e, portanto, tem alta utilidade clínica. Para realizar o teste o paciente é cronometrado enquanto se levanta da cadeira, caminha em uma linha reta de 3 metros de distância (em um ritmo confortável e seguro), vira-se, caminha de volta e senta-se sobre a cadeira novamente. O valor de normalidade descrito na literatura é ≥ 10 segundos: boa mobilidade e independente; ≤ 20 segundos: requer supervisão; valores acima de 20: requer assistência.

Teste da marcha estacionária dos 2 minutos (TME2)

Mensura o número máximo de elevações do joelho que o indivíduo pode realizar em 2 minutos. Ao sinal o indivíduo inicia a marcha (sem correr), completando tantas elevações do joelho quanto possível dentro de 2 minutos. A altura mínima do joelho é nivelada em um ponto médio entre a patela e a espinha ilíaca anterossuperior. O avaliador é responsável por contar o número de elevações e auxiliar o indivíduo em caso de perda de equilíbrio (20). Não existe na literatura valor de normalidade para pacientes em UTI, porém para indivíduos idosos sedentários o número é de 65 elevações.

Avaliação da força muscular

Teste de força por meio do Medical Research Council

A força muscular pode ser medida pelo teste de força manual usando o escore do Medical Research Council Scale (MRC), uma escala numérica para avaliação da força muscular que consiste em graduar a força por meio do teste de força muscular de 0 a 5, sendo 0 nenhuma contração muscular e 5 uma contração contra uma forte resistência. Para pacientes na UTI esse teste pode ser usado de forma específica para diagnosticar a fraqueza muscular adquirida na unidade. Para essa avaliação são analisados seis grupos musculares específicos de forma bilateral: abdução de ombro, flexão de cotovelo, extensão de punho, flexão de quadril, extensão de joelho e dorsiflexão e soma-se a pontuação total obtida com todos os grupos. A pontuação máxima que pode ser alcançada é de 60 pontos e a mínima de 0 e, quanto maior a pontuação, maior a força muscular. O valor de corte para fraqueza muscular adquirida na UTI é uma pontuação menor que 48 pontos. É importante enfatizar que para essa avaliação o paciente precisa estar acordado e ela é dependente de colaboração e entendimento do teste.

Força de preensão palmar – Dinamometria manual

A dinamometria manual consiste em um teste simples e objetivo que tem como princípio a aferição da força máxima de preensão manual. Diversos estudos utilizam o teste de preensão manual como preditor do estado geral de força. Assim, a medida da força de preensão manual pode ser obtida por meio de um dinamômetro. Recomendado pela American Society Hand Therapist, o posicionamento é de extrema importância para a realização do teste, pois o posicionamento do corpo exerce influência sobre os resultados da força. O paciente deve ser colocado o mais sentado possível, com os ombros posicionados em posição neutra, o cotovelo do membro a ser medido deve ser mantido flexionado em 90 graus, com o antebraço em rotação neutra. O período de recuperação entre as medidas deve ser de aproximadamente um minuto. O teste deve ser realizado em três tentativas na mão dominante. A melhor marca dentre três tentativas pode ser utilizada como medida da força muscular do paciente. A literatura considera que valores menores que 7 kgf para mulheres e 11 kgf para homens são indicativos de fraqueza muscular adquirida na UTI.

Teste de se sentar e se levantar

O teste de se sentar e se levantar da cadeira em 30 segundos tem sido recomendado como alternativa prática para mensurar indiretamente a força dos membros inferiores. Para realizar o teste deve-se ter uma cadeira com encosto, sem apoio para os membros superiores. O teste se inicia com o indivíduo sentado na cadeira, com as costas apoiadas no encosto e as pernas no chão. O indivíduo é orientado a se sentar completamente na cadeira e se levantar estendendo completamente os joelhos, sem realizar compensações posturais e cruzando os braços sobre o tórax. Deve-se repetir o procedimento o mais rápido possível, tantas vezes quanto possível, em um período de 30 segundos.

REFERÊNCIAS

Corner EJ, Wood H, Englebretsen C, Thomas A, Grant RL, Nikoletou D, Soni N. The Chelsea critical care physical assessment tool (CPAx): validation of an innovative new tool to measure physical morbidity in the general adult critical care population; an observational proof-of-concept pilot study. Physiotherapy. 2013 Mar;99(1):33-41.

Denehy L, de Morton NA, Skinner EH, Edbrooke L, Haines K, Warrillow S, Berney S. A physical function test for use in the intensive care unit: validity, responsiveness, and predictive utility of the physical function ICU test (scored). Phys Ther. 2013 Dec;93(12):1636-45.

Elliott D, Denehy L, Berney S, Alison JA. Assessing physical function and activity for survivors of a critical illness: a review of instruments. Aust Crit Care. 2011 Aug;24(3):155-66.

Hodgson C, Needham D, Haines K, Bailey M, Ward A, Harrold M, et al. Feasibility and inter-rater reliability of the ICU Mobility Scale. Heart Lung. 2014 Jan-Feb;43(1):19-24.

Iwashyna TJ, Netzer G. The burdens of survivorship: an approach to thinking about long-term outcomes after critical illness. Semin Respir Crit Care Med. 2012 Aug;33(4):327-38.

Kasotakis G, Schmidt U, Perry D, Grosse-Sundrup M, Benjamin J, Ryan C, et al. The surgical intensive care unit optimal mobility score predicts mortality and length of stay. Crit Care Med. 2012 Apr;40(4):1122-8.

Kawaguchi YM, Nawa RK, Figueiredo TB, Martins L, Pires-Neto RC. Perme Intensive Care Unit Mobility Score and ICU Mobility Scale: translation into Portuguese and cross-cultural adaptation for use in Brazil. J Bras Pneumol. 2016 Nov-Dec;42(6):429-34.

Parry SM, Denehy L, Beach LJ, Berney S, Williamson HC, Granger CL. Functional outcomes in ICU – what should we be using? – an observational study. Crit Care. 2015 Mar 29;19:127.

Parry SM, Granger CL, Berney S, Jones J, Beach L, El-Ansary D, Koopman R, Denehy L. Assessment of impairment and activity limitations in the critically ill: a systematic review of measurement instruments and their clinimetric properties. Intensive Care Med. 2015 May;41(5):744-62.

Parry SM, Huang M, Needham DM. Evaluating physical functioning in critical care: considerations for clinical practice and research. Crit Care. 2017 Oct 4;21(1):249.

Perme C, Nawa RK, Winkelman C, Masud F. A tool to assess mobility status in critically ill patients: the Perme Intensive Care Unit Mobility Score. Methodist Debakey Cardiovasc J. 2014 Jan-Mar;10(1):41-9.

Silva VZMD, Araújo JA Neto, Cipriano G Jr, Pinedo M, Needham DM, Zanni JM, Guimarães FS. Brazilian version of the Functional Status Score for the ICU: translation and cross-cultural adaptation. Rev Bras Ter Intensiva. 2017 Jan-Mar;29(1):34-8.

Skinner EH, Berney S, Warrillow S, Denehy L. Development of a physical function outcome measure (PFIT) and a pilot exercise training protocol for use in intensive care. Crit Care Resusc. 2009 Jun;11(2):110-5.

Thrush A, Rozek M, Dekerlegand JL. The clinical utility of the functional status score for the intensive care unit (FSS-ICU) at a long-term acute care hospital: a prospective cohort study. Phys Ther. 2012 Dec;92(12):1536-45.

CAPÍTULO 6

Plano terapêutico da fisioterapia em terapia intensiva

Carolina Fu
Debora Stripari Schumann Nogueira
Leda Tomiko Yamada da Silveira

INTRODUÇÃO

O desenvolvimento tecnológico atualmente permite maior taxa de sobreviventes após internação em Unidade de Terapia Intensiva (UTI), mas é preciso preocupar-se com a prevenção e reversão de sequelas que estes sobreviventes apresentam após a saída da unidade. A fisioterapia está envolvida no tratamento de pacientes com condições respiratórias agudas, subagudas e crônicas e na prevenção e tratamento de sequelas do imobilismo. As ações da fisioterapia, um dos componentes da equipe multiprofissional destinada ao cuidado desses pacientes, podem contribuir para que sejam alcançados melhores desfechos.

Os benefícios esperados com os procedimentos fisioterapêuticos na UTI incluem melhora da função respiratória por meio da otimização da relação ventilação/perfusão, aumento do volume pulmonar e melhora do *clearance* de vias aéreas, redução dos efeitos adversos do imobilismo, estímulo para aumento do nível de consciência, melhora da independência funcional, melhora do condicionamento cardiovascular e melhora do bem-estar psicológico.

Além dessas áreas específicas, no Brasil o fisioterapeuta também participa de algumas intervenções não exclusivas da fisioterapia, de forma compartilhada com a equipe multiprofissional, como a ventilação mecânica e procedimentos relacionados a ela.

As técnicas e os procedimentos relacionados a estes campos de atuação são utilizados diariamente pelo fisioterapeuta na UTI. O atendimento fisioterapêutico na UTI consiste nas condutas fisioterapêuticas definidas para o paciente a partir do plano de tratamento, o qual, por sua vez, baseia-se nos objetivos fisioterapêuticos almejados para ele.

A avaliação minuciosa do paciente permite a elaboração da conclusão fisioterapêutica, e é ela que norteará a definição do plano de tratamento do paciente, não deixando de levar em consideração outros aspectos importantes, como o curso evolutivo da doença e do estado do paciente, a programação clínica para o paciente, a qual muitas vezes envolve outras condutas de outras equipes profissionais, e características específicas do ambiente de terapia intensiva.

INFORMAÇÕES PRÉVIAS DO PACIENTE

Muitas vezes o paciente internado em UTI não está em condições de fornecer dados sobre sua história. Além disso, outros dados podem não ser de acesso ao paciente, como intervenções cirúrgicas, dados anestésicos e condutas realizadas antes de o paciente ser admitido na UTI, de modo que a consulta ao prontuário médico é essencial, além do interrogatório ao próprio paciente, sempre que possível.

A história da moléstia atual é essencial para o entendimento da sequência de eventos, desde os sintomas relatados pelo paciente, a procura pelo serviço de saúde, as condutas iniciais e a evolução do paciente até o momento. Também conta com as hipóteses diagnósticas médicas e o planejamento para o paciente. Por exemplo, para um paciente internado por pneumonia e insuficiência respiratória, é importante saber se já foi tentada alguma terapêutica previamente, por exemplo, para auxiliar na tomada de decisão das próximas condutas e o grau de investimento terapêutico a que o paciente será submetido, ou seja, se é candidato a medidas como intubação.

A existência de doenças prévias, internações recentes e uso de medicações de uso contínuo fornece informações importantes para o planejamento terapêutico do paciente. No nosso exemplo, a presença de doença pulmonar prévia pode modificar as técnicas fisioterapêuticas a serem empregadas. Por exemplo, um paciente com doença pulmonar obstrutiva crônica (DPOC) requer o uso de técnicas específicas de higiene brônquica. O uso de oxigenoterapia domiciliar, por exemplo, sugere maior gravidade e pior função respiratória para o paciente, além de sugerir a apresentação de mais efeitos sistêmicos da doença, como caquexia e limitação física. Um paciente com demência pode significar um desafio na proposta de algumas terapêuticas, como exercícios complexos ou orientações.

Outras informações importantes são o grau de limitação física apresentado pelo paciente previamente à internação, seja em decorrência da doença de base ou não, e o *status* funcional do paciente previamente à internação, o que pode ser obtido por meio de escalas como a de Barthel ou a Medida de Independência Funcional. Não existem evidências suficientes que descrevam o impacto da mobilização precoce em pacientes que já possuem nível basal de funcionalidade reduzido. No entanto, pacientes com essas características podem representar um desafio ainda maior para a reabilitação. Além disso, essa informação é necessária para o que será traçado como objetivo para este paciente. Infelizmente, em muitos serviços de saúde ainda não existe a cultura de obter informações relativas ao aspecto da funcionalidade prévia do paciente, e a experiência clínica mostra que esses dados são encontrados em prontuário em uma baixa porcentagem dos casos. A idade do paciente também deve ser levada em consideração, uma vez que idade avançada acelera a perda muscular na UTI e é um dos fatores associados ao desenvolvimento de fraqueza muscular adquirida nessa unidade.

EXAMES LABORATORIAIS E DE IMAGEM

O estado clínico dos pacientes de UTI pode variar grandemente em curto período, e os exames clínicos e de imagem auxiliam no diagnóstico médico e direcionamento da terapêutica. O fisioterapeuta que atua em UTI deve ser capaz de integrar a avaliação sistêmica do paciente com achados em exames laboratoriais e de imagem para auxiliar no diagnóstico de problemas e então propor o plano terapêutico, além de estar atento à condição clínica geral do paciente.

Quedas bruscas no nível de hemoglobina, por exemplo, podem sugerir sangramento ativo e contraindicar exercícios mais vigorosos, uma vez que o transporte de oxigênio para os tecidos está prejudicado. Baixos níveis séricos de plaquetas contraindicam atividades com impacto ou algumas técnicas de higiene brônquica. Alteração no nível sérico de enzimas cardíacas, indicando isquemia miocárdica, é outro exemplo de achado laboratorial que o fisioterapeuta deve levar em consideração em seu planejamento terapêutico para o paciente com relação à realização ou não de exercícios, e o tipo de exercício, por exemplo. Níveis alterados de potássio sérico podem predispor o paciente a apresentar arritmias cardíacas, e assim por diante.

Alguns exames laboratoriais podem não trazer informações específicas para a conduta do fisioterapeuta, porém são importantes para entender o estado clínico do paciente e determinar os próximos acontecimentos e condutas também por parte de outras equipes. O fisioterapeuta, como membro da equipe de UTI, também deve planejar suas condutas com esta visão e considerações multidisciplinares.

AVALIAÇÃO DO PACIENTE, CONCLUSÃO E PLANEJAMENTO TERAPÊUTICO

As informações da anamnese e os dados obtidos de exames laboratoriais e de imagem devem ser combinados com dados obtidos na avaliação física e clínica do paciente, para que o fisioterapeuta tenha total entendimento da condição do paciente no momento e seja capaz de elaborar sua conclusão fisioterapêutica e propor o plano de tratamento. A conclusão e o direcionamento do plano terapêutico do fisioterapeuta na UTI são menos baseados em diagnósticos e mais direcionados pelos déficits observados, sejam eles respiratórios, motores ou de funcionalidade. A seguir, serão citados os aspectos mais importantes a serem avaliados pelo fisioterapeuta na UTI e a forma como estes achados devem ser interpretados para a elaboração do plano fisioterapêutico.

No ambiente de UTI, é comum encontrar pacientes que apresentam alteração no grau de alerta, responsividade e colaboração em virtude da própria doença em curso, de complicações sistêmicas como a insuficiência renal, de medicamentos recebidos, distúrbios eletrolíticos, *delirium*, entre outros. Em alguns casos, podem ser indicadas estratégias como a interrupção momentânea da sedação para possibilitar melhor aproveitamento terapêutico, o que ressalta a importância do pensamento como equipe e a abordagem multiprofissional dos pacientes internados em UTI. O grau de responsividade e colaboração do paciente impactará definitivamente o que poderá ser proposto para o paciente nesse momento.

Em teoria, parece óbvio dizer que a mobilização passiva deve ser direcionada a pacientes sedados ou não responsivos, ao passo que, para pacientes alertas e cooperativos, deve ser dada ênfase em exercícios ativos, podendo ser assistidos, com ou sem resistência, visando à mobilização precoce e ao favorecimento da reabilitação funcional. No entanto, é preciso que conceitos básicos como este sejam aplicados na prática, para evitar que o nível de cooperação ativa do paciente não seja subestimado e para que o atendimento fisioterapêutico seja mais efetivo. Além disso, algumas técnicas como a estimulação elétrica funcional também têm sido relatadas como formas de reduzir a perda de massa muscular em pacientes com incapacidade de realizar contração muscular voluntária.

Outro ponto importante a ser avaliado nos pacientes de UTI é a estabilidade hemodinâmica. Antes de planejar a terapia o fisioterapeuta deve estar a par da condição hemodinâmica do paciente, ou seja, perfusão tecidual, valores de frequência cardíaca e pressão arterial, e da necessidade de drogas antiarrítmicas ou drogas vasoativas, considerando quais as drogas infundidas – isto é, se vasoconstritoras ou vasodilatadoras.

A literatura sugere que o paciente deve apresentar frequência cardíaca abaixo de 50% do máximo para a idade, com variação recente na pressão arterial < 20%. Em geral, exercícios no leito são considerados seguros para pacientes de UTI mesmo na presença de drogas vasoativas, porém, exercícios que requerem a saída do paciente do leito podem ser contraindicadas, dependendo da dose de droga vasoativa que o paciente está recebendo. Algumas situações agudas específicas podem requerer repouso, mesmo que o paciente se encontre estável no momento com drogas vasoativas, como é o caso das emergências hipertensivas ou do edema agudo de pulmão cardiogênico.

O fato de o paciente necessitar de drogas vasoativas pode ter relação com o que esperar de sua função motora posteriormente. A literatura relata a relação entre choque séptico e fraqueza muscular adquirida na UTI. A presença de drogas vasoativas e/ou a instabilidade hemodinâmica muitas vezes acabam por restringir a possibilidade de mobilização do paciente, além de requerer ventilação mecânica, sedação ou outras drogas como corticosteroides e bloqueadores neuromusculares, o que alimenta o ciclo de imobilismo-fraqueza-imobilismo. Outros fatores estão envolvidos neste processo, como redução da síntese proteica, aumento do catabolismo proteico e disfunção muscular pela inflamação. Deste modo, se o fisioterapeuta avalia um paciente que está em uso de drogas vasoconstritoras, deve atentar-se para esses fatos e inferir que é um paciente com alto risco para o desenvolvimento de fraqueza muscular adquirida na UTI. O plano terapêutico deve estar alinhado com essa observação e propor terapias que visem a contrabalancear esses efeitos, como a mobilização precoce e até a estimulação elétrica funcional, a qual pode ser utilizada no início do quadro ou enquanto o paciente não estiver colaborativo ou não apresentar condições hemodinâmicas para sair do leito, por exemplo.

É importante salientar que a condição hemodinâmica do paciente também deve ser observada durante a terapia, e que toda a equipe da UTI deve estar ciente e participando da proposta fisioterapêutica que será elaborada para o paciente. A ocorrência relatada de eventos adversos durante a fisioterapia em pacientes de UTI é baixa, e em geral são episódios transitórios e benignos.

Outros fatores que o fisioterapeuta deve avaliar incluem diurese e balanço hídrico. A retenção hídrica pode estar associada a congestão pulmonar e prejuízo na troca gasosa, além de poder dificultar a mobilidade do paciente. Situações de aumento do metabolismo, como febre e bacteremia, em geral contraindicam a realização de exercícios momentaneamente. O tipo, a localização e a condição de feridas operatórias também devem ser observados. Incisões abdominais medianas oferecem risco de complicações pulmonares pela alteração de mecânica respiratória e por isso o fisioterapeuta pode propor exercícios respiratórios e atividades fora do leito, como sedestação em poltrona e deambulação. No entanto, este plano deve ser revisto em casos de deiscência da ferida operatória, por exemplo.

DISFUNÇÃO RESPIRATÓRIA E PLANEJAMENTO TERAPÊUTICO

Questões relacionadas à função respiratória são especificamente abordadas pelo fisioterapeuta. Inicialmente, o profissional deve avaliar se o paciente respira espontaneamente, se está em uso de oxigenoterapia ou ventilação não invasiva ou ainda se faz uso de suporte ventilatório invasivo, além de toda a propedêutica respiratória em si, ou seja, presença de sinais de desconforto respiratório, uso de musculatura acessória, ausculta pulmonar, percussão torácica etc.

Pacientes com sinais clínicos de desconforto respiratório terão objetivo fisioterapêutico diferenciado. Neste caso, exercícios respiratórios e atividades no leito e principalmente fora dele devem ser evitados, uma vez que requerem maior gasto energético em um paciente com a demanda respiratória já aumentada. A avaliação da história do paciente, a propedêutica respiratória e os exames complementares fornecem as ferramentas para a elaboração do plano terapêutico nesta condição, ou seja, o fisioterapeuta deve determinar as causas para o desconforto respiratório.

Por exemplo, se um paciente portador de insuficiência cardíaca que evolui na UTI com piora da função renal e balanço hídrico positivo apresenta ausculta pulmonar com crepitações, dessaturação em ar ambiente, uso de musculatura acessória da respiração e radiografia de tórax evidenciando congestão pulmonar, o fisioterapeuta pode concluir que está havendo diminuição da complacência pulmonar, necessitando de maior esforço inspiratório para gerar volume corrente, além de prejuízo na troca gasosa de oxigênio, levando à dessaturação. Os objetivos a curto prazo seriam melhorar a complacência pulmonar ou aumentar a capacidade residual funcional, favorecendo a manutenção da abertura alveolar e melhora da troca gasosa. Uma possibilidade nesse caso seria o uso de pressão positiva na via aérea. Exames laboratoriais, como a gasometria arterial, auxiliam a determinar se o déficit se encontra apenas na oxigenação ou também na ventilação, o que também necessitaria de aumento no volume inspiratório. O desmame da oxigenoterapia pode ser pensado como um objetivo a longo prazo.

Fatores como a oferta suplementar de oxigênio requerida pelo paciente e também os níveis de suporte ventilatório requeridos, bem como as condições de troca gasosa (refletidas, por exemplo, pela relação pressão arterial de oxigênio e fração inspirada de oxigênio), a frequência respiratória e a saturação periférica de oxigênio, auxiliam o fisioterapeuta a estabelecer o plano terapêutico com segurança. Além disso, o fisioterapeuta dispõe de técnicas que podem auxiliar quando constatado que o déficit na oxigenação é causado por atelectasia, por exemplo.

Em geral, FiO_2 abaixo de 60% e pressão expiratória positiva final (PEEP) abaixo de 10 cmH_2O são considerados seguros para exercícios tanto no leito quanto fora dele. Algumas situações específicas, no entanto, devem ser sinais de alerta antes de planejar a mobilização, como é o caso da necessidade de terapias de resgate para hipoxemia, como o óxido nítrico ou a posição prona.

A presença de via aérea artificial requer cuidado extra, caso a mobilização do paciente seja planejada, para garantir sua correta fixação e evitar riscos de deslocamento durante a terapia. Se o paciente estiver em uso de oxigenoterapia suplementar, o fisioterapeuta deve preparar previamente um dispositivo de transporte, caso planeje realizar a terapia com o paciente fora do leito. O mesmo vale para o suporte ventilatório invasivo: é necessário um dispositivo que possa ser utilizado distante do leito do paciente. Isto em geral requisitará o auxílio de mais profissionais na mobilização deste paciente, visando à garantia da segurança. O plano terapêutico do fisioterapeuta deve levar em consideração estas questões, uma vez que necessitam de apoio de outros profissionais da equipe.

Prejuízo na troca gasosa, constatada por meio de gasometria arterial, e o motivo para tal déficit direcionarão o fisioterapeuta para condutas que possam promover sua otimização, como uso de pressão positiva em casos de congestão pulmonar, adequação da oxigenoterapia, uso de terapias de expansão pulmonar em casos de atelectasia e posicionamento para otimização da relação ventilação--perfusão.

A redução do volume pulmonar deve ser diagnosticada pelo fisioterapeuta. As ferramentas para diagnosticar redução do volume pulmonar incluem exame físico, como ausculta pulmonar, avaliação de expansibilidade, frêmito vocal, percussão etc., e exames de imagem, como radiografia de tórax ou tomografia computadorizada. Uma vez constatada a redução, o fisioterapeuta deve incluir em seu plano terapêutico a expansão pulmonar.

Pacientes com doenças respiratórias, neuromusculares, acamados, intubados, em uso de ventilação mecânica invasiva e pacientes em pós-operatório principalmente de cirurgias torácicas e abdominais estão em risco para o desenvolvimento de colapso pulmonar, o que também deve ser constatado pelo fisioterapeuta. Esses pacientes podem ser submetidos a terapias para a prevenção da ocorrência de redução de volume pulmonar.

A expansão pulmonar é realizada por meio de aumento do gradiente de pressão transpulmonar, o que pode ser obtido pela diminuição da pressão pleural, por ação dos músculos respiratórios, ou pelo aumento da pressão alveolar por equipamentos que gerem pressão positiva. A escolha da técnica deve levar em consideração as condições clínicas do paciente. É recomendado que exercícios respiratórios, com ou sem o uso de espirometria de incentivo, sejam aplicados a pacientes em respiração espontânea alertas e colaborativos, que consigam gerar grandes volumes pulmonares (capacidade vital forçada > 20 mL/kg). A partir deste raciocínio, pacientes taquipneicos ou com desconforto respiratório podem não se beneficiar deste tipo de terapia, pois o desconforto respiratório muitas vezes inviabiliza o padrão respiratório exigido durante exercícios respiratórios. O fisioterapeuta deve avaliar a clínica do paciente, entender os motivos para tal e então propor a terapia. Durante a execução da terapia, deve avaliar a eficácia do paciente em realizá-la, buscando observar se os objetivos propostos estão sendo atingidos pelo paciente.

Para pacientes em respiração espontânea e não colaborativos ou para aqueles cuja capacidade vital forçada é inferior a 20 mL/kg, recomenda-se que a terapia de expansão pulmonar seja realizada por meio de equipamentos capazes de aumentar a pressão alveolar. Diversas técnicas podem ser utilizadas, de acordo com o objetivo do fisioterapeuta. Para aumentar o volume inspiratório, pode-se utilizar a respiração com pressão positiva intermitente (RPPI). Técnicas como a pressão de via aérea positiva contínua (*continuous positive expiratory pressure*, CPAP) e a pressão de via aérea expiratória positiva (*expiratory positive airway pressure*, EPAP) geram aumento da capacidade residual funcional. Ventilação com dois níveis de pressão (BiLevel) é indicada quando o objetivo é aumentar a pressão alveolar tanto na fase inspiratória quanto na fase expiratória e com aumento do volume inspiratório. A CPAP atua nas fases inspiratória e expiratória, porém aumenta a capacidade residual funcional e não o volume inspiratório.

Tanto para o uso de BiLevel quanto de CPAP, que requer um gerador de fluxo, o fisioterapeuta deve ficar atento às contraindicações, as quais incluem algumas cirurgias abdominais e torácicas, como esofagectomia ou gastrectomia com anastomose primária. Como este é um grupo de risco para o desenvolvimento de complicações pulmonares e que frequentemente são a população alvo dos fisioterapeutas na UTI para sua prevenção, estas técnicas somente podem ser utilizadas depois de certificação da ausência de contraindicação.

A técnica de EPAP é caracterizada pela ausência de fluxo aéreo elevado, diferentemente da CPAP, o que faz com que seja uma opção para aumentar a capacidade residual funcional e favorecer a abertura de alvéolos atelectasiados nos casos em que a CPAP está contraindicada. Por outro lado, por não fornecer auxílio na inspiração e por exigir um maior esforço inspiratório a cada ciclo respiratório, não está indicada para pacientes que apresentam fraqueza muscular ou desconforto respiratório. Mais uma vez nota-se a importância da conclusão fisioterapêutica, entendendo a condição clínica do paciente e quais são os objetivos propostos para ele, ou seja, se o objetivo é que o paciente realize ativamente um exercício para terapia de expansão pulmonar ou se o objetivo para o paciente em questão é repouso além de expansão pulmonar.

Em pacientes sob ventilação mecânica, podem-se utilizar técnicas como hiperinsuflação manual ou hiperinsuflação com o ventilador mecânico. Ambas as técnicas preconizam o aumento da pressão positiva na fase inspiratória, promovendo a expansão de unidades colapsadas, porém, na hiperinsuflação com o ventilador mecânico, tem-se maior controle sobre as pressões e os volumes realizados, além de a pressão expiratória final positiva ser mantida.

Além do estado clínico do paciente, a localização da área com redução do volume pulmonar deve ser levada em consideração. Esta informação pode ser obtida por meio da propedêutica pulmonar e também com o auxílio de exames de imagem. O fisioterapeuta deve utilizar o posicionamento do paciente para aumentar a eficácia da terapia, uma vez que regiões não dependentes têm a expansão pulmonar favorecida em relação às regiões dependentes.

Hipersecreção brônquica e ineficácia na higiene brônquica também são condições abordadas pelo fisioterapeuta na UTI. A ineficácia na higiene brônquica pode ser decorrente de deficiência: na mobilização de secreções de via aérea distal; no estímulo para a tosse; no volume pulmonar reduzido e incapaz de gerar fluxo expiratório suficiente durante a tosse; na força ou ineficiência muscular para a expulsão da secreção. É importante lembrar que a presença de via aérea artificial, a utilização de sedativos e a ventilação com gases medicinais prejudicam o transporte mucociliar, tornando-os pacientes com risco para a retenção de secreção pulmonar e suas consequências na mecânica respiratória, atelectasia etc.

O fisioterapeuta deve utilizar técnicas da propedêutica respiratória, como a ausculta pulmonar, para avaliar a presença de secreção, e se esta se encontra em vias aéreas mais centrais ou mais distais. Deve avaliar também a eficácia da tosse efetuada pelo paciente. Em pacientes sob ventilação mecânica, alterações na curva de fluxo do ventilador mecânico também podem dar indícios da presença de secreção em vias aéreas.

As técnicas de higiene brônquica devem ser aplicadas corretamente a cada problema, ou seja, de acordo com a detecção da causa e também de acordo com as condições clínicas do paciente com relação a nível de alerta e cooperação, presença de via aérea artificial, condição muscular, volume pulmonar que o paciente é capaz de realizar, desconforto respiratório etc.

Para pacientes em respiração espontânea, diversas técnicas podem ser utilizadas. O fisioterapeuta deve selecionar a melhor técnica, dependendo da doença de base e da clínica do paciente. Pacientes com hipersecreção brônquica ou com disfunção do transporte mucociliar podem necessitar de técnicas que auxiliem na mobilização da secreção, como dispositivos oscilatórios e a pressão expiratória positiva, associada ou não a outras técnicas.

Algumas condições encontradas no ambiente de UTI, como alteração do nível de consciência, taquipneia e descompensação respiratória, podem prejudicar o desempenho dos pacientes em técnicas que requerem maior grau de colaboração e controle por parte dos pacientes, como o ciclo ativo da respiração ou a drenagem autógena.

Técnicas de aumento de fluxo expiratório, ativas ou passivas, são utilizadas quando se constata que a ineficácia da remoção de secreção decorre deste problema. O aumento de fluxo expiratório ativo pode ser realizado com a glote aberta, como em casos de pacientes com doenças pulmonares obstrutivas, ou fechada. Pacientes com fraqueza muscular ou fadiga podem necessitar de compressão manual torácica ou abdominal. Técnicas que provocam grande aumento da pressão torácica devem ser utilizadas com cautela em pacientes com instabilidade de vias aéreas, como a DPOC, uma vez que podem causar colabamento de pequenas vias. Pacientes que apresentam maior suscetibilidade ao aprisionamento aéreo e fechamento precoce das vias aéreas e pacientes com atelectasia podem se beneficiar de técnicas que aumentam a capacidade residual funcional.

A capacidade de aumentar o fluxo expiratório geralmente está atrelada à capacidade de gerar volume inspiratório suficiente para produzir um fluxo expiratório satisfatório. Para tanto, podem ser utilizados inspirômetros de incentivo, exercícios respiratórios e a própria mobilização. Pacientes em pós-operatório abdominal e torácico são exemplos de casos que cursam com ambas as deficiências, pois estão expostos a uma combinação de fatores que contribui para disfunção respiratória no pós-operatório, como o uso de drogas anestésicas e bloqueadores musculares, manipulação de vísceras, incisão cirúrgica, distensão abdominal e dor.

Pacientes com fraqueza muscular extrema, alteração de nível de consciência e redução do estímulo de tosse, pelo uso de sedativos ou não, incapacidade de coordenação da deglutição de saliva e incapacidade de remover a secreção em vias aéreas centrais quando as outras técnicas foram ineficazes podem necessitar de aspiração de vias aéreas para a remoção de secreção brônquica. O fisioterapeuta pode realizar este procedimento dependendo de acordos locais. Esta técnica também é uma opção em caso de desconforto respiratório intenso, como forma de prevenir o gasto energético que seria utilizado com técnicas ativas neste momento de descompensação do paciente. Por ser desconfortável e apresentar alguns riscos, o fisioterapeuta deve realizar avaliação criteriosa das condições do paciente ao selecionar esta técnica.

Para pacientes em uso de via aérea artificial, a remoção de secreção pode ser feita por meio de técnicas como hiperinsuflação manual ou hiperinsuflação pelo ventilador mecânico e aspiração da via aérea artificial. A hiperinsuflação manual consiste em uma inspiração lenta com o ressuscitador manual, uma pausa inspiratória e o alívio rápido do ressuscitador com o intuito de facilitar o direcionamento de secreção pulmonar em direção às vias mais centrais. Deve ser utilizada com cautela por seus possíveis efeitos adversos, como alteração da pressão intratorácica, alterações hemodinâmicas, redução do débito cardíaco, perda da pressão expiratória positiva, hipoventilação ou hiperventilação, aumento da pressão intracraniana e pressão arterial média. Além disso, para realizar a hiperinsuflação manual é necessário desconectar o paciente do ventilador mecânico, e perde-se a pressão expiratória final positiva. Desta forma, o fisioterapeuta deve avaliar a presença ou não de condições como doenças pulmonares que favoreçam ocorrência de barotrauma, instabilidade hemodinâmica, hipertensão intracraniana e doenças caracterizadas por colapso alveolar, como a síndrome do desconforto respiratório agudo, para selecionar ou não esta técnica.

Em pacientes obesos ou com edema excessivo, a eficácia de técnicas percussivas (as quais podem ser manuais ou produzidas por equipamento) e de outras técnicas manuais pode estar limitada. Pacientes vítimas de fratura de costelas também possuem contraindicação para diversas técnicas de higiene brônquica. Nestes casos, a hiperinsuflação manual ou com o ventilador pode ser uma alternativa. Outra alternativa é utilizar-se de mudanças posturais, para que a força da gravidade favoreça o deslocamento de secreção pulmonar nesses pacientes.

O importante é que as técnicas de higiene brônquica e de reexpansão pulmonar sejam analisadas e escolhidas pelo fisioterapeuta após uma avaliação criteriosa do paciente. Nem todas as técnicas são as mais indicadas para todos os pacientes.

DISFUNÇÃO NEUROMUSCULAR E PLANEJAMENTO TERAPÊUTICO

Como já mencionado, o paciente de UTI está exposto a diversos fatores que o predispõem à instalação de disfunção neuromuscular ou fraqueza muscular adquirida na unidade. Os fatores são: imobilidade no leito, ventilação mecânica prolongada, sepse, déficit nutricional, agentes farmacológicos, resposta inflamatória sistêmica, idade avançada, distúrbios eletrolíticos e gravidade da doença.

Disfunção neuromuscular, perda de força muscular, perda de habilidades físicas e psicológicas, que persistem como diminuição na capacidade de realizar atividades cotidianas, redução da capacidade para deambulação, depressão, estresse pós-traumático e ansiedade estão entre as complicações que decorrem da permanência na UTI e que prejudicam a qualidade de vida e sobrevida a longo prazo.

O desenvolvimento tecnológico permite atualmente maior taxa de sobreviventes após internação em UTI, mas é preciso preocupar-se com a prevenção e reversão de sequelas que esses sobreviventes apresentam após a saída da unidade. Nos últimos anos, tem-se observado uma tendência na UTI em reduzir níveis de sedação e estimular a mobilização dos pacientes. Inicialmente os pacientes de UTI eram considerados graves demais para serem submetidos ao atendimento fisioterapêutico. No entanto, já foi demonstrado que a mobilização precoce deve ser iniciada após estabilização neurológica e hemodinâmica dos pacientes.

Ao mesmo tempo, a segurança do paciente deve ser colocada em primeiro lugar. Para tanto, um painel de especialistas propôs considerações de segurança para a mobilização de pacientes de UTI. Estas devem ser levadas em consideração para o planejamento do atendimento fisioterapêutico e estão relatadas na literatura. Não foi demonstrado nenhum efeito adverso da atividade física no estado inflamatório de pacientes críticos. O fisioterapeuta deve pesar os riscos de mover um paciente de UTI contra os riscos da imobilidade, caso a caso.

As técnicas a serem aplicadas em pacientes de UTI vão desde o posicionamento, a mobilização passiva e ativa no leito, mudanças de decúbito ativa e passiva no leito, uso de cicloergômetro, sedestação e treino de equilíbrio à beira do leito até ortostatismo, marcha estacionária, transferência para poltrona, exercícios na poltrona e deambulação, além de exercícios para treino de equilíbrio e alongamento. Estas atividades se mostraram seguras e passíveis de serem feitas no ambiente de UTI e melhoram a capacidade do paciente para deambular.

Pacientes que não podem ser mobilizados e estão em risco para o desenvolvimento de contratura de tecidos moles, como vítimas de queimadura ou pacientes neurológicos, podem se beneficiar do uso de órteses de posicionamento. O fisioterapeuta deve identificar os pacientes em risco para o desenvolvimento de tais afecções e incluir essas condutas em seu plano terapêutico.

O posicionamento adequado do paciente, de uma forma geral, é imprescindível em qualquer atendimento fisioterapêutico. As técnicas para higiene brônquica e para expansão pulmonar, por exemplo, têm seu benefício aumentado quando somadas ao correto posicionamento do paciente, como mencionado. Além disso, o fisioterapeuta deve levar em consideração que manter o paciente em posição mais ereta aumenta o estresse gravitacional, favorece a redistribuição de fluidos e reduz o estresse cardíaco causado pela compressão pelas vísceras abdominais. Um paciente com congestão pulmonar e repercussões respiratórias, por exemplo, beneficia-se posição elevada no leito e com os membros inferiores abaixo do nível do tórax. A posição mais ereta também favorece o aumento do volume pulmonar e as trocas gasosas. Pacientes com acometimento pulmonar unilateral, no entanto, podem se beneficiar de posicionamento em decúbito lateral, visando à otimização da relação ventilação-perfusão. A radiografia de tórax é um recurso útil para que o fisioterapeuta estabeleça seu plano terapêutico nesses casos.

Mobilização se refere a um nível de atividade física suficiente para promover efeitos fisiológicos que aumentam ventilação, perfusão central e periférica, metabolismo muscular e nível de alerta. Para pacientes que não são capazes de se mover espontaneamente, seja por sedação, afecções do sistema nervoso central, periférico ou muscular, a mobilização passiva e o alongamento passivo são importantes para a manutenção da amplitude de movimento articular e prevenção do encurtamento muscular. Outros efeitos desta técnica são a prevenção de úlceras por pressão e de estase venosa, o aumento da ventilação e do consumo de oxigênio. O uso de mobilização passiva contínua pode reduzir a atrofia muscular e a proteólise.

Se o fisioterapeuta conclui que o paciente está em risco de sofrer perda de trofismo muscular em decorrência do desuso e propõe como objetivo minimizar essa perda, a mobilização passiva não será suficiente para alcançar esse objetivo. Se o paciente é incapaz de realizar contração muscular voluntária, uma alternativa pode ser o uso de estimulação elétrica funcional, a qual pode reduzir a perda de trofismo muscular. A estimulação elétrica funcional também pode ser utilizada em pacientes capazes de realizar contração voluntária, para otimizar o fortalecimento muscular.

A mobilização passiva e a estimulação elétrica funcional resultam em menor demanda metabólica e devem ser reservadas a pacientes com instabilidade hemodinâmica ou respiratória. Uma vez que o paciente esteja alerta, colaborativo e estável, deve ser estimulado a realizar exercícios ativos, que são mais fisiológicos. De uma forma simplista, se o paciente apresenta força insuficiente para mover os membros contra a gravidade e o objetivo fisioterapêutico é o ganho de força muscular, o fisioterapeuta deve instituir em seu programa exercícios ativos assistidos; se apresenta força suficiente para vencer a força da gravidade, propõem-se exercícios ativos e, se for capaz de vencer resistência, exercícios resistidos.

A avaliação da força muscular é importante para predizer e avaliar a mobilização precoce em pacientes de UTI sob ventilação mecânica. Essa tarefa, no entanto, pode ser dificultada em pacientes de UTI, uma vez que depende da colaboração do paciente. A avaliação de força muscular pode ser feita por meio de testes manuais, graduando a força muscular em uma escala de 0 a 5 de acordo com a Medical Research Council, de músculos de uma forma isolada ou em um somatório de seis grupos musculares. No entanto, essa graduação de força é pouco precisa para as graduações entre 4 e 5, sendo difícil discernir entre elas. Para pacientes com maior fraqueza muscular, com graduação entre 0 a 3, a avaliação manual de força muscular parece ser mais confiável. Uma alternativa para a mensuração de força muscular na UTI é o uso de dinamômetros manuais portáteis.

O grupo muscular a ser envolvido nos exercícios também deve estar de acordo com o que foi constatado na avaliação e com os objetivos para o paciente. Por exemplo, um paciente em pós-operatório de amputação de membro inferior necessitará de dispositivos auxiliares para marcha para a redução da descarga de peso no membro acometido. Para este paciente, o fisioterapeuta pode enfatizar o fortalecimento da musculatura extensora do membro inferior contralateral e de musculatura extensora de membros superiores, além dos músculos estabilizadores de escápula, para conseguir realizar o apoio no dispositivo auxiliar e, assim, ser capaz de realizar ortostatismo e marcha precocemente, pensando em favorecer a mobilidade deste paciente e evitando os efeitos que a imobilidade pode trazer. Além disso, o fortalecimento do membro amputado, a manutenção de amplitudes articulares e comprimento muscular devem ser incluídos no plano terapêutico no momento inicial, ou seja, desde a UTI, para que o paciente possa utilizar prótese de membro inferior futuramente. Cabe aqui ressaltar também a importância da orientação ao paciente e à equipe quanto ao posicionamento do membro amputado, para prevenir a instalação de deformidades e contraturas.

Os princípios fisiológicos da resposta ao exercício físico devem ser aplicados na UTI. Para aumentar massa muscular, capacidade de geração de força e enzimas oxidativas e melhorar a capacidade de extração de oxigênio o fisioterapeuta deve instituir exercícios resistidos de baixa resistência e múltipla repetição. Os exercícios devem ser executados diariamente de acordo com sua tolerância e objetivo propostos. Treino aeróbico e fortalecimento muscular têm mostrado benefícios para objetivos como aumentar a distância que o paciente é capaz de caminhar. Alguns dispositivos podem facilitar este objetivo, como cicloergômetros que podem ser utilizados inclusive no leito. Estas terapias visam à melhora da funcionalidade do paciente.

Alguns pacientes de UTI, mesmo sendo capazes de realizar contração voluntária, podem apresentar estado de alerta alterado em virtude de complicações como distúrbios metabólicos, renais ou eletrolíticos. Nestes casos, é importante que o fisioterapeuta utilize estímulos sonoros, visuais e táteis, além de posições mais eretas, que mudam a linha do olhar do paciente, para aumentar o nível de alerta dos pacientes e, assim, ter maior chance de sucesso em seu objetivo de ganho de força muscular.

A atenção e o foco são importantes tanto para a avaliação do paciente quanto para a execução do exercício em si. Isso pode limitar a utilização de exercícios analíticos com alguns pacientes. Uma alternativa pode ser a utilização de exercícios que simulem atividades cotidianas ou que evoquem movimentos básicos realizados de forma automática, ou exercícios com objetivos mais concretos, como "colocar o pé sobre o degrau" em vez de simplesmente "elevar a perna 10 vezes".

A força muscular apresentada pelo paciente e a capacidade de manter o foco e colaboração também influenciarão no planejamento terapêutico de atividades que estimulam a mobilidade e a funcionalidade do paciente. Sentar-se à beira do leito coloca o paciente em uma posição diferente, trazendo os benefícios da redistribuição de fluidos, linha visual com o horizonte, maior demanda para musculatura cervical e do tronco, quando estes forem os objetivos para o paciente. A partir do momento que o paciente é capaz de ter estabilidade de tronco e desde que apresente força muscular em membros inferiores suficiente para vencer a força da gravidade, pode-se pensar em progredir para ortostatismo, equilíbrio na posição ortostática e deambulação.

Pacientes que não apresentem todos os requisitos para realizar atividades fora do leito de forma independente podem beneficiar-se dela por meio de dispositivos auxiliares para marcha e ortostatismo e até para transferência para poltrona.

A avaliação da mobilidade e da funcionalidade dos pacientes de UTI é complexa, pois, além de depender da colaboração do paciente, é influenciada pelos aspectos externos, como linhas de monitorização, mobiliário, dispositivos invasivos etc. Diversas escalas já foram propostas para este propósito e podem ser úteis para adequar o plano terapêutico à evolução do paciente.

O fisioterapeuta pode utilizar ainda alguns recursos para melhorar a tolerância e a capacidade de realizar exercício para alguns pacientes. Por exemplo, pacientes com lesão medular podem se beneficiar de cintas abdominais para melhorar as capacidades vital e de exercício. Pacientes em ventilação espontânea podem aumentar a tolerância ao exercício utilizando ventilação mecânica não invasiva, a qual o fisioterapeuta também pode manejar, pensando em otimização da terapia.

Mobilização e treinamento muscular em pacientes de UTI têm mostrado benefícios como menor dependência da ventilação mecânica e melhor funcionalidade. Desta forma, a mobilização de pacientes deve ser pensada pelo fisioterapeuta também visando aos benefícios a longo prazo, ou seja, após a alta da UTI. Talvez seja este, afinal, o maior objetivo do fisioterapeuta que atua na UTI.

O plano fisioterapêutico deve ser proposto de modo a otimizar os ganhos para o paciente, principalmente considerando-se o fato de que pacientes de UTI passam a maior parte do tempo no leito e com mínima atividade física, que em geral acontece apenas durante as sessões de reabilitação.

CONSIDERAÇÕES FINAIS

No planejamento fisioterapêutico diário, alguns fatores inerentes ao ambiente de terapia intensiva devem ser levados em consideração. Intercorrências na unidade, mesmo que com outro paciente; ausência de pessoal suficiente para as condutas propostas; ausência de mobiliário e/ou equipamentos adequados e realização de procedimentos por outras equipes com necessidade de modificar o quadro repentinamente podem limitar ou modificar o plano terapêutico para o paciente em um determinado momento. O fisioterapeuta está inserido na equipe da UTI e o sucesso de algumas terapias depende da assistência em equipe, quanto à interrupção de sedação, manejo de equipamentos ventilatórios e dispositivos invasivos.

Outra consideração importante é que, no ambiente de terapia intensiva, o estado clínico do paciente pode variar grandemente em curto período, portanto o fisioterapeuta deve ter em mente que o plano de tratamento pode ser imediato, ou seja, para aquele momento ou situação especificamente, ou a médio/longo prazo. É difícil definir exatamente o prazo de cada um desses momentos, sobretudo em um ambiente em que a instabilidade clínica e o risco de morte não são incomuns. O fisioterapeuta deve, portanto, avaliar o paciente a cada momento, pois o plano terapêutico pode mudar repentinamente de acordo com as mudanças no estado fisiológico do paciente.

Vale a pena mencionar a importância do treinamento profissional contínuo do fisioterapeuta que atua em UTI, dadas as especificidades de condições clínicas deste tipo de população, equipamentos e intervenções, para garantir a segurança do paciente.

A intervenção fisioterapêutica pode melhorar as complicações a curto e longo prazo de pacientes de UTI. Para atingir esta meta, o fisioterapeuta deve ser específico em seu plano terapêutico, levando em consideração todos os mecanismos envolvidos no processo. Pacientes diferentes possuem históricos diferentes, condições clínicas diferentes, momentos diferentes e respostas diferentes; portanto, o plano terapêutico deve ser direcionado a cada paciente de uma forma individualizada.

REFERÊNCIAS

Amidei C. Mobilisation in critical care: a concept analysis. Intensive Crit Care Nurs. 2012 Apr;28(2):73-81.

Bemis-Dougherty AR, Smith JM. What follows survival of critical illness? Physical therapists' management of patients with post-intensive care syndrome. Phys Ther. 2013 Feb;93(2): 179-85.

Berney SC, Rose JW, Bernhardt J, Denehy L. Prospective observation of physical activity in critically ill patients who were intubated for more than 48 hours. J Crit Care. 2015 Aug;30(4):658-63.

Chlan LL, Tracy MF, Guttormson J, Savik K. Peripheral muscle strength and correlates of muscle weakness in patients receiving mechanical ventilation. Am J Crit Care. 2015 Nov;24(6):e91-8.

Connolly BA, Mortimore JL, Douiri A, Rose JW, Hart N, Berney SC. Low Levels of Physical Activity During Critical Illness and Weaning: The Evidence-Reality Gap. J Intensive Care Med. 2017 Jan 1:885066617716377.

Fagevik Olsén M, Lannefors L, Westerdahl E. Positive expiratory pressure – Common clinical applications and physiological effects. Respir Med. 2015 Mar;109(3):297-307.

Figueiredo LC, Guedes CAV, Kosour C, Cardoso AL. Anamnese e propedêutica respiratória. In: Sarmento GJV, ed. O ABC da fisioterapia respiratória. Barueri: Manole; 2009. p.1-32.

França EET, Ferrari F, Fernandes P, Cavalcanti R, Duarte A, Martinez BP, et al. Fisioterapia em pacientes críticos adultos: recomendações do Departamento de Fisioterapia da Associação de Medicina Intensiva Brasileira. Rev Bras Ter Intensiva. 2012;24(1):6-22.

Gosselink R, Bott J, Johnson M, Dean E, Nava S, Norrenberg M, et al. Physiotherapy for adult patients with critical illness: recommendations of the European Respiratory Society and European Society of Intensive Care Medicine Task Force on Physiotherapy for critically ill patients. Intensive Care Med. 2008;34:1188-99.

Guimarães FS, Menezes SLS, Oliveira JF. Terapia de expansão pulmonar. In: Sarmento GJV, ed. O ABC da fisioterapia respiratória. Barueri, SP: Manole; 2009. p.135-46.

Hodgson CL, Stiller K, Needham DM, Tipping CJ, Harrold M, Baldwin CE, et al. Expert consensus and recommendations on safety criteria for active mobilization of mechanically ventilated critically ill adults. Crit Care. 2014 Dec 4;18(6):658.

Hodgson CL, Tipping CJ. Physiotherapy management of intensive care unit-acquired weakness. J Physiother. 2017 Jan;63(1):4-10.

Jolley SE, Bunnell AE, Hough CL. ICU-acquired weakness. Chest. 2016 Nov;150(5):1129-40.

Miranda AR, Félix LRM. Aspectos gerais na interpretação de exames laboratoriais. In: Sarmento GJV, ed. O ABC da fisioterapia respiratória. Barueri, SP: Manole; 2009. p.53-71.

Parry SM, Huang M, Needham DM. Evaluating physical functioning in critical care: considerations for clinical practice and research. Crit Care. 2017 Oct 4;21(1):249. doi: 10.1186/s13054-017-1827-6.

Pascoal LM, de Carvalho JP, de Sousa VE, Santos FD, Lima Neto PM, Nunes SF, Lopes MV. Ineffective airway clearance in adult patients after thoracic and upper abdominal surgery. Appl Nurs Res. 2016 Aug;31:24-8.

Pawlik AJ, Kress JP. Issues affecting the delivery of physical therapy services for individuals with critical illness. Phys Ther. 2013 Feb;93(2):256-65.

Roberson AR, Starkweather A, Grossman C, Acevedo E, Salyer J. Influence of muscle strength on early mobility in critically ill adult patients: Systematic literature review. Heart Lung. 2018 Jan-Feb;47(1):1-9.

Schefold JC, Bierbrauer J, Weber-Carstens S. Intensive care unit – acquired weakness (ICUAW) and muscle wasting in critically ill patients with severe sepsis and septic shock. J Cachexia Sarcopenia Muscle. 2010;1(2):147-57.

Stiller K. Safety issues that should be considered when mobilizing critically ill patients. Crit Care Clin. 2007 Jan;23(1):35-53. Review.

Volsko TA. Airway clearance therapy: finding the evidence. Respir Care. 2013 Oct;58(10): 1669-78.

Seção III

Ventilação mecânica

CAPÍTULO 7

Ventilação mecânica invasiva

Adriana Sayuri Hirota

INTRODUÇÃO

A respiração espontânea é composta de ciclos respiratórios realizados em sequência, que variam em tempo e profundidade, dependendo das atividades realizadas pelo indivíduo. Resulta de uma interação entre os sistemas nervoso central e periférico, musculoesquelético e respiratório e tem como finalidade a manutenção da oferta de oxigênio aos tecidos e a retirada do gás carbônico (CO_2) produzido. Uma infinidade de situações clínicas pode interferir nessa interação e impedir um indivíduo de manter a função respiratória de maneira adequada, levando à insuficiência respiratória.

Assim sendo, a ventilação mecânica (VM) ou o suporte ventilatório mecânico tem como objetivo substituir o ato natural de respirar, levando quantidade suficiente de ar para os pulmões, propiciando ajuste da ventilação alveolar e oxigenação do sangue arterial. A forma como o ventilador mecânico libera o ar depende do modo ventilatório programado e dos ajustes necessários em cada modo. Portanto, o conhecimento do funcionamento de cada modo ventilatório permite melhor compreensão de como realizar o ajuste mais adequado para cada paciente.

O objetivo deste capítulo será introduzir os conceitos básicos da utilização do suporte ventilatório mecânico invasivo e os princípios de funcionamento dos aparelhos de ventilação mecânica e das modalidades ventilatórias convencionais.

INDICAÇÕES DE VENTILAÇÃO MECÂNICA

A insuficiência respiratória aguda (IRpA) é a condição em que não é possível ao paciente a manutenção da oferta de oxigênio tecidual e a retirada do gás carbônico (CO_2). Duas formas de IRpA são descritas, de acordo com sua fisiopatologia: tipo hipoxêmica e tipo hipercápnica.

A IRpA hipoxêmica pode resultar de diversas condições: desequilíbrio da relação ventilação/perfusão, alterações de difusão, *shunt* direita-esquerda e redução da pressão parcial de oxigênio. Essas alterações levam a uma redução da pressão de oxigênio no sangue arterial e, consequentemente, à redução da oferta de oxigênio tecidual.

A IRpA hipercápnica ou ventilatória ocorre em três tipos de situações: alterações do sistema nervoso central, alterações neuromusculares e na presença de condições que aumentem o trabalho ventilatório. Quando ocorrem essas alterações, o sistema respiratório perde a capacidade de movimentar volume de ar suficiente para retirar o CO_2 do alvéolo para o ambiente.

Os objetivos da ventilação mecânica para tratamento da IRpA podem ser divididos em clínicos e fisiológicos. Os objetivos clínicos são: reverter o desconforto respiratório, a hipoxemia e a fadiga dos músculos respiratórios; prevenir ou reverter a atelectasia; permitir a sedação e a paralisia muscular; reduzir o consumo de oxigênio miocárdico ou sistêmico. Os objetivos fisiológicos são: assegurar a oxigenação e a ventilação; aumentar o volume pulmonar; reduzir o trabalho da respiração.

PRINCÍPIOS DA VENTILAÇÃO MECÂNICA

Na VM com pressão positiva, é o ventilador mecânico que, de maneira intermitente, movimenta uma determinada quantidade de ar (volume corrente) para dentro dos pulmões. Neste ar, controla-se a concentração de O_2 (FiO_2) necessária para obtenção de uma pressão parcial de oxigênio no sangue arterial (PaO_2) adequada. A velocidade de entrada de ar (fluxo inspiratório), o padrão de fluxo (constante, decrescente, ascendente ou sinusoidal) e o número de ciclos respiratórios realizados em um minuto (frequência respiratória) também são parâmetros que podem ser ajustados.

O tempo inspiratório (TI) dependerá do fluxo (V') e do volume corrente (V_T) ou poderá ser diretamente selecionado no ventilador. O tempo expiratório (TE) pode ser definido tanto pelo paciente (ventilação assistida ou espontânea), de acordo com suas necessidades metabólicas, como por programação prévia do aparelho (ventilação controlada).

Assim sendo, teremos os parâmetros programados em determinado modo ventilatório e os parâmetros que serão consequência dos ajustes realizados. Por exemplo, no modo volume assistido/controlado, a pressão na via aérea será determinada pela variação da impedância do sistema respiratório (complacência do sistema respiratório e resistência de vias aéreas) e pelos ajustes do V_T e V'.

Esses conceitos deverão ser mais bem compreendidos a partir do entendimento da equação do movimento do sistema respiratório.

Equação do movimento do sistema respiratório

Na respiração espontânea, a movimentação de ar para os pulmões depende da contração dos músculos inspiratórios que reduzem a pressão pleural e, consequentemente, geram um gradiente de pressão entre os alvéolos e a atmosfera (pressão da boca). A intensidade da contração muscular determinará a velocidade de entrada de ar e dependerá da resistência das vias aéreas e da complacência do sistema respiratório. Quanto pior a complacência pulmonar e maior a resistência de vias aéreas, maior terá de ser a pressão negativa gerada pelos músculos respiratórios para promover a movimentação do ar.

A resistência das vias aéreas corresponde à oposição ao fluxo de ar pela força de atrito no sistema respiratório. Em condição de fluxo laminar, ela é inversamente proporcional ao raio elevado à quarta potência. Pode ser matematicamente definida pela Equação 1.

$$R = \Delta P / V' \qquad \text{Equação 1}$$

Onde: ΔP = variação de pressão.

A complacência é a propriedade que descreve o comportamento elástico de uma estrutura. Pode ser definida como a variação de volume dividida pela variação de pressão (Equação 2).

$$C = \Delta V / \Delta P \qquad \text{Equação 2}$$

Onde: ΔV = variação de volume.

Enquanto na respiração espontânea a pressão negativa gerada pelos músculos respiratórios (P_{MUS}) "puxa" o ar, na ventilação mecânica a pressão positiva gerada pelo ventilador (P_{VENT}) "empurra" o ar pelas vias aéreas e para dentro dos pulmões. Essas forças, isoladas ou combinadas, resultam na pressão das vias aéreas (P_{VA}), que deve se opor às pressões geradas pelo sistema respiratório. A pressão necessária para vencer a resistência das vias aéreas é denominada pressão resistiva (P_{RES}) e a necessária para vencer a elastância é denominada pressão elástica (P_{EL}). Assim, temos:

$$P_{VA} = P_{MUS} + P_{VENT} \qquad \text{Equação 3}$$

$$P_{MUS} + P_{VENT} = P_{RES} + P_{EL} \qquad \text{Equação 4}$$

Isolar o componente de pressão das Equações 1 e 2 nos traz:

$$P_{RES} = V' \times R \qquad \text{Equação 5}$$

$$P_{EL} = V/C \qquad \text{Equação 6}$$

Portanto:

$$P_{MUS} + P_{VENT} = V' \times R + V/C \qquad \text{Equação 7}$$

Desse modo, no modo ventilatório volume assistido/controlado, no qual o V_T e o V' são programados, a pressão na via aérea se modificará à medida que houver alterações na complacência e resistência das vias aéreas do paciente. Se, por outro lado, selecionarmos um modo limitado à pressão, são o V_T e o V' que se modificarão com as alterações de impedância do sistema respiratório, uma vez que a pressão na via aérea é mantida constante.

Fases do ciclo ventilatório

Para facilitar o entendimento do funcionamento do ventilador mecânico na ventilação com pressão positiva, o ciclo ventilatório pode ser dividido em quatro fases (Figura 1):

1. Disparo: término da fase expiratória e abertura da válvula inspiratória do ventilador, iniciando nova fase inspiratória.
2. Fase inspiratória: o ventilador mecânico mantém a válvula inspiratória aberta e realiza a insuflação pulmonar conforme o modo ventilatório programado.
3. Ciclagem: critério utilizado pelo ventilador para fechar a válvula inspiratória e realizar a transição da fase inspiratória para a expiratória. Volume, tempo e fluxo são os critérios que podem ser utilizados pelo ventilador para finalizar a fase inspiratória.
4. Fase expiratória: abertura da válvula expiratória, permitindo a desinsuflação pulmonar até ocorrer o equilíbrio entre a pressão do sistema respiratório e a pressão expiratória final determinada no ventilador.

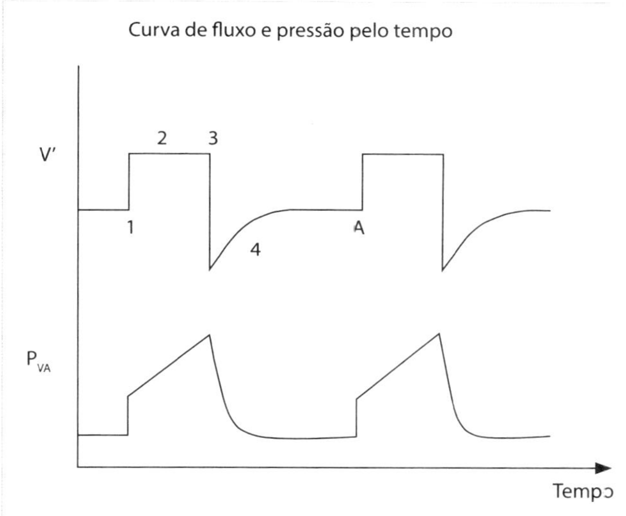

Figura 1 Fases do ciclo ventilatório.

A seguir, discutiremos a inserção dessas fases nos modos ventilatórios mais utilizados na terapia intensiva.

CICLOS VENTILATÓRIOS

O ventilador mecânico apresenta três tipos de ciclos ventilatórios: controlados, assistidos e espontâneos.

A ventilação controlada ocorre quando o paciente não realiza qualquer esforço ventilatório. É o aparelho quem inicia, controla e finaliza o ciclo ventilatório. À medida que o paciente passa a contrair os músculos respiratórios, o ventilador permite que o paciente inicie a ventilação mantendo ciclos assistidos ou espontâneos. Nos ciclos assistidos, o paciente inicia o ciclo, mas é o aparelho quem o controla e finaliza e, nos ciclos espontâneos, início, controle e finalização do ciclo ficam a cargo do paciente.

Disparo do ciclo ventilatório

Nos ciclos controlados, o critério utilizado pelo ventilador para iniciar (disparar) o ciclo ventilatório é o tempo. Esse é controlado (na maioria dos ventiladores mecânicos) pela frequência respiratória predeterminada.

Nos modos que permitem ciclos assistidos e espontâneos, a inspiração começa quando se atinge um nível de pressão ou fluxo predeterminado (sensibilidade).

No disparo à pressão, o limiar de pressão (sensibilidade ou *trigger*) é determinado pelo operador e indicará a pressão negativa abaixo da pressão positiva ao final da expiração (PEEP, do inglês *positive end-expiratory pressure*) a ser alcançada pelo esforço do paciente e que será detectada pelo ventilador (Figura 2). O disparo a fluxo envolve o uso de um fluxo basal contínuo (*bias flow* ou *continuous flow*). Quando a diferença entre o fluxo inspiratório e o fluxo expiratório alcançar um determinado limite de sensibilidade, abre-se a válvula inspiratória e um novo ciclo ventilatório se inicia.

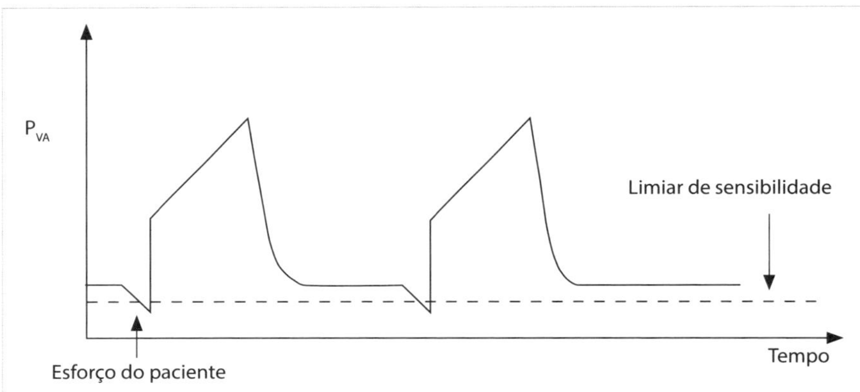

Figura 2 Disparo à pressão.

MODOS VENTILATÓRIOS CONVENCIONAIS

As várias combinações entre os ciclos ventilatórios determinam os modos ventilatórios. Assim, os modos convencionais podem ser classificados em duas formas:

- Pela combinação dos ciclos ventilatórios em: ventilação mandatória contínua, ventilação mandatória intermitente e ventilação espontânea contínua.
- Pela forma como o ciclo é controlado em: volume controlado, pressão controlada e pressão de suporte.

Ventilação mandatória contínua

Nesse modo, o ventilador (pelo tempo) ou o paciente (pela sensibilidade) disparam os ciclos denominados mandatórios, ou seja, iniciados pelo paciente ou pelo ventilador e controlados e finalizados (ciclados) somente pelo ventilador. Quando o disparo ocorre pelo tempo, o modo é controlado e quando o disparo ocorre de acordo com pressão negativa ou variação de fluxo realizado pelo paciente, é chamado de assistido/controlado. Pode ter como variável de controle o volume, sendo os ciclos limitados a fluxo e ciclados a volume (volume controlado) ou a pressão, limitados a pressão e ciclados a tempo (pressão controlada).

Ventilação mandatória contínua com volume controlado

O volume controlado é um modo caracterizado pela manutenção de um volume corrente (V_T) constante em todos os ciclos ventilatórios. Cabe ao operador predeterminar a frequência respiratória (f), o V_T e o fluxo inspiratório. O disparo poderá ocorrer de acordo com a f preestabelecida ou com o esforço do paciente. Por exemplo, se for predeterminada uma f de 12 inspirações por minuto (ipm), o respirador estará preparado para disparar um ciclo controlado a cada 5 segundos. Se antes de 5 segundos o paciente realizar um esforço inspiratório reconhecido por sensibilidade pelo ventilador, será deflagrado um ciclo assistido e iniciada nova contagem de tempo (Figura 3).

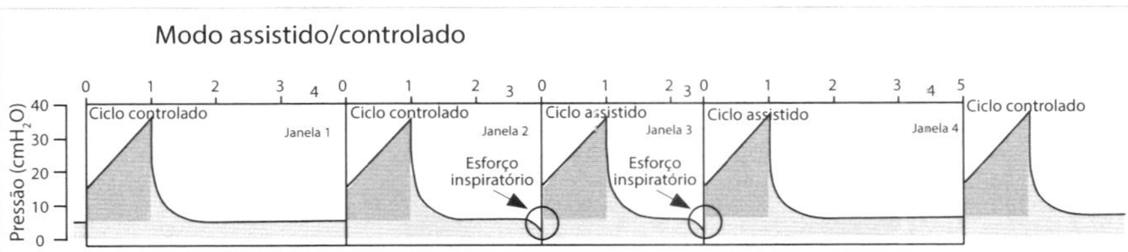

Figura 3 Janelas de tempo variáveis no modo assistido/controlado a volume

Após o início do ciclo, o ventilador liberará o volume em "velocidade" determinada previamente (V'). O V' representa a taxa de variação do volume em relação ao tempo. Essa variável definirá o tempo que a válvula inspiratória permanecerá aberta (T_I), de acordo com o V_T estabelecido. Em alguns ventiladores, o V' será ajustado indiretamente pelo controle do tempo inspiratório (V' = volume/tempo inspiratório).

O V' pode ser constante ou mutável ao longo da fase inspiratória, podendo a onda de fluxo ser modificada no ventilador. A seguir, alguns exemplos de curva de fluxo (Figura 4). As formas mais utilizadas na prática clínica são a quadrada (V' constante), pois permite a realização da monitoração da mecânica respiratória, e a decrescente, que proporciona melhor distribuição do ar inspirado. É importante lembrar que, pela equação do movimento do sistema respiratório, o V' e o V_T influenciarão a pressão na via aérea.

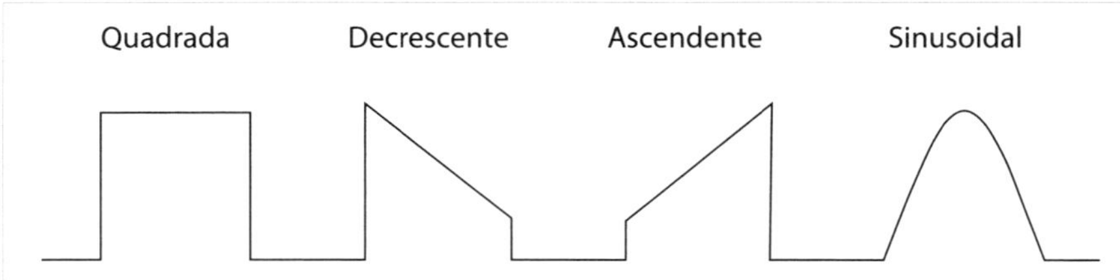

Figura 4 Formas de fluxo disponíveis no modo volume controlado.

A pressão na via aérea no modo volume controlado resulta dos ajustes de V', V_T, PEEP, da complacência do sistema respiratório e da resistência de vias aéreas do paciente. Uma vez que a pressão é mensurada na entrada da via aérea (no Y do circuito do ventilador), só é possível separar o componente elástico do resistivo pela ativação da pausa inspiratória do ventilador. A pausa inspiratória é um recurso presente nesse modo ventilatório que permite a manutenção dos pulmões cheios de ar durante um tempo preestabelecido pelo operador. Durante a pausa, como não há fluxo de ar, a pressão resistiva zera e a pressão na via aérea refletirá a pressão elástica dos pulmões (Figura 5).

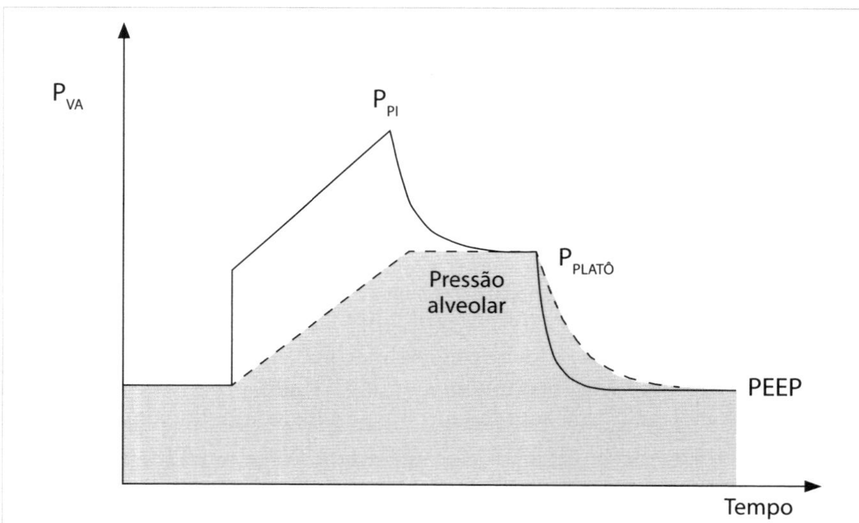

Figura 5 Curva de pressão pelo tempo no modo volume controlado. Ciclo com pausa inspiratória onde V' = 0, em que a pressão de platô reflete o comportamento elástico do sistema respiratório.

$$P_{PI} = P_{RES} + P_{EL}$$

$$P_{PLATÔ} = P_{EL}$$

Após a liberação do V_T preestabelecido em velocidade determinada pelo fluxo, ocorre a transição entre as fases inspiratória e expiratória, denominada ciclagem.

Ventilação mandatória contínua com pressão controlada

A pressão controlada é um modo caracterizado pela manutenção da pressão constante na via aérea durante um tempo inspiratório preestabelecido. A pressão e o T_I são determinados pelo operador, ao passo que o V_T e o V' dependerão da impedância do sistema respiratório (complacência e resistência), da pressão e do tempo selecionados e do esforço do paciente. O disparo ocorrerá da mesma forma que no modo volume controlado, pelo ajuste da f (fixando o tempo entre os ciclos) ou pelo esforço do paciente, alcançando o limiar de sensibilidade ajustado no aparelho.

É possível ao ventilador manter a pressão na via aérea constante, ajustando continuamente o fluxo ao longo do tempo inspiratório. O fluxo será maior no início da fase inspiratória, quando a diferença entre a pressão da boca e do alvéolo também é maior. À medida que o alvéolo vai se enchendo de ar, essa diferença de pressão se reduz, diminuindo consequentemente o V' (fluxo decrescente). Se o paciente aumentar o esforço inspiratório, o ventilador ajustará o fluxo automaticamente (aumentando o V'), procurando manter a pressão prefixada na via aérea.

O tempo inspiratório poderá ser programado diretamente ou por meio da relação inspiração:expiração (relação I:E). Por exemplo, ao programar uma f de 20 ipm com relação I:E de 1:2, cada ciclo ventilatório terá 3 segundos e o tempo inspiratório será de 1 segundo.

Ventilação mandatória intermitente

O ventilador fornecerá ciclos mandatórios com uma frequência predeterminada e permite que ciclos espontâneos (ciclos ventilatórios disparados e ciclados pelo paciente) ocorram entre eles. Quando o ventilador permite que o paciente dispare os ciclos mandatórios, chamamos este modo de ventilação mandatória intermitente sincronizada (SIMV, do inglês *synchronized intermittent mandatory ventilation*).

Os ciclos mandatórios podem ocorrer com volume controlado ou pressão controlada, conforme descrito anteriormente. Serão programados a frequência respiratória e o critério de sensibilidade para a ocorrência do disparo do ventilador pelo paciente. Os ciclos mandatórios ocorrem na janela de tempo predeterminada (de acordo com a frequência respiratória do SIMV), porém sincronizados com o disparo do paciente. Se houver uma apneia, o próximo ciclo será disparado por tempo até que as incursões inspiratórias do paciente retornem.

Os ciclos espontâneos poderão ter ou não a assistência do ventilador (modo PSV, do inglês *pressure support ventilation* ou pressão positiva contínua nas vias aéreas (modo CPAP, do inglês *continuous positive airway pressure*).

Ventilação espontânea contínua

O ciclo espontâneo é aquele iniciado, controlado e finalizado pelo paciente. O ventilador controlará o fluxo de forma a atender à demanda do paciente. Quanto maior o esforço do paciente, maior o fluxo liberado pelo ventilador e, portanto, maior o V_T.

A ventilação espontânea contínua pode ser assistida pelo ventilador, na qual o aparelho busca alcançar a pressão predeterminada durante a inspiração (ventilação com pressão de suporte – PSV) ou não assistida pelo ventilador, na qual o aparelho mantém uma pressão positiva durante todo o ciclo respiratório, tanto na inspiração como na expiração (CPAP).

Ventilação com pressão de suporte

A ventilação com pressão de suporte é um modo que procura complementar o esforço do paciente, permitindo que as forças elásticas e resistivas sejam vencidas mais facilmente. Quando o paciente inicia um esforço ventilatório, o aparelho aumenta a pressão na via aérea, gerando uma diferença de pressão entre o Y do circuito do ventilador e o alvéolo, o que libera o fluxo de ar para os pulmões. Da mesma forma que na pressão controlada, quanto maior a diferença de pressão (maior a pressão de suporte e/ou maior o esforço do paciente), maior será o pico de fluxo inicial. À medida que o alvéolo enche de ar, a pressão alveolar aumenta, reduzindo o fluxo inspiratório. Quando o fluxo inspiratório cai a um nível crítico programado pelo operador, a válvula inspiratória fecha e o aparelho cicla. Esse recurso é denominado *trigger* ou sensibilidade expiratória. Nessa modalidade, o paciente controla a frequência respiratória e o tempo inspiratório e, dessa forma, o volume de ar inspirado.

Pressão positiva contínua nas vias aéreas (CPAP)

O ventilador mantém a pressão constante nas fases inspiratória e expiratória e permite que o paciente realize ciclos espontâneos. Este é um modo de ventilação espontânea não assistida pelo ventilador em que o V_T depende exclusivamente do esforço inspiratório e da impedância do sistema respiratório do paciente.

Fase expiratória

Após a finalização da fase inspiratória, o aparelho fecha a válvula de fluxo e abre a de exalação, permitindo a saída de ar que ocorre, como na respiração espontânea, de maneira passiva. A válvula exalatória pode ser controlada de forma a permitir que uma pressão positiva ao final da expiração (PEEP) seja mantida na via aérea, impedindo o colapso das unidades alveolares.

Aplicação clínica dos modos ventilatórios

A partir da compreensão do funcionamento dos modos ventilatórios, o próximo passo é determinar quais pacientes se beneficiam de sua aplicação. Não está determinado se qualquer modalidade ventilatória é superior à outra. Todos os modos ventilatórios possuem vantagens e desvantagens e sua seleção dependerá do objetivo a ser atingido para cada um dos pacientes.

Modo volume controlado:

- Vantagem: manutenção de V_T estável.
- Desvantagens: a P_{VA} varia com a modificação da complacência e resistência do sistema respiratório e pode causar assincronia pelo fluxo (fluxo determinado).
- Aplicação: deve ser utilizado em pacientes nos quais o controle da $PaCO_2$ é necessário (paciente com lesão neurológica aguda) ou em pacientes nos quais a aplicação de estratégia ventilatória protetora pode ser benéfica (síndrome de desconforto respiratório agudo).

Modo pressão controlada:

- Vantagem: limitação da P_{VA}, o que reduz o risco de sobredistensão dos pulmões e padrão de fluxo livre, o que pode promover maior conforto.
- Desvantagens: o V_T é variável e pode se reduzir com a modificação da complacência e resistência do sistema respiratório. A manutenção de T_I fixo pode causar assincronia pelo tempo.
- Aplicação: em pacientes com doença pulmonar crônica, podem ocorrer elevações bruscas na P_{VA}.

Ambos os modos assistido-controlados são considerados igualmente benéficos para os pacientes que não têm a capacidade de respirar espontaneamente. Porém, sempre que possível, os modos espontâneos devem ser selecionados, especialmente com o intuito de minimizar a fraqueza muscular respiratória induzida pela ventilação mecânica. Além disso, a utilização dos modos espontâneos pode reduzir a utilização de sedação na UTI pela redução da ocorrência de assincronia paciente-ventilador.

CONSIDERAÇÕES FINAIS

Um pleno entendimento do funcionamento do ventilador mecânico e das modalidades ventilatórias possibilita a realização de ajustes mais adequados aos pacientes, propiciando melhor oxigenação e ventilação e maior sincronia entre paciente e ventilador, minimizando as complicações advindas da utilização do suporte ventilatório mecânico invasivo.

BIBLIOGRAFIA SUGERIDA

Bonassa J. Princípios da ventilação mecânica. In: Carvalho CRR. Fisiopatologia respiratória. São Paulo: Atheneu; 2005. p.169-92. Série Fisiopatologia clínica.

Carvalho CRR, Toufen Júnior C, Franca AS. Ventilação mecânica: princípios, análise gráfica e modalidades ventilatórias. III Consenso Brasileiro de Ventilação Mecânica. J Bras Pneumol. 2007;33(Supl 2):S54-S70.

Chatburn RL. Classification of ventilator modes: update and proposal for implementation. Respir Care. 2007;52(3):301-23.

Pham T, Brochard LJ, Slutsky AS. Mechanical Ventilation: State of the Art. Mayo Clin Proc. 2017;92(9):1382-400.

Cuidados com a via aérea artificial

Jeanette Janaina Jaber Lucato
Aline Mela dos Reis
Carolina Fu

INTRODUÇÃO

A unidade de terapia intensiva (UTI) é o ambiente onde se encontram as mais inovadoras tecnologias em saúde, desenvolvidas para doentes críticos, com assistência especializada 24 horas por dia. Em geral, a internação do paciente em UTI é decorrente de instabilidades clínicas e cirúrgicas que requerem cuidados intensivos, com monitoração e administração medicamentosa contínua. Do ponto de vista respiratório, o suporte ventilatório é a necessidade terapêutica prevalente nas UTIs, realizado através do ventilador mecânico, que tem por objetivo promover alívio total ou parcial do trabalho respiratório do paciente.

A intubação orotraqueal ou endotraqueal (IOT) é um procedimento médico especializado que visa à colocação de uma cânula no interior da traqueia com o auxílio de acessórios específicos para assegurar um suporte ventilatório eficiente e seguro. É indicado para várias circunstâncias clínicas, como parada cardiorrespiratória (PCR) e insuficiência respiratória aguda (IRpA), sendo necessário treinamento e experiência para a realização segura do procedimento. A equipe responsável por este procedimento deve tomar cuidados desde a escolha adequada do material, assistência durante o processo da intubação e manutenção da ventilação mecânica (VM) até sua retirada.

Para que o procedimento ocorra com segurança, além de todos os materiais necessários já estarem separados previamente (Quadro 1), é importante que o paciente tenha um acesso venoso de calibre adequado e esteja monitorado com o equipamento disponível (monitor de pressão arterial, cardioscópio, oxímetro de pulso), incluindo capnometria.

Quadro 1 Equipamento básico necessário para o procedimento de intubação

Suplemento de oxigênio
Máscara facial
Bolsa de ressuscitação manual com válvula de PEEP (Ambu®)
Material e equipamento para aspiração
Laringoscópios de vários tamanhos
Estetoscópio
Tubos de vários tamanhos
Fio-guia
Seringas para insuflar o *cuff*
Fixação para o tubo
Lidocaína

PEEP: pressão positiva expiratória final (do inglês *positive end-expiratory pressure*).

A capnometria é a medida numérica do CO_2 expirado. Quando essa informação é plotada em um gráfico em função do tempo ou do volume expirado, recebe o nome de capnografia. O gás exalado passa por uma câmara que recebe radiação infravermelha. A luz é absorvida em diferentes intensidades de acordo com cada tipo de gás (CO_2, N_2O, anestésicos inalatórios) e, a partir dessa informação, deriva-se o valor da pressão parcial do gás desejado – no caso, o CO_2. O capnógrafo deve ser utilizado durante a IOT, pois a presença de CO_2 no gás expirado é o método padrão-ouro para a confirmação do correto posicionamento de um tubo traqueal.

Em um estudo multicêntrico conduzido por Jaber et al. em 2006, foram descritas como principais complicações ocorridas durante a introdução da cânula: intubação esofágica, que pode levar à hipoxemia e hipercapnia; aspiração de conteúdo gástrico; instabilidade hemodinâmica; intubação seletiva, resultando em atelectasia do pulmão não ventilado e/ou barotrauma; trauma de vias aéreas superiores; da coluna cervical; dos dentes; arritmias cardíacas; e uma taxa de mortalidade associada de 2%.

Por isso, o bom conhecimento das técnicas de manejo da via aérea durante o procedimento pela equipe multiprofissional é imprescindível para evitar tais complicações, que futuramente podem ser um agravante para uma boa evolução do paciente.

Além disso, nos últimos anos, houve um crescimento significativo no número de acessórios e tecnologias empregadas na avaliação das vias aéreas, como: videolaringoscopia (GlideScope®, McGRATH®, Pentax Scope®), laringoscópio com câmera (Airtraq® e Truview PCD®) e intubação endoscópica (broncoscópio e Ambu aScope®), que facilitam o procedimento de IOT, uma vez que há visualização total da via aérea do paciente.

As principais indicações de IOT são: PCR, hipoxemia refratária, fadiga da musculatura respiratória, doença neuromuscular exacerbada, *drive* ventilatório diminuído, obstrução de vias aéreas, consumo de oxigênio reduzido, trabalho respiratório excessivo, redução da pressão intracraniana (PIC), instabilidade hemodinâmica grave e proteção de vias aéreas. Outras situações em que a intubação orotraqueal deve ser considerada: pacientes com lesões na região anterior do pescoço, como hematoma ou tumor; pacientes com múltiplas e graves lesões, como politraumatizado; pacientes em estados graves que necessitam realizar múltiplos exames ou exames demorados; transferência de pacientes críticos e grande queimado.

Os principais efeitos adversos que podem ocorrer durante a intubação são decorrentes da estimulação da laringe durante a laringoscopia, pois com o estímulo local é desencadeada uma série de estímulos nervosos, uma vez que a região da laringe é extremamente inervada (Quadro 2).

Quadro 2 Principais alterações ocorridas durante laringoscopia e IOT

1. Neurológicas a) Aumento da pressão intracraniana b) Aumento do fluxo sanguíneo cerebral
2. Vias aéreas a) Aumento da resistência das vias aéreas b) Broncoconstrição e broncorreia
3. Cardiovasculares a) Aumento da pressão sistólica e da pressão arterial média b) Aumento da pressão diastólica c) Aumento da FC d) Aumento do trabalho cardíaco e do consumo de oxigênio pelo miocárdio e) Taqui/bradiarritmias cardíacas
4. Gastrointestinais a) Diminuição do enchimento gástrico b) Diminuição da motilidade gastrointestinal

FC: frequência cardíaca.

INTUBAÇÃO

As condições para intubação devem ser as mais ideais possíveis e devem incluir uma equipe bem treinada, posicionamento do paciente, iluminação e equipamento necessário.

Processos pré-intubação

Escolha do tubo orotraqueal

Os tubos traqueais são fabricados de material biocompatível, curvados conforme a anatomia da naso ou orofaringe, e são moldáveis diante das especificidades de cada paciente. São identificados conforme suas dimensões, por meio do diâmetro interno (mm) e do comprimento (cm). Sua escolha deve ser feita de acordo com idade, sexo e altura do paciente (Tabela 1). Após a adequada seleção, o tubo deve ser testado com uma seringa, insuflando-se o *cuff* para verificação da sua integridade. O fio-guia deve ser introduzido tomando-se o cuidado para não posicioná-lo para fora do tubo, evitando assim a possibilidade de lesão da traqueia durante a intubação. Para facilitar a introdução do tubo, recomenda-se revesti-lo com lidocaína gel (Figura 1).

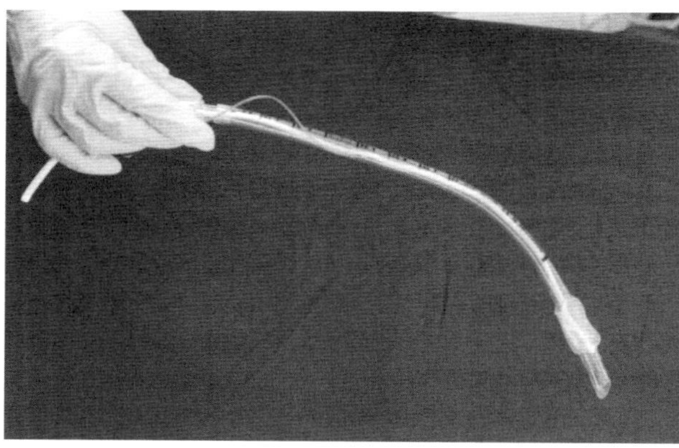

Figura 1 Tubo orotraqueal com fio guia posicionado adequadamente.

Laringoscópio

O laringoscópio é constituído de um cabo e uma lâmina dotada de sistema de iluminação. Ele forma com a lâmina um ângulo de 90°. Existem as lâminas de Miller, que são retas, e as de Macintosh, que são curvas, de diversos tamanhos (Figura 2). O tamanho da lâmina é determinado pelo médico e é escolhido considerando-se o tamanho da via aérea. Geralmente as lâminas retas são preferíveis para crianças. É recomendado disponibilizar vários tamanhos e formas de lâminas para que o médico possa escolher o ideal para o paciente. O equipamento também deve ser devidamente testado, verificando-se sua iluminação.

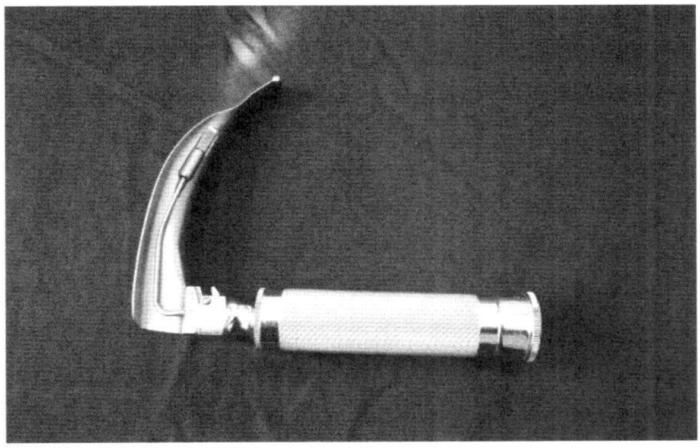

Figura 2 Laringoscópio.

Tabela 1 Tabela de referência para escolha do tubo orotraqueal

Idade	Diâmetro interno (mm)
Prematuro	2,5
Recém-nascido	3,0
1 a 6 meses	3,5
6 a 12 meses	4,0
2 anos	4,5
4 anos	5,0
6 anos	5,5
8 anos	6,0
10 anos	6,5
12 anos	7,0
14 anos ou mais	7 a 7,5 (mulheres) e 8,0 (homens)

Oxigenação

A fonte de oxigênio, máscara com tamanho adequado e Ambu® devem estar devidamente disponíveis e montados.

Material e equipamento para aspiração

O material básico de aspiração (sondas e luvas estéreis) deve estar disponível em local próximo ao paciente, sendo imprescindível que o vácuo esteja em bom funcionamento.

Material para fixação e posicionamento do tubo

Uma seringa deve estar disponível para insuflar o *cuff*, após a intubação, bem como o material para fixá-lo, que será detalhado adiante.

Posicionamento do paciente

O paciente deve ser posicionado em decúbito dorsal com hiperextensão da cabeça (se não houver contraindicação, p. ex., paciente traumatizado) para alinhar os eixos oral, faríngeo e laríngeo. Para alcançar o melhor posicionamento da cabeça, pode-se utilizar um coxim na região occipital (Figura 3).

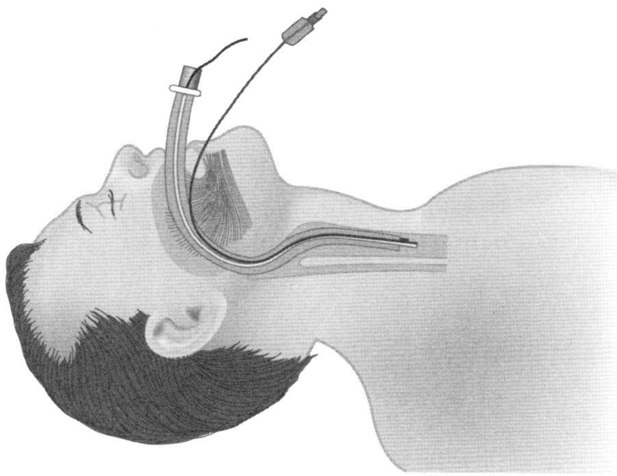

Figura 3 Posicionamento adequado da cabeça para o procedimento de intubação.

O leito deve estar a 0º, em uma altura ideal para os profissionais terem bom acesso à via aérea. As rodas do leito devem estar travadas.

O papel do fisioterapeuta no processo da intubação é dar assistência ventilatória ao paciente com a finalidade de evitar os efeitos danosos da hipoxemia. A pré-oxigenação é um procedimento convencional padrão no qual se utiliza uma máscara facial acoplada ao Ambu® e este, por sua vez, deve estar conectado à rede de oxigênio a 100%, com o objetivo de estabelecer uma reserva de oxigênio, pois isso permitirá um maior tempo de apneia do paciente durante a intubação, sem que ocorra uma queda significativa da saturação arterial de oxigênio durante o procedimento.

Durante o período de apneia, o oxigênio continua a ser captado dos pulmões para o sangue. A perda de volume resultante leva a uma pressão negativa que se desenvolve nos pulmões. Assim, o gás será continuamente conduzido da traqueia aos pulmões, de modo a equalizar o gradiente de pressão. Se o gás nas vias aéreas superiores for O_2 a 100%, esse gradiente de pressão pode ser mantido por longos períodos. Esse fenômeno, comumente conhecido como o elevador do oxigênio, pode prolongar significativamente o tempo até a dessaturação.

Deve-se notar que o dióxido de carbono não é transferido para fora dos pulmões durante esse processo, portanto haverá aumento gradual da $PaCO_2$. Porém, nem todos os pacientes respondem da mesma forma em relação ao tempo em que ocorre a queda de saturação. Pacientes obesos, crianças e gestantes tendem a dessaturar mais rápido.

É importante ressaltar que, nas intubações difíceis, a ventilação deve ser realizada entre todas as tentativas. Aproximadamente 10 a 30% das sequências rápidas de intubação estão associadas com uma dessaturação transitória da oxiemoglobina (SpO_2 < 90%). Entretanto, a dessaturação profunda (SpO_2 < 70%) é encontrada em 2% dos procedimentos, aumentando a mortalidade em uma população específica. Infelizmente, pacientes críticos dessaturam mais rápido por causa de doenças cardiopulmonares preexistentes, baixo débito cardíaco, estado hipermetabólico, desequilíbrio entre ventilação e perfusão e depressão do *drive* respiratório.

Deve-se lembrar que os pacientes com falência respiratória em decorrência de doença cardiopulmonar podem não responder adequadamente à pré-oxigenação convencional.

Após a intubação, é importante retirar o fio-guia, insuflar o *cuff* e verificar o posicionamento e a localização do tubo, valendo-se da ausculta pulmonar para confirmação. As ventilações com o Ambu® só devem ser iniciadas quando o assistente que realizará a ausculta estiver posicionado. Assim sendo, deve-se auscultar primeiro a região epigástrica, pois a intubação esofágica é rapidamente reconhecida, seguida do hemitórax esquerdo e finalizando no hemitórax direito. Caso se confirme a ventilação simétrica dos pulmões bilateralmente, fixa-se o tubo e conecta-o ao ventilador mecânico, já pré-ajustado.

A radiografia de tórax (Figura 4) deve ser realizada logo após a intubação para avaliar a necessidade de alteração da posição do tubo, que deve estar localizado de 2 a 3 cm acima da carina. Já a avaliação da gasometria arterial identificará a necessidade ou não de alteração nos parâmetros ventilatórios (Figura 4).

Cuff – definição, utilização e cuidados

O *cuff* é um balonete situado na extremidade distal do tubo orotraqueal que tem a finalidade de assegurar a eficiência do suporte ventilatório, evitando o escape aéreo, e proteger a via aérea inferior da aspiração de secreções infectadas da orofaringe (Figura 5).

Pressões do *cuff* (P*cuff*) insuficientes podem comprometer suas funções, mas P*cuff* excessivas podem induzir a lesões traqueais. Os procedimentos que geram pressão local superior ao valor de normalidade, sustentados por tempo

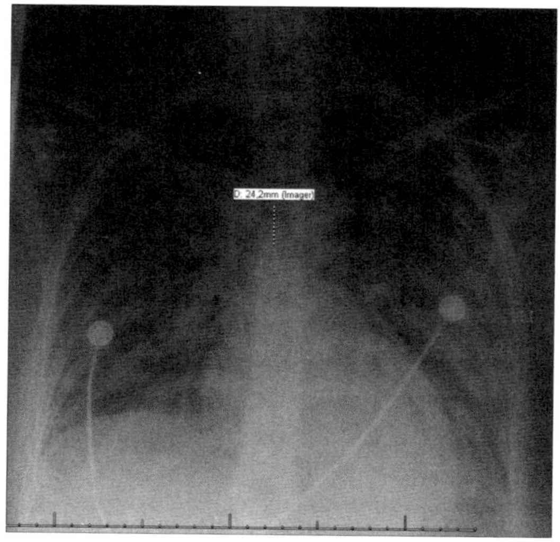

Figura 4 Raio X de tórax com posicionamento adequado da cânula orotraqueal

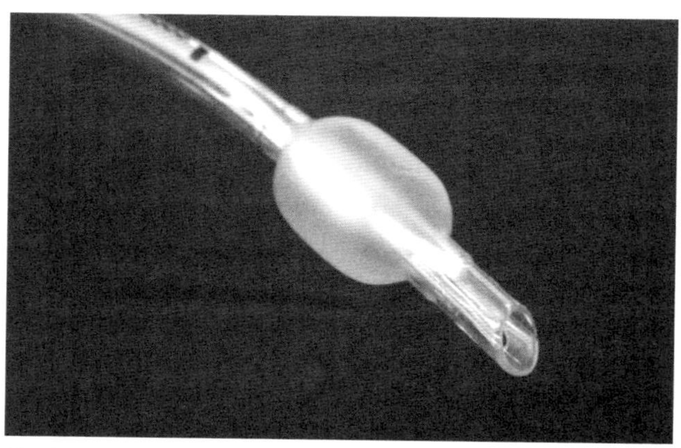

Figura 5 *Cuff* ou balonete

superior a apenas 15 minutos podem gerar lesão do epitélio colunar, edema, perda ciliar, ulceração, sangramento, estenose traqueal e até mesmo fístula traqueoesofágica.

Por outro lado, quando a pressão utilizada não é suficiente para vedar a via aérea, pode levar a complicações como perda de volume corrente, microaspiração de secreções e subsequente pneumonia associada à ventilação mecânica.

A P*cuff* deve ser monitorada diariamente em todos os pacientes intubados e seu valor deve permanecer entre 20 e 30 cm H_2O. Para realizar esta medida é utilizado um manômetro de pressão específico para tal, denominado medidor de *cuff* ou cuffômetro (Figura 6).

Durante a ventilação mecânica, a pressão do *cuff* deve ser baixa o suficiente para permitir a perfusão da mucosa e alta o suficiente para prevenir o vazamento de ar e impedir a aspiração das secreções.

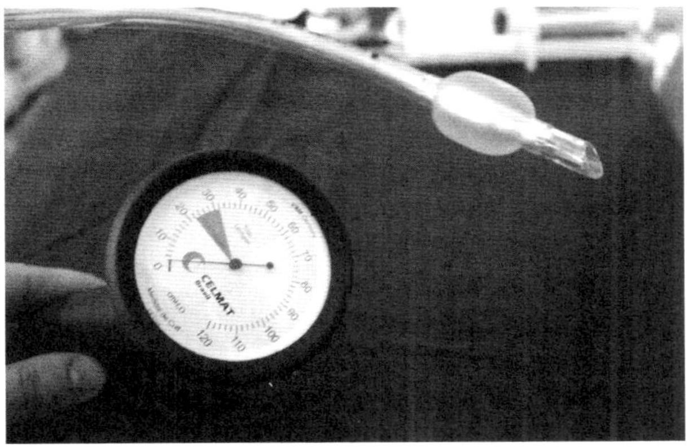

Figura 6 Medidor de *cuff* ou cuffômetro.

Fixação do tubo endotraqueal

Logo após o procedimento da intubação e a checagem do correto posicionamento do tubo, deve-se realizar sua fixação.

Para a fixação do tubo são necessários dois profissionais: um ficará responsável por segurá-lo e o outro, por fixá-lo. Esta prática torna o procedimento mais seguro, evitando-se a extubação acidental.

Existem algumas formas de fixação do tubo e a escolha dependerá da rotina de cada serviço. Os métodos de fixação podem ser divididos em quatro grupos: fitas adesivas, cadarços, fixadores comerciais e fixadores para situações especiais (Figura 7).

As fitas adesivas (esparadrapo, Tensoplast®) são aplicadas à face de diversas maneiras. A fita deve ser recortada de forma a envolver o tubo e fixá-la à face do paciente. Alguns cuidados são necessários, como limpeza da pele antes da aplicação da fita e proteção da pele com fita hipoalergênica para evitar lesão (Figura 8).

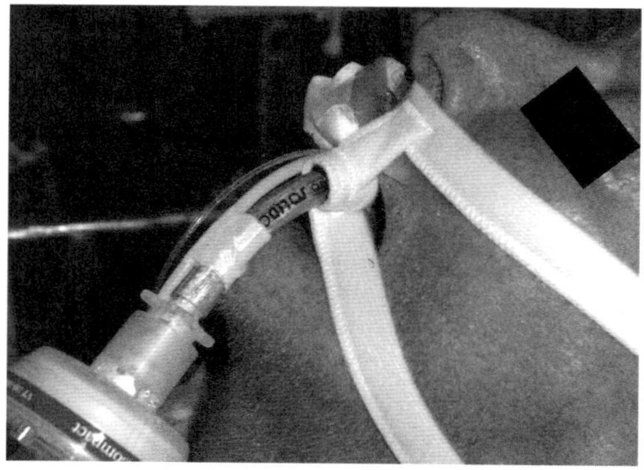

Figura 7 Fixação com fixador comercial de velcro.

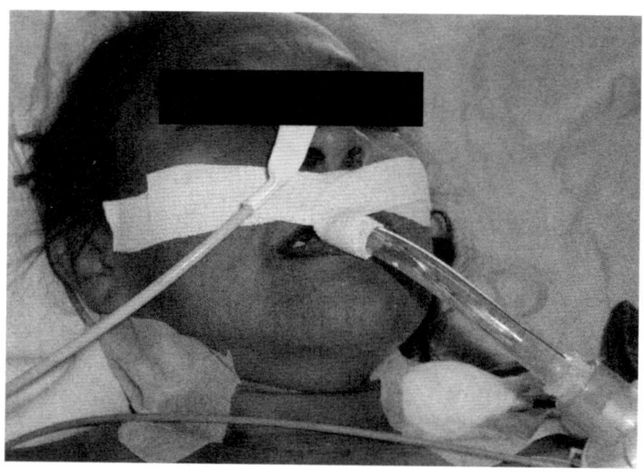

Figura 8 Fixação com Tensoplast®

A fixação com cadarço é realizada da seguinte maneira: o tubo é fixado por diversos tipos de nós e o fio remanescente envolve a cabeça e o pescoço do paciente (Figura 9). Deve-se proteger a orelha e a nuca para evitar lesões cutâneas. Na região da boca, quando o tubo está localizado na rima labial superior (RLS), é comum o aparecimento de lesões nas situações de intubação prolongada. É recomendada a troca da fixação frequentemente e, neste momento, mudar a posição do tubo, mantendo o mesmo número de RLS.

Os fixadores comerciais e para situações especiais (queimados, fraturas faciais e cirurgia oral e maxilofacial) requerem formas específicas de fixação e dependem da maneira preconizada pelo fabricante. Os cuidados a serem tomados são os mesmos que o cadarço, pois estes fixadores também podem provocar lesões cutâneas.

Os métodos mais comumente utilizados para fixação do tubo são as fitas adesivas e os cadarços com seus diferentes tipos de nós. Estudos recentes compararam esses dois métodos e concluíram que ambos são igualmente seguros para prevenir a extubação acidental e manter a integridade da mucosa oral e da pele facial.

UMIDIFICAÇÃO E AQUECIMENTO DAS VIAS AÉREAS DURANTE A VENTILAÇÃO MECÂNICA

O ar inspirado é aquecido e umidificado ao passar pelas cavidades oral e nasal e pela faringe. Ao atingir os alvéolos, o ar inspirado se encontra aquecido à temperatura do corpo (cerca de 37°C) e saturado de vapor d'água. Durante o suporte ventilatório através do tubo endotraqueal estes mecanismos naturais de aquecimento e umidificação são suprimidos. É importante lembrar também que os gases medicinais passam por um processo que os torna desprovidos de vapor d'água para evitar danos nas válvulas e reguladores. A administração de gás seco através do tubo endotraqueal tem sido reconhecida como lesiva para a mucosa traqueobrônquica, podendo levar a repercussões clínicas indesejáveis.

Pode-se esperar um aumento na incidência de complicações pulmonares depois de um breve período de ventilação mecânica, que se acentua na medida em que a duração da ventilação também aumenta. A incidência dessas complicações, porém, pode ser reduzida por meio de umidificação e aquecimento dos gases administrados.

Em virtude destes fatos, é então imprescindível o condicionamento dos gases inspirados de forma a promover aquecimento e umidificação adequados. Isto é essencial para assegurar a integridade das vias aéreas e uma adequada função mucociliar.

As tarefas de umidificação e aquecimento podem ser realizadas tanto ativamente, através de umidificadores aquecidos (UAs), como passivamente, por meio de trocadores de calor e umidade (HMEs – *heat and moisture exchangers*).

UAs são bastante utilizados por suas habilidades em promover adequado aquecimento e umidificação. O princípio básico dos UAs é fazer passar o gás seco e frio através de uma câmara preenchida parcialmente com água aquecida, na qual, através de evaporação, o vapor d'água é misturado ao gás, elevando sua temperatura e umidade. O gás resfria à medida que passa através do tubo de liberação em direção ao paciente, diminuindo assim sua capacidade de reter vapor d'água e produzindo condensação. Desta forma, parte do débito total do umidificador transformou-se em condensado na extremidade inspiratória do circuito.

Os UAs, quando bem utilizados, garantem ótimo aquecimento e umidificação. Porém, apresentam algumas desvantagens, como custo, condensação do vapor d'água no circuito de ventilação e no reservatório, e um potencial de contaminação bacteriana. Necessitam, ainda, de fornecimento de energia e constante suprimento de água. Além disso, o uso incorreto pode causar aquecimento e umidificação excessivos ou insuficientes, podendo levar a hipertermia ou hipotermia, lesão térmica de via aérea ou fluidificação insuficiente da secreção.

Os HMEs são dispositivos colocados entre o tubo endotraqueal e o conector em Y do circuito do ventilador do paciente. São umidificadores de ação passiva, que basicamente retêm a umidade e o calor durante a expiração e então os liberam para o ar seco inspirado, retornando o aquecimento e a umidade para as vias aéreas do paciente. Eles preservam os níveis de água e aquecimento das vias aéreas do paciente e, globalmente, recuperam parte do calor e umidade expirados.

Os HMEs são divididos em três grandes categorias: os higroscópicos, os hidrofóbicos e os mistos (higroscópicos-hidrofóbicos). O HME higroscópico é constituído de camadas de material com baixa condutividade térmica impregnado com um sal higroscópico, usualmente cloreto de cálcio ou cloreto de lítio, para aumentar a conservação de umidade; durante a expiração ocorre a condensação e retenção da água aquecida no elemento higroscópico e, durante a inspiração, o gás é umidificado e aquecido com a água previamente retida. Estes HMEs têm melhor qualidade de umidificação, menor volume interno e menor resistência quando comparados aos HMEs que possuem componente hidrofóbico. Já nos HMEs hidrofóbicos a área de superfície é aumentada por várias pregas (dobraduras). Eles apresentam uma superfície recoberta por material que, em vez de absorver a água, impede sua passagem para o meio externo; de forma análoga aos higroscópicos, o gás inspirado é umidificado e aquecido com a água retida durante a expiração na superfície interna do HME. Os HMEs hidrofóbicos funcionam também como filtros de bactérias, porém são relativamente pobres em termos de umidificação, tendo sido responsabilizados por oclusão do tubo endotraqueal em alguns estudos. A adição de um componente hidrofóbico ao higroscópico cria os HMEs mistos.

Os HMEs representam uma alternativa mais barata que os UAs, sem as desvantagens citadas anteriormente relacionadas à utilização dos UAs. Além disso, permitem uma simplificação do circuito do ventilador e reduzem o trabalho da equipe de UTI, que costuma ser maior quando os UAs são utilizados. Alguns possuem também papel de filtro microbiológico.

Devemos ter um cuidado especial com o posicionamento dos HMEs. É importante que sejam colocados entre o tubo endotraqueal e o conector em Y, verticalmente, para reduzir o risco de obstrução parcial do HME em decorrência do refluxo de secreção do tubo traqueal para o HME.

A eficácia clínica dos HMEs é, em geral, comparável à dos UAs, embora o poder de umidificação do HME possa ser discretamente menor. Um UA utilizado adequadamente garante temperatura fisiológica ao gás e umidade na traqueia. Isto não é sempre verdade nos HMEs, cujo desempenho depende de vários fatores, incluindo tipo de dispositivo, temperatura externa e do paciente, volume corrente e possíveis vazamentos ao redor do *cuff* do tubo endotraqueal. Portanto, quando em uso de HMEs, o inapropriado condicionamento dos gases inspirados pode ser uma preocupação, especialmente no caso de ventilação mecânica por longo tempo.

Os HMEs são contraindicados de maneira relativa para os pacientes em algumas situações, como: presença de secreção espessa, abundante e sanguinolenta; pacientes com fístula broncopleural volumosa ou com problema no funcionamento do *cuff* do tubo endotraqueal; pacientes com temperatura corporal menor do que 32°C, pois o HME funciona passivamente e retorna somente uma porção do calor e umidade exalados; pacientes com grande volume-minuto espontâneo (>1 0 L/min) ou grande volume corrente, pois diminuem a eficiência de umidificação dos HMEs e durante tratamento com aerossol, quando o nebulizador é colocado no circuito do paciente, pois o vapor d'água e as drogas aerossóis podem aumentar a resistência porquanto se tornam retidas no HME.

Dentre as possíveis complicações descritas na literatura decorrentes do uso dos HMEs estão o aumento da resistência, o aumento do trabalho da respiração e o aumento na pressão parcial de gás carbônico no sangue arterial ($PaCO_2$) em decorrência do aumento do espaço morto.

A resistência ao fluxo de gás ao longo de um HME se eleva com o aumento da densidade do material e pode aumentar com a elevação do fluxo e com a duração de seu uso.

Adicionar um HME ao sistema respiratório do paciente pode aumentar a resistência das vias aéreas e o trabalho da respiração do paciente. A adição de resistência não deve ser ignorada, embora, em baixos valores, para pacientes com pulmões normais, não seja clinicamente importante. Os padrões da International Standard para os HMEs (ISO/DIS 9360-2) determinam um aumento máximo de pressão resistiva que não exceda 5,0 cm H_2O com um fluxo de 1,0 L/s, mesmo quando molhados.

A capacidade vital e a pressão inspiratória máxima foram avaliadas recentemente por Lucato et al. em 20 adultos jovens saudáveis em duas situações: com e sem o HME acoplado ao ventilômetro ou manovacuômetro. O uso do HME não modificou os volumes pulmonares nem a força dos músculos respiratórios, podendo ser usado com segurança nesses aparelhos, com o intuito de diminuir a ocorrência de infecção pulmonar.

Lucato et al. (2009) avaliaram e compararam a eficiência de umidificação em vários modelos de HME, sob condições de variação do volume corrente, frequência respiratória e fluxo. Os dados mostraram que o HME foi mais eficiente quando usado em ventilação com volume corrente baixo e que o papel do fluxo e da frequência respiratória foi menos importante, sugerindo que seus ajustes têm efeito menos significativo no desempenho do HME.

Sempre se deve pensar na real necessidade do uso de um HME, lembrando sempre de suas contraindicações relativas. Em algumas situações, o uso dos UAs pode ser preferível comparado aos HMEs, ou talvez seja interessante utilizar um HME que proporcione efeitos menos desfavoráveis.

Uma metanálise realizada em 2014, que tinha como objetivo avaliar como o uso do HME impactava a probabilidade de ocorrência de pneumonia associada ao ventilador em doentes críticos, comparou HME e UA e não observou diferença em termos de pneumonia associada ao ventilador, além de não diminuir a mortalidade.

Outro estudo recente publicado por Lucato et al. (2017) mostra as alterações ventilatórias encontradas durante o uso de HME em pacientes submetidos à ventilação mecânica com pressão de suporte e os ajustes nos parâmetros ventilatórios necessários para compensar essas possíveis alterações. O uso de trocadores de calor e umidade aumentou a frequência respiratória e reduziu o volume corrente e o volume-minuto, quando comparados com o uso do umidificador aquecido. Com o uso de trocadores de calor e umidade, os pacientes precisaram de um incremento de 38,13% na pressão de suporte para manter os volumes prévios.

Traqueostomia

O tubo endotraqueal pode causar complicações e sequelas laríngeas irreversíveis, relacionadas com o tempo de intubação, o tamanho do tubo endotraqueal e a pressão do *cuff*. Entre elas destacam-se: edema, úlcera, laceração, traumatismo cartilaginoso, disfonia, disfagia, paresia e paralisia de prega vocal, pólipos, granulomas e estenose laríngea. Essas complicações são frequentes e, em sua maioria, são benignas e de curta duração. Mas, em alguns casos, as lesões podem ser graves e permanentes, envolvendo a estrutura da traqueia e da laringe, exigindo correção cirúrgica.

A traqueostomia (TQT) é um procedimento cirúrgico, realizado como alternativa de via aérea artificial, quando o paciente não tem condições de retirar o suporte ventilatório e consequentemente evoluir para a extubação (retirada do tubo orotraqueal). É realizada frequentemente em pacientes em VM prolongada e apresenta como possíveis efeitos benéficos: maior conforto, maior facilidade de aspiração de secreções, redução da resistência das vias aéreas, maior mobilidade do paciente, acesso à via aérea mais seguro, possibilidade de articular a fala e de se alimentar por via oral e menor necessidade de sedação.

O impacto da TQT na duração da VM e no tempo de internação na UTI tem sido alvo de vários estudos, porém ainda há heterogeneidade da amostragem, bem como da metodologia, dificultando assim uma comparação entre eles. Sabe-se que a realização da TQT deve ser considerada para os pacientes que necessitarão de um tempo prolongado de assistência ventilatória, como mais de 14 dias, visto que a mucosa traqueal está sujeita a lesões isquêmicas, principalmente na área do balonete insuflado, com consequente dilatação traqueal e cicatrização com estenose.

O VIII Consenso da Sociedade Francesa de Medicina Intensiva propõe a realização da TQT precoce nos pacientes em que é previsto o uso de VM por período superior a 21 dias, de modo que tal procedimento é desencorajado caso o período seja inferior a 10 dias. Contudo, o maior obstáculo em aplicar essa recomendação é a dificuldade em prever a duração da ventilação mecânica. Estudos recentes mostraram benefícios significativos da TQT precoce em termos de melhora dos resultados clínicos, incluindo redução na duração da ventilação mecânica, no número de internações na UTI e, consequentemente, na incidência de pneumonia adquirida, que é diretamente associada à ventilação mecânica; os principais fatores responsáveis por tais resultados apresentados são a diminuição de sedação e a mobilidade precoce do paciente.

Sendo assim, o tempo máximo de permanência da cânula e o momento ideal da TQT ainda são alvo de muita discussão e controvérsia na literatura, principalmente por serem necessidades individuais em que não é possível prever o tempo necessário de ventilação mecânica. Não existem na literatura definição e consenso de TQT precoce e, por isso, sua indicação é feita por critérios subjetivos.

Os seguintes pacientes podem se beneficiar da realização da traqueostomia precoce: os que necessitam de níveis elevados de sedação para tolerar o tubo endotraqueal; os com lesões neurológicas graves; os com mecânica respiratória limítrofe, na qual a redução da resistência das vias aéreas pode reduzir a sobrecarga dos músculos respiratórios; os que podem apresentar benefícios psicológicos em se comunicar melhor, ter maior mobilidade e alimentar-se por via oral.

MANUTENÇÃO DAS VIAS AÉREAS PÉRVIAS

Conforme já discutido, no momento em que o paciente apresenta uma via aérea artificial, seja o tubo orotraqueal, seja a traqueostomia, ele perde algumas propriedades fisiológicas de umidificação e filtração do ar, bem como do transporte de secreção pelo aparelho mucociliar, o que resulta em dificuldade/impossibilidade de expectoração, e espessamento das secreções, com consequente obstrução brônquica e da luz da via aérea artificial. Além disso, a perda da umidade do ar associada à estase de muco pode acarretar infecções.

Neste contexto, o fisioterapeuta desempenha importante papel na manutenção das vias aéreas pérvias, tanto pela mobilização precoce do paciente como pelas técnicas específicas de higiene brônquica. Quando o paciente está em suporte ventilatório invasivo, independentemente da técnica utilizada para facilitar a mobilização da secreção, a aspiração da via aérea muitas vezes finalizará esse processo.

A aspiração da via aérea é um procedimento invasivo que pode ser realizado pelo médico, enfermeiro, técnico de enfermagem e fisioterapeuta, e consiste na introdução de uma sonda estéril no tubo endotraqueal ou TQT. Para evitar contaminação, o profissional deve calçar luvas de procedimento estéreis. Para facilitar a aspiração de secreções espessas, pode ser usado o soro fisiológico 0,9%, em pequena quantidade (recomendam-se 10 mL).

Uma vez que o transporte de muco está prejudicado pela existência da via aérea artificial, a equipe multiprofissional deve estar atenta aos sinais de obstrução, como redução da expansibilidade torácica, sinais de desconforto respiratório, diminuição de volume corrente inspirado, taquicardia, hipoxemia e queda de saturação.

REFERÊNCIAS

Aranha SC, Mataloun SE, Moock M, Ribeiro R. Estudo comparativo entre traqueostomia precoce e tardia em pacientes sob ventilação mecânica. Rev Bras Terap Intens. 2007;19(4):444-9.

Azevedo LCP, Taniguchi LU, Ladeira JP. Medicina intensiva – Abordagem prática. Barueri: Manole; 2013.

Blot F, Melot C. Indications, timing and techniques of tracheostomy in 152 French ICUs. Chest. 2005;127:1347-52.

Brook AD, Sherman G, Malen J, Kollef MH. Early versus late tracheostomy in patients who require prolonged mechanical ventilation. Am J Crit Care. 2000;9:352-9.

Cardoso G, Guimarães H, Lopes R, Leal P, Souza P, Guedes J, et al. Controle da pressão do balonete de cânulas traqueais: estudo prospectivo em Unidade de Terapia Intensiva Geral. RBTI. 2005;17(3):185-7.

Chandler M. Measurement of heat and moisture exchanger efficiency. Anaesthesia. 2013;68(9): 953-60.

Cook T, Behringer EC, Benger J. Airway management outside the operating room: hazardous and incompletely studied. Curr Opin Anaesthesiol. 2012;25(4):461-9.

Davis D, Dunford J, Poste J, Ochs M, Holbrook T, Fortlage D, et al. The impact of hypoxia and hyperventilation on outcome after paramedic rapid sequence intubation of severely head-injured patients. Trauma. 2004;57:1-8.

Duguet A, Amico L, Biondi G, Prodanovic H, Bernejo J, Simmilowski. Control of tracheal cuff pressure: a pilot study using a pneumatic device. Intensive Care Med. 2007;33:128-32.

Duguet A, Amico L, Biondi G, Prodanovic H, Bernejo J, Simmilowski. Control of tracheal cuff pressure: a pilot study using a pneumatic device. Intensive Crit Care Med. 2007;33:128-32.

Jaber S, Amraoui J, Lefrant JY, Arich C, Cohendy R, Landreau L, et al. Clinical practice and risk factors for immediate complications of endotracheal intubation in the intensive care unit: a prospective, multiple-center study. Crit Care Med. 2006;34(9):2355-61.

Jaber S, Jung B, Corne P, Sebbane M, Muller L, Chanques G, et al. An intervention to decrease complications related to endotracheal intubation in the intensive care unit: a prospective, multiple-center study. Intensive Care Med. 2010;36(2):248-55. doi: 10.1007/s00134-009-1717-8.

Livianu J, Orlando JMC, Moock M, Giannini A. 1º Anuário Brasileiro de Unidades de Terapia Intensiva. São Paulo: Associação de Medicina Intensiva Brasileira; 1999. p.10-8.

Lucato JJ, Adams AB, Souza R, Torquato JA, Carvalho CR, Marini JJ. Evaluating humidity recovery efficiency of currently available heat and moisture exchangers: a respiratory system model study. Clinics (São Paulo). 2009;64(6):585-90.

Lucato JJ, Cunha TM, Reis AM, Picanço PS, Barbosa RC, Liberali J, Righetti RF. Ventilatory changes during the use of heat and moisture exchanger in patients submitted to mechanical ventilation with support pressure and adjustments in ventilation parameters to compensate for these possible alterations: a self-controlled intervention study in humans. Rev Bras Ter Intensiva. 2017;29(2):163-70.

Lucato JJ, Nogueira da Cunha TM, Rocha SS, Palmieri de Carvalho FM, Botega DC, Torquato JA, et al. Influence of heat and moisture exchanger use on measurements performed with manovacuometer and respirometer in healthy adults. Multidiscip Respir Med. 2015 Dec 19;11:1.

Lucato JJJ, Tucci MR, Sehettino GPP, Adams AB, Fu C, Forti Ir G, et al. Evaluation of resistance in eight different heat and moisture exchangers: effects of saturation and flow rate/profile. Respir Care. 2005;50 (5):636-43.

Luna CM, Legarreta G, Esteva H, Laffaire E, Jolly EC. Effect of tracheal dilatation and rupture on mechanical ventilation using a low-pressure cufftube. Chest.1993;104:639-40.

Martins HS, Neto RA, Neto AS, Velasco IT. Emergências clínicas – Abordagem prática. Manole. 2013.

Martins, RHG, Dias NH, Braz JRC, Castilho EC. Complicações das vias aéreas relacionadas à intubação endotraqueal. Rev Bras Otorrinolaringol. 2004;70(5):671-7.

Menegueti MG, Auxiliadora-Martins M, Nunes AA. Effectiveness of heat and moisture exchangers in preventing ventilator-associated pneumonia in critically ill patients: a meta-analysis. BMC Anesthesiol. 2014. Dec 13;14:115.

Moller MG, Slaikeu JD, Bonelli P, Davis AT, Hoogeboom JE, Bonnell BW, et al. Early tracheostomy versus late tracheostomy in the surgical intensive care unit. Am J Surg. 2005;189:293-6.

Moritz RD, Lago PM, Souza RP, Silva NB, Meneses FA, Othero JCB, et al. Terminalidade e cuidados paliativos. Rev Bras Ter Intensiva. 2008;20(4):422-8.

Mort T. Emergency tracheal intubation: complications associated with repeated laryngoscopic attempts. Anesth Analg. 2004;99:607-13.

Mort T. Preoxyganation in critically ill patients requiring emergency tracheal intubation. Crit Care Med. 2005;33(11):2672-5.

Mota LAA, Carvalho GB, Brito VA. Complicações laríngeas por intubação orotraqueal: Revisão da literatura. Int Arch Otorhinolaryngol. 2012;16(2):236-45.

Paris L, Flayman A, Sturmann K, Bijur P. The insecure airway: a comparison of knots and comercial devices for securing endotracheal tubes. BMC Emergency Medicine. 2006;6(7):1-7.

Schwartz D, Matthay M, Cohen N. Death and other complications of emergency airway management in critically ill adults: a prospective investigation of 297 tracheal intubations. Anesthesiology 1995;82:367-76.

Sirian R, Wills J. Physiology of apnoea and the benefits of preoxygenation. Cont Educ Anaesth Crit Care Pain. 2009;9(4):105-9.

Soto RG, Fu ES, Vila H Jr., Miguel RV. Capnography accurately detects apnea during monitored anesthesia care. Anesth Analg. 2004. Aug;99(2):379-82.

Walz M, Zayaruzny M, Heard S. Airway management in critical illness. Chest. 2007;131:608-20.

CAPÍTULO 9

Monitoração respiratória do paciente em suporte ventilatório

Adriana Sayuri Hirota

INTRODUÇÃO

A arte da monitoração tem aumentado de forma significativa na prática clínica, associada ao avanço da tecnologia. A monitoração ventilatória, fator decisivo na qualidade da atenção ao paciente, permite aos profissionais envolvidos nesses cuidados a seguir o curso da doença, ajustar a terapêutica e observar o desenvolvimento de complicações, sendo de particular importância ao paciente internado em unidade de terapia intensiva (UTI).

Monitorar significa realizar observações ou mensurações repetidas e contínuas do paciente, de suas funções fisiológicas e dos equipamentos necessários para o suporte de vida com o objetivo de guiar a tomada de decisões, inclusive sobre a realização e a avaliação de intervenções.

Vários instrumentos podem ser utilizados para a monitoração ventilatória. A seguir, serão descritos os métodos e princípios de funcionamento dos equipamentos geralmente empregados na prática clínica e as possíveis interpretações desses achados para a melhora do manejo do paciente em questão.

OXIGENAÇÃO

A principal função do sistema respiratório é garantir uma transferência de oxigênio do ambiente para o sangue e gás carbônico do sangue para o ambiente. Porém, a hipoxemia é comum em pacientes internados em UTI. A avaliação rápida e o tratamento adequado são necessários para prevenir redução de oferta de oxigênio aos tecidos e consequentes falências orgânicas irreversíveis. Portanto, o diagnóstico das alterações de oxigenação e a quantificação das trocas à beira do leito são essenciais no manejo desses pacientes.

Oximetria de pulso

O oxímetro de pulso é um equipamento de monitoração contínua da saturação periférica de oxigênio (SpO_2) que realiza uma estimativa da saturação arterial de oxigênio. É um aparelho que detecta e calcula a diferença de absorção de luz entre a hemoglobina oxigenada e a reduzida, e indica a porcentagem de hemoglobina saturada, uma vez que ela absorve mais luz infravermelha enquanto a não saturada absorve mais luz vermelha.

Vários fatores limitam a utilização e a interpretação desse método de monitoração:

- A acurácia do equipamento é menor quando a SpO_2 está em 80% ou menos.
- Uma variação da pressão arterial de oxigênio (PaO_2) entre 100 e 600 mmHg pode significar SpO_2 igual a 100%, não sendo capaz de detectar situações que poderiam promover intoxicação pelo oxigênio.
- A movimentação e a presença de fonte luminosa próxima ao sensor interferem no sinal da SpO_2.
- Situações de má perfusão da pele por redução do débito cardíaco, vasoconstrição ou hipotermia dificultam sua leitura.
- Na presença de carboxiemoglobinas, observa-se falsa elevação na leitura da SpO_2 e na de metaemoglobinas, a leitura permanece constante em torno de 85%, independentemente de a saturação arterial de oxigênio (SaO_2) real ser maior ou menor.
- Corantes como azul de metileno, esmalte de unhas e cor da pele podem causar falsas quedas de SpO_2.

Um de seus benefícios é a redução da coleta de amostra para a análise de gases sanguíneos durante a utilização de suporte ventilatório mecânico.

Análise dos gases no sangue arterial (gasometria arterial)

A avaliação da pressão arterial de oxigênio (PaO_2) na gasometria arterial é bastante útil no diagnóstico precoce da hipoxemia. Considera-se inadequada para indivíduos jovens, respirando ar ambiente, ao nível do mar, uma PaO_2 abaixo de 60 mmHg com saturação da hemoglobina abaixo de 91%. Porém, como seu valor se modifica dependendo da oferta de O_2 no momento da coleta, a PaO_2 isoladamente é de pouca relevância clínica, uma vez que não permite avaliar o comprometimento da troca gasosa.

Na tentativa de avaliar a troca gasosa propriamente dita, alguns índices podem ser utilizados, descritos a seguir.

Relação entre a pressão arterial de oxigênio (PaO_2) e a fração inspirada de oxigênio (FIO_2)

É de fácil aplicação à beira do leito quando a FiO_2 é conhecida e estável, como durante a ventilação mecânica ou na respiração espontânea em ar ambiente (FiO_2 de 0,21). Em ar ambiente, um indivíduo sem alteração de oxigenação apresenta a relação PaO_2/FiO_2 de aproximadamente 400. Esse índice piora progressivamente à medida que ocorre o comprometimento da troca gasosa. Por exemplo, a síndrome do desconforto respiratório agudo (SDRA) pode ser classificada em categorias de gravidade pela variação da relação PaO_2/FiO_2 em: leve (PaO_2/FiO_2 de 200 a 300), moderada (PaO_2/FiO_2 de 100 a 200) e grave (PaO_2/FiO_2 menor que 100). A utilização de cateter ou máscara de oxigênio inviabiliza seu cálculo, uma vez que a FiO_2 efetiva é desconhecida.

Diferença ou gradiente alvéolo-arterial de O_2 [$DAaO_2$ ou $P(A\text{-}a)O_2$]

Em uma situação "ideal", com todos os alvéolos igualmente ventilados e perfundidos, a diferença entre a pressão alveolar de O_2 (PAO_2) e a pressão arterial de O_2 (PaO_2) é igual a zero. Entretanto, essa situação é utópica mesmo em pulmões normais e determinadas doenças aumentam a heterogeneidade entre a ventilação e perfusão nos alvéolos, aumentando a $DAaO_2$.

Seu cálculo é realizado ao subtrair a PaO_2 obtida na gasometria arterial da PAO_2 "ideal", que é a pressão máxima de oxigênio possível para aqueles alvéolos. A PAO_2 pode ser calculada pela equação do gás alveolar:

$$PAO_2 = FiO_2 \times (P_{BAR} - P_{H2O}) - PACO_2/R$$

Onde: PAO_2 = pressão alveolar de O_2; FiO_2= fração inspirada de O_2; P_{BAR} = pressão barométrica; P_{H2O} = pressão de vapor d'água; $PACO_2$ = pressão alveolar de CO_2; R = coeficiente respiratório.

A principal vantagem de sua utilização é auxiliar a diferenciar a insuficiência respiratória hipoxêmica da hipercápnica. Em condições normais, com o indivíduo respirando ar ambiente a $DAaO_2$ é cerca de 5 a 15 mmHg. Essa diferença é atribuída à mistura de sangue venoso ao arterial proveniente da veia de Thebesius e das veias brônquicas, contribuindo para uma pequena redução da PaO_2.

Para indivíduos adultos respirando ar ambiente em locais com 700 a 800 metros de altitude, pode-se utilizar uma equação simplificada para calcular a $DAaO_2$. Com essa simplificação, pode-se aceitar como limite uma diferença de até 20 mmHg, com uma diferença maior que 30 mmHg sendo considerada como insuficiência respiratória grave. A equação simplificada é:

$$DAaO_2 = 130 - (PaO_2 + PaCO_2)$$

Assim, quando o indivíduo apresenta PaO_2 baixa mas mantém a DAaO2 abaixo de 20 mmHg, em geral ele não apresenta distúrbio de troca gasosa e a hipoxemia é creditada, exclusivamente, à hipoventilação alveolar, caracterizando uma insuficiência respiratória hipercápnica. Em situação de insuficiência respiratória hipoxêmica a $DAaO_2$ será maior que 20 mmHg.

CAPNOMETRIA E CAPNOGRAFIA

A capnometria é a mensuração não invasiva e contínua do gás carbônico (CO_2) na via aérea ao final da expiração, denominado $ETCO_2$ (do inglês *end-tidal carbon dioxide concentration*). Existem aparelhos que indicam apenas o valor numérico do CO_2 exalado (capnômetro), ao passo que outros reproduzem em associação a curva do CO_2 exalado (capnógrafo).

Em sujeitos normais sem alterações na ventilação e circulação pulmonar, a $ETCO_2$ é, em geral, de 1 a 5 mmHg menor que a pressão arterial de gás carbônico ($PaCO_2$). Entretanto, alterações pulmonares cursando com desequilíbrio ventilação/perfusão aumentam o gradiente $ETCO_2$–$PaCO_2$. Dessa forma, a $ETCO_2$ baixa pode estar associada a $PaCO_2$ aumentada ou diminuída, dificultando sua interpretação. De forma prática, o valor absoluto da $ETCO_2$ tem pouca relevância clínica, sendo importante o acompanhamento de sua variação e do gradiente $ETCO_2$–$PaCO_2$ ao longo do tempo.

A aplicação clínica mais importante da $ETCO_2$ é no acompanhamento da ventilação alveolar, especialmente nos pacientes em que uma pequena variação da $PaCO_2$ poderia interferir em sua evolução e no desfecho de sua internação. Um exemplo disso é o paciente com lesão neurológica aguda associada à hipertensão intracraniana pelo efeito do CO_2 no tônus vascular cerebral.

Detecção de intubação esofágica, verificação de ventilação de espaço morto, ajuste ventilatório durante o desmame e transporte intra-hospitalar são as outras possíveis aplicações clínicas da capnometria.

O capnograma normal registra a CO_2 exalada em relação ao tempo (Figura 1). A curva é composta de uma linha de base, uma porção sem variação da $ETCO_2$ (fase I), uma porção ascendente (fase II), um platô (fase III) e uma porção descendente rápida. A fase I corresponde ao início da expiração, com eliminação do gás do espaço morto anatômico. A fase II corresponde ao aumento rápido da concentração de CO_2 à medida que o gás alveolar atinge as vias aéreas superiores. A fase III é caracterizada por um leve aumento da PCO_2 denotando a homogeneização do ar alveolar, incluindo os alvéolos que se esvaziaram tardiamente. E, por fim, a porção descendente rápida indica o início do próximo ciclo respiratório com a inalação de ar atmosférico sem concentração de CO_2. Imediatamente antes do início da próxima inspiração, registra-se o valor numérico da $ETCO_2$.

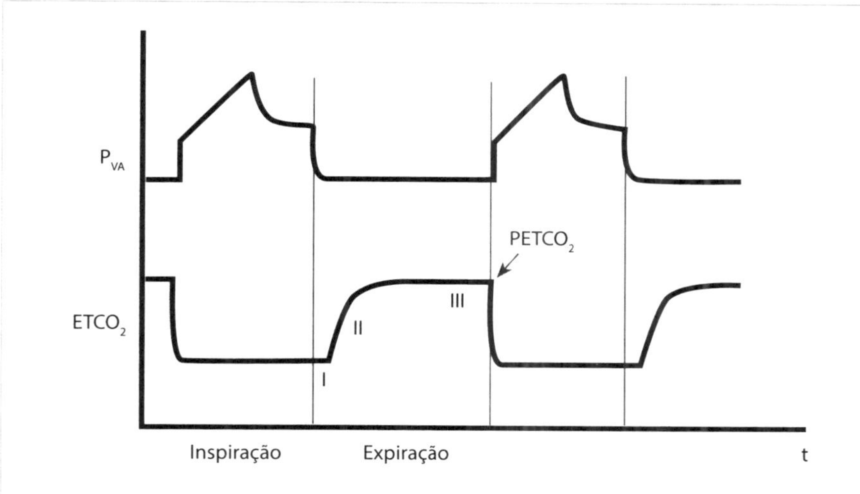

Figura 1 Capnograma normal.

A linha de base deve sempre registrar valor zero, pois o gás inspirado não deve conter CO_2. Na ocorrência de elevação nesta linha, deve-se suspeitar de reinalação de CO_2 (Figura 2), situação particularmente importante durante a ventilação mecânica não invasiva pelas características dos circuitos de ventilação.

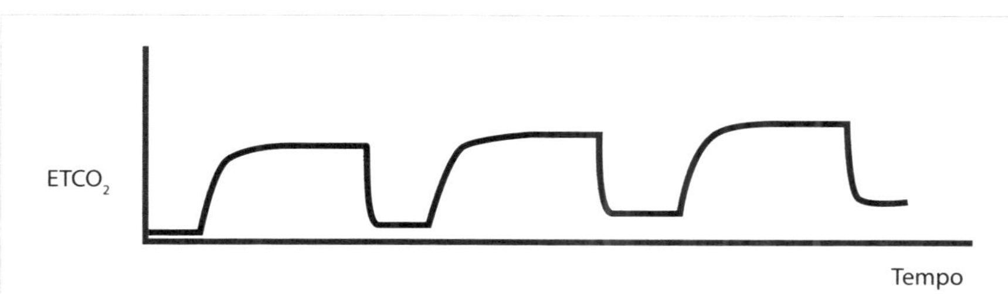

Figura 2 Capnograma com reinalação de CO_2.

A fase III deve ser uma linha de ascensão suave. Situações de obstrução do fluxo expiratório em decorrência de doença pulmonar ou fenômeno mecânico tornam essa linha mais inclinada, aumentando o *slope* da fase III (Figura 3).

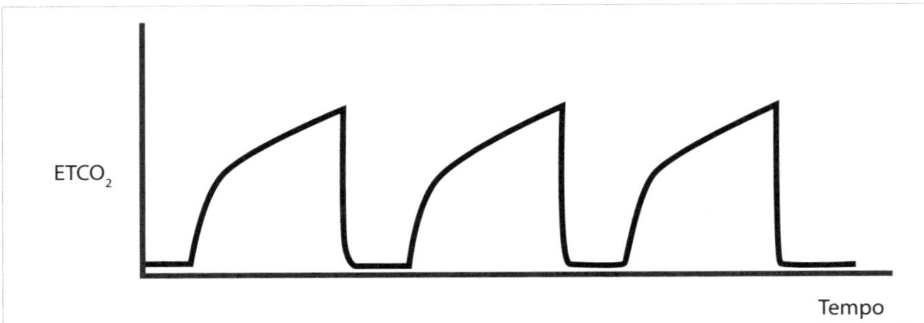

Figura 3 Capnograma com obstrução do fluxo expiratório.

A capnometria e capnografia são instrumentos úteis como formas de monitoração contínua e não invasiva da ventilação à beira do leito. Porém, deve-se ficar atento à variação do valor de $ETCO_2$ esperado para o paciente individualmente, uma vez que alterações da condição pulmonar podem modificar a relação entre $ETCO_2$ e $PaCO_2$.

MECÂNICA RESPIRATÓRIA

Propriedades mecânicas do sistema respiratório

Complacência (C_{SR}) e resistência (R_{VA}) são os componentes fundamentais das propriedades mecânicas do sistema respiratório que envolvem pulmão e caixa torácica. São essas as forças que devem ser vencidas para que ocorra movimentação de ar no pulmão. Pressão, fluxo e volume estão relacionados a essas propriedades pela equação do movimento do sistema respiratório:

$$P_{VA} = P_{EL} + P_{RES}$$

$$P_{VA} = V_T/C_{SR} + R_{SR} \times V'$$

Onde: P_{VA} = pressão na via aérea aberta; V_T = volume corrente V' = fluxo. Nessa situação, $1/C_{SR} \times V_T$ corresponde à pressão necessária para vencer o componente elástico (P_{EL}) e $R_{SR} \times V'$, o resistivo (P_{RES}) do sistema respiratório.

A pressão elástica é a pressão necessária para distender o pulmão e a caixa torácica e a pressão resistiva, a necessária para promover passagem de ar pela via aérea.

Avaliação das propriedades mecânicas do sistema respiratório

A técnica de oclusão rápida da via aérea ao final da insuflação pulmonar com fluxo constante (EIOM, do inglês *end-inspiratory occlusion method*) é a que tem sido utilizada com maior frequência na avaliação da mecânica respiratória em pacientes intubados. Essencialmente, a técnica do EIOM consiste em uma combinação de duas abordagens básicas para a mensuração de resistência ao fluxo do sistema respiratório: a interrupção do fluxo e a subtração elástica.

Ao final da inspiração em modo controlado a volume, quando o V_T predeterminado é atingido, a válvula inspiratória se fecha e o V' cessa quase instantaneamente. Dessa forma, ocorre uma queda rápida da pressão máxima na via aérea ($P_{MÁX}$) até o ponto em que o fluxo inspiratório efetivamente zerou (P_1). A partir deste ponto, ocorre uma acomodação mais lenta da pressão até que a pressão de platô ($P_{PLATÔ}$) seja atingida (Figura 4).

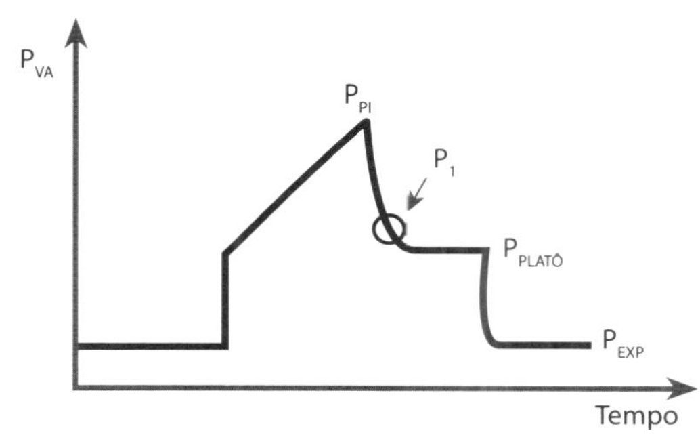

Figura 4 Curva P_{VA} × tempo no modo volume controlado.

Na Figura 4, a $P_{MÁX}$ ou pressão inspiratória de pico (P_{PI}) representa a pressão total e máxima resultante de todas as forças envolvidas na movimentação do sistema respiratório durante a ventilação mecânica. A P_1 representa a pressão global sem o seu componente resistivo, compreendendo as pressões elásticas, viscoelásticas e as relacionadas à existência de desigualdades das constantes de tempo do sistema respiratório. A $P_{PLATÔ}$ ou pressão obtida após o equilíbrio do sistema respiratório, que ocorre após a interrupção do fluxo, representa as pressões elásticas do sistema respiratório. Por fim, a P_{EXP} ou pressão expiratória final representa a pressão mantida no sistema após uma expiração relaxada.

Após a aquisição das pressões já descritas, elas são aplicadas em fórmulas matemáticas, possibilitando estimar o comportamento mecânico do sistema respiratório dos pacientes sob respiração artificial.

Complacência do sistema respiratório

A complacência estática do sistema respiratório (C_{EST}) é que melhor reflete as modificações sofridas pelo parênquima pulmonar no desenvolvimento e evolução de uma doença respiratória. Contudo, qualquer variação da C_{EST} não pode ser atribuída somente ao parênquima, podendo estar associada a alterações do comportamento da caixa torácica.

Resistência de vias aéreas

É a impedância não elástica do tecido pulmonar e consiste na oposição à passagem do fluxo aéreo. A maior parte dessa resistência se encontra nas vias aéreas superiores, incluindo nariz, boca, faringe, laringe e traqueia, correspondendo a aproximadamente 20 a 30% do total. A porção mais periférica da árvore brônquica, apesar do calibre reduzido da via aérea, contribui para cerca de 10 a 20% da resistência total.

Cálculo da complacência do sistema respiratório e da resistência de vias aéreas

Para a medida de complacência do sistema respiratório e da resistência das vias aéreas utilizando a técnica de EIOM, alguns ajustes no respirador são fundamentais:

- Utilizar o modo volume controlado.
- Definir o V_T (sugerem-se 4 a 8 mL/kg de peso ideal).
- Definir o fluxo inspiratório (sugerem-se 30 ou 60 L/min), que deve ser mantido constante durante toda a fase inspiratória (fluxo quadrado).
- Definir uma pausa inspiratória, ao menos de 0,5 segundos.
- O paciente não deve apresentar sinais de atividade de sua musculatura respiratória, e essa deve ser suprimida por hiperventilação, sedação e/ou paralisação, se necessário.

É importante lembrar que comparações só podem ser realizadas se os valores utilizados forem os mesmos em todas as medidas. Volume corrente e fluxo são conhecidos e no ventilador se verificam P_{PI}, $P_{PLATÔ}$ e PEEP ou $PEEP_i$. Com esses valores, é possível calcular a complacência (medida de forma dinâmica e estática) e a resistência das vias aéreas, segundo as equações apresentadas na Figura 5.

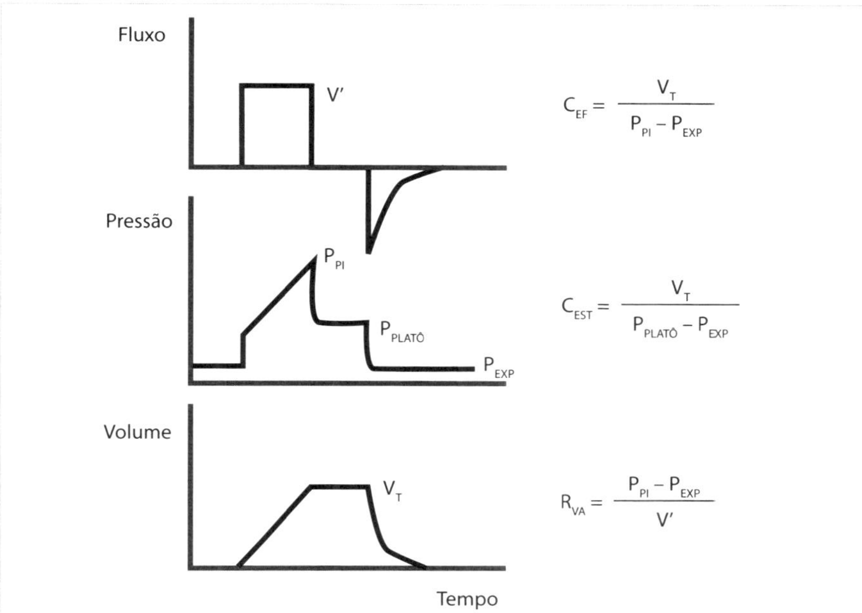

Figura 5 Cálculo de complacência e resistência do sistema respiratório.

Considera-se que a resistência das vias aéreas durante a respiração tranquila varia de 2 a 4 $cmH_2O/L/s$. Utilização de prótese ventilatória e situações que provoquem obstrução de vias aéreas podem elevar a resistência de vias aéreas.

Em geral, indivíduos normais em posição supina apresentam C_{EST} em torno de 75 mL/cmH_2O. Já a C_{EF} (obtida de uma forma dinâmica) sofre a influência de diferentes fatores, como a própria complacência estática, a resistência das vias aéreas e a resistência do tecido pulmonar, devendo ser interpretada de forma cuidadosa. É importante lembrar que tanto a C_{EST} quanto a C_{EF} sofrem influência do volume pulmonar ao final da expiração, sendo necessário monitorar a presença de auto-PEEP ou PEEP intrínseca (PEEPi). Os métodos utilizados para tal serão discutidos a seguir.

Auto-PEEP ou PEEP intrínseca

Auto-PEEP é o resultado do esvaziamento incompleto dos pulmões ao final da expiração, promovendo represamento de ar. Essa pressão alveolar adicional não é detectada pelos manômetros dos ventiladores mecânicos, uma vez que eles refletem a pressão nas vias aéreas proximais. Apesar de sua ocorrência silenciosa, algumas manobras podem ser realizadas à beira do leito para uma estimativa adequada de seu valor nas diversas situações de ventilação artificial.

O método da oclusão da válvula exalatória ao final de uma pausa expiratória prolongada é o mais simples de ser utilizado na prática clínica. A grande maioria dos ventiladores mecânicos atuais possui uma função denominada pausa expiratória (ou *expiratory hold*). Ao ser acionada, ela promove a oclusão da válvula exalatória e aborta os próximos ciclos ventilatórios. Isso promove o equilíbrio entre as pressões alveolar e das vias aéreas proximais, permitindo a determinação da PEEPi pelo ventilador mecânico.

Força muscular inspiratória

Uma causa comum de insuficiência respiratória ventilatória é a falência dos músculos respiratórios, como nas doenças neuromusculares. Porém, os métodos de avaliação da força muscular ainda são escassos na prática clínica. Os instrumentos habituais são a pressão inspiratória máxima, para monitoração da força dos músculos inspiratórios, e o pico de fluxo de tosse, para os músculos expiratórios. A seguir, descreveremos os procedimentos para sua obtenção.

Pressão inspiratória máxima

A pressão inspiratória máxima ($PI_{MÁX}$) é um instrumento efetivo para estimar a força muscular inspiratória. É obtida pela mensuração da pressão inspiratória durante esforço máximo contra a via aérea oclusa, mantida ao menos durante um segundo, após expiração forçada. A pressão será mensurada com um manovacuômetro e o procedimento pode ser realizado de maneira estática ou empregando uma válvula expiratória unidirecional.

Na forma estática, solicita-se ao paciente uma expiração profunda e, a seguir, um esforço inspiratório máximo e sustentado. A pressão será transmitida ao manovacuômetro, conectado ao paciente através de um bocal (na respiração espontânea) ou adaptado à cânula endotraqueal (na ventilação mecânica). Como este método depende de esforço voluntário do paciente, a colaboração é indispensável para sua realização.

No segundo método, uma válvula unidirecional é utilizada para permitir seletivamente a expiração enquanto a inspiração é bloqueada. O bloqueio à entrada de ar obriga o centro respiratório a estimular o músculo a realizar esforços maiores a cada ciclo respiratório. O paciente deverá então realizar sucessivos e progressivos esforços até a pressão na via aérea ser a mais negativa possível.

Nos dois métodos, a $PI_{MÁX}$ será mensurada com o volume pulmonar próximo ao volume residual (VR). Pela propriedade tensão-comprimento dos músculos, os inspiratórios estarão estressados ao máximo, sendo capazes de gerar sua força máxima a partir desse volume.

Não existe um consenso quanto ao melhor método para mensuração da $PI_{MÁX}$. O método com a válvula unidirecional tem como principal vantagem a facilidade de sua realização mesmo em pacientes não colaborativos, sendo de particular importância para pacientes mecanicamente ventilados.

Valores de $PI_{MÁX}$ mais negativos que −60 cmH_2O excluem clinicamente a fraqueza de músculos inspiratórios. Em pacientes com doença neuromuscular, a redução progressiva da $PI_{MÁX}$ sugere progressão da doença, havendo necessidade de intubação especialmente quando atinge valores maiores (menos negativos) que −30 cmH_2O. Nos pacientes intubados pode ser aplicado como índice preditivo de desfecho do desmame, e valores mais negativos que −30 cmH_2O indicam sucesso e os menos negativos que −20 cmH_2O predizem falha no desmame.

Pico de fluxo de tosse

A capacidade do paciente de proteger sua via aérea influencia a manutenção de sua permeabilidade. Ela depende da efetividade da tosse, demandando uma adequada função dos músculos expiratórios. O pico de fluxo de tosse (PFT) é um dos parâmetros utilizados para avaliação da força dos músculos expiratórios. Dois instrumentos principais possibilitam sua mensuração: um sensor de fluxo ou pneumotacógrafo ou os medidores portáteis de pico de fluxo expiratório (*peak flow*). O pneumotacógrafo tem como vantagem a acurácia e o manuseio fácil. Já o *peak flow* tem como vantagens o baixo custo comparado a outros dispositivos, simples manuseio e facilidade no transporte.

As duas formas podem ser aplicadas tanto em pacientes respirando espontaneamente quanto na ventilação mecânica. Os equipamentos podem ser utilizados com o auxílio de um bocal ou conectados à cânula endotraqueal. Após sua adaptação, solicita-se ao paciente uma inspiração profunda seguida de esforço de tosse, ficando registrado o pico máximo de fluxo alcançado na manobra.

Paciente com valores menores que 60 L/min apresentam maior probabilidade de reintubação e de óbito intra-hospitalar. O PFT ainda é um parâmetro de monitoração pouco utilizado na prática clínica, porém suas informações quanto ao prognóstico do desmame o tornam de extrema importância na monitoração do paciente intubado.

CONSIDERAÇÕES FINAIS

Todos os métodos descritos permitem um diagnóstico mais preciso e maior atenção na avaliação e em particular na interpretação das diversas possibilidades de progressão das doenças respiratórias. Facilitam o manejo do paciente internado, influenciando inclusive o desfecho do paciente durante sua internação hospitalar.

BIBLIOGRAFIA SUGERIDA

Bates JH, Baconnier P, Milic-Emili J. A theoretical analysis of interrupter technique for measuring respiratory mechanics. J Appl Physiol. 1988;65:2204-14.

Blanch L, Bernabé F, Lucangelo U. Measurement of air trapping, intrinsic positive end-expiratory pressure, and dynamic hyperinflation in mechanically ventilated patients. Resp Care. 2005;50:110-23.

Caruso P, Friedrich C, Denari S, Ruiz SA, Deheinzelin D. The unidirectional valve is the best method to determine maximal inspiratory pressure during weaning. Chest. 1999;115:1096-101.

Ferreira JC, Carvalho CRR. Trocas gasosas. In: Carvalho CRR. Fisiopatologia respiratória. São Paulo: Atheneu; 2006.

Hess D. Capnometry and capnography: technical aspects, physiologic aspects and clinical applications. Resp Care. 1990;35:557-76.

Jubran A. Pulse oximetry. Intensive Care Med. 2004;30:2017-20.

Miller MR, Dickinson SA, Hitchings DJ. The accuracy of portable peak flow meters. Thorax. 1992;47:904-9.

Pierson DJ. Goals and indications for monitoring. In: Tobin MJ. Principles and practice of intensive care monitoring. Nova York: Mc-Graw-Hill; 1997.

Smina M, Salam A, Khamiees M, Gada P, Amoateng-Adjepong Y, Manthous CA. Cough peak flows and extubation outcomes. Chest. 2003;124:262-8.

Thompson JE, Jaffe MB. Capnographic waveforms in the mechanically ventilated patient. Resp Care. 2005;50:100-8.

Capítulo 10

Ventilação mecânica não invasiva

Carolina Fu
Leda Tomiko Yamada da Silveira

INTRODUÇÃO

A ventilação não invasiva (VNI) foi muito utilizada na primeira metade do século XX, durante a epidemia de poliomielite, porém por meio de equipamentos que geravam pressão negativa ao redor do tórax, como os "pulmões de aço" e as "couraças". A utilização dessas técnicas foi drasticamente reduzida na segunda metade do mesmo século, após o desenvolvimento da ventilação mecânica invasiva (VM). Nos últimos anos, a VNI vem sendo descrita como um recurso cada vez mais estudado, mais aceito e mais aplicado no tratamento de grupos seletos de pacientes com insuficiência respiratória aguda como alternativa para fornecer suporte ventilatório e evitar a intubação traqueal e suas complicações.

DEFINIÇÃO E OBJETIVOS

VNI é uma técnica de ventilação na qual uma máscara, ou dispositivo semelhante, funciona como interface paciente-ventilador, em substituição às próteses endotraqueais. Para a aplicação dessa técnica, faz-se necessário um ventilador de pressão positiva conectado a uma interface.

Os objetivos da VM e da VNI são promover troca gasosa adequada com otimização dos parâmetros ventilatórios e hemodinâmicos, fornecer conforto ao paciente, com atenção à sincronia entre paciente e ventilador, e liberar o paciente da ventilação mecânica o mais cedo possível. A VNI não deve, no entanto, ser substituta do suporte ventilatório invasivo, especialmente nos casos em que o paciente dependa de suporte ventilatório para manutenção da vida. Os objetivos específicos de cada uma das formas de ventilação devem ser confrontados para a definição do tipo de suporte ventilatório mais adequado em cada situação.

A VNI é utilizada, portanto, para atingir os objetivos de manutenção das trocas gasosas pulmonares (correção da hipoxemia e garantia da ventilação alveolar para eliminação do gás carbônico, CO_2), diminuição do trabalho respiratório (prevenção ou tratamento da fadiga muscular), manutenção dos volumes pulmonares (prevenção ou tratamento da fadiga muscular) e diminuição da dispneia (redução do desconforto respiratório) sem a necessidade de uma prótese traqueal.

INDICAÇÕES E CONTRAINDICAÇÕES

A VM é indicada para pacientes mais críticos, para os quais os objetivos relacionados à segurança do paciente sobrepõem-se aos relacionados ao conforto. Alguns critérios que determinam a escolha desta forma de suporte ventilatório são: risco de apneia, apneia central, risco de hipoventilação, exacerbação muito severa da doença pulmonar obstrutiva crônica (DPOC), incapacidade de disparo na VNI em decorrência de vazamentos, falência de extubação, necessidade de alta fração inspirada de oxigênio (FiO_2) e pressão expiratória final positiva (PEEP). Nesses pacientes geralmente é necessário acompanhar os valores de gasometria arterial para garantir adequada ventilação e utilizar estratégias ventilatórias protetoras.

Se nenhum desses critérios estiver presente, deve-se optar pelo conforto, o qual está mais relacionado à VNI, uma vez que normalmente os pacientes tratados com esta forma de suporte ventilatório não necessitam de sedação – ao contrário da VM –, permanecendo alertas e contactuantes com o mundo. A ventilação não invasiva com pressão positiva tem se mostrado um meio eficiente e seguro de suporte ventilatório para muitos pacientes com insuficiência respiratória aguda ou crônica exacerbada, sendo geralmente bem aceita e efetiva na redução de complicações.

Volume-minuto abaixo de 4 L/min e pressão parcial de CO_2 acima de 50 mmHg e pH abaixo de 7,25 na gasometria arterial são indicativos para o uso da VNI caso nenhuma contraindicação esteja presente de forma a prevenir a fadiga da musculatura respiratória.

O grande número de estudos a respeito da VNI fez com que esta fosse atualmente a primeira escolha no tratamento da DPOC, pois mostrou reduzir a taxa de intubação e mortalidade neste grupo de pacientes (grau de recomendação A), principalmente nos casos de exacerbação grave da doença, que é caracterizada por presença de acidose ($pH < 7,35$), não revertida com tratamento médico adequado associado à oxigenoterapia controlada. O suporte ventilatório pode diminuir a sobrecarga dos músculos respiratórios, reduzindo assim a dispneia e a frequência respiratória e melhorando a oxigenação arterial, a pressão parcial de CO_2 e o pH. Oxigenoterapia controlada e suporte ventilatório podem melhorar sintomas e sobrevida dos pacientes com insuficiência respiratória aguda, diminuindo hipóxia tecidual e hipercapnia.

O uso de VNI em crises de asma mostrou resolução mais rápida dos sintomas da crise, melhora na função pulmonar e diminuição da necessidade da internação hospitalar, podendo ser utilizada em conjunto com o tratamento medicamentoso. Porém, em virtude do pequeno número de estudos publicados e da limitação na quantidade de pacientes avaliados, a indicação da VNI na exacerbação da asma tem grau de recomendação B.

Há também recomendação (grau A) para o uso da VNI no tratamento do edema pulmonar cardiogênico (EPC), pois a VNI, se aplicada precocemente e em conjunto com a terapia medicamentosa, diminui a necessidade de intubação e a taxa de mortalidade. A VNI promove a redistribuição do líquido alveolar e reabertura de unidades colapsadas, o que favorece uma difusão mais eficaz e melhora na oxigenação. A utilização de uma pressão expiratória de 10 cmH_2O parece ser o valor mais aceito para uma melhor resposta da função respiratória e hemodinâmica nos pacientes com EPC.

Há forte evidência (grau de recomendação A) de que a VNI não deve ser utilizada como método de resgate nas insuficiências respiratórias desenvolvidas após a extubação. No entanto, a VNI tem mostrado bons resultados quando utilizada como estratégia de desmame precoce, em pacientes de alto risco de falha na extubação. São exemplos dessa situação: hipercapnia, insuficiência cardíaca congestiva, pacientes com mais de uma falha no teste de respiração espontânea, doença neuromuscular, obesidade, entre outras.

Estas e outras possibilidades de aplicação da VNI estão descritas na literatura e resumidas no Quadro 1.

Embora a VNI seja útil em muitos casos, ela não é apropriada para todos os tipos de pacientes. Como a VNI é uma modalidade de suporte ventilatório parcial e sujeita a interrupções, não deve ser utilizada em pacientes totalmente dependentes da ventilação mecânica. A cooperação do paciente também é importante para o sucesso da VNI, tornando seu uso limitado nos pacientes com rebaixamento do estado de consciência ou com agitação. Faz-se uma ressalva nos casos de rebaixamento de nível de consciência decorrentes de hipercapnia em DPOC, quando se pode utilizar a VNI. No entanto, a melhora do nível de consciência deve ser percebida após uma a duas horas do início da VNI. Caso isto não ocorra, recomenda-se que o paciente seja intubado.

Quadro 1 Graus de recomendação para a VNI em condições clínicas comuns no ambiente hospitalar

Grau A
Exacerbação da DPOC
CPAP no EPC
Não é método de resgate na insuficiência respiratória pós-extubação
Grau B
Exacerbação da asma
VNI com dois níveis de pressão no EPC
Insuficiência respiratória hipoxêmica
VNI em pacientes terminais
Pós-operatório imediato de cirurgias abdominais e torácicas eletivas
Estratégia de desmame

CPAP: pressão positiva contínua em vias aéreas; DPOC: doença pulmonar obstrutiva crônica; EPC: edema de pulmão cardiogênico; VNI: ventilação mecânica não invasiva.

Em razão da inexistência de uma prótese traqueal, a VNI só deve ser utilizada nos pacientes capazes de manter a permeabilidade da via aérea superior, assim como a integridade dos mecanismos de deglutição e a capacidade de mobilizar secreções. Não se deve utilizar VNI em pacientes com distensão abdominal ou vômitos, pelo risco de aspiração. Pós-operatório imediato de cirurgia do esôfago é contraindicação para VNI, entretanto dúvidas persistem acerca da segurança de seu uso no pós-operatório de cirurgias gástricas. Trauma de face, lesão aguda e/ou sangramento de via aérea também são consideradas limitações para o uso da VNI, indicadas no Quadro 2.

Quadro 2 Contraindicações para o uso de ventilação não invasiva

Rebaixamento do nível de consciência
Agitação severa
Hipersecreção pulmonar
Vômitos incontrolados
Inabilidade em proteger a via aérea
Hemoptise e epistaxe maciças
Pós-operatório de esofagectomia
Infarto agudo do miocárdio
Parada cardíaca
Necessidade imediata de intubação endotraqueal
Apneia
Obstrução de via aérea alta
Instabilidade hemodinâmica
Gravidez

EFEITOS FISIOLÓGICOS DA VENTILAÇÃO NÃO INVASIVA

Correção da hipercapnia

A falência da musculatura respiratória pode ocorrer com trabalho respiratório normal (p. ex., em doenças neuromusculares) ou aumentado (em pacientes com asma, DPOC ou obesidade). A VNI pode ser útil para corrigir esse problema, pois é capaz de aumentar a ventilação alveolar na medida em que o volume corrente aumenta quando se utiliza VNI com dois níveis pressóricos. Com isso, é possível que a duração da contração dos músculos respiratórios seja menor, o que diminui o trabalho respiratório e reduz a produção de CO_2 pelos músculos respiratórios.

Correção da hipoxemia

Um dos mecanismos para a ocorrência de hipoxemia é a perfusão de regiões pulmonares com baixa relação ventilação-perfusão (V/Q), ou seja, pobres em ventilação, chegando ao extremo do *shunt*. A VNI, por elevar a capacidade residual funcional e aumentar a pressão transpulmonar, favorece o recrutamento de áreas colapsadas. O resultado é a correção da ventilação de algumas áreas pulmonares, além da estabilização dos alvéolos, garantindo melhor complacência do sistema respiratório e melhora na oxigenação.

Efeitos hemodinâmicos

A VNI aumenta a pressão intratorácica e reduz o retorno venoso, reduzindo, portanto, o débito cardíaco. Este é um dos efeitos deletérios da aplicação da VNI, e deve ser um cuidado a ser tomado durante a aplicação dessa terapêutica.

A pressão positiva intratorácica propiciada pela VNI reduz a pós-carga do ventrículo esquerdo, efeito que, com a redução do retorno venoso e, consequentemente, da pré-carga, torna a VNI benéfica para pacientes com falência desse ventrículo.

Por elevar a capacidade residual funcional, a VNI aumenta a resistência vascular dos capilares alveolares e, consequentemente, a resistência vascular pulmonar total. Isto significa aumento da pós-carga do ventrículo direito, devendo, portanto, ser utilizada com cautela em pacientes com insuficiência cardíaca direita ou com hipertensão pulmonar.

Neutralização da PEEP intrínseca

A pressão positiva aplicada pela VNI na fase expiratória, seja na forma de pressão positiva contínua nas vias aéreas (CPAP), seja na forma de PEEP ou pressão expiratória positiva (EPAP) quando se utiliza ventilação com dois níveis pressóricos, contrabalança a PEEP intrínseca, fenômeno comumente apresentado por indivíduos com doença pulmonar obstrutiva e acentuado durante a descompensação do quadro clínico. Isso reduz a carga inspiratória. Para que a inspiração ocorra, é necessário um gradiente de pressão entre ar atmosférico e via aérea. A ocorrência de PEEP intrínseca exige maior esforço inspiratório de forma a produzir esse gradiente. Dessa forma, a VNI pode reduzir o esforço inspiratório.

Trabalho respiratório

Além da redução da carga inspiratória graças ao contrabalanço da PEEP intrínseca, a melhora da complacência do sistema respiratório propiciada pela VNI também propicia redução do trabalho da musculatura respiratória, uma vez que há diminuição da carga elástica a ser vencida para que ocorra a inspiração.

A VNI reduz o esforço inspiratório em pacientes com doenças pulmonares de diversas etiologias e gravidades. Estudos comprovaram redução na pressão esofágica, pressão transdiafragmática, produto pressão × tempo, trabalho respiratório propriamente dito e atividade elétrica do diafragma em escores de dispneia.

EQUIPAMENTOS

Não existe, até o momento, comprovação científica da superioridade de um tipo de ventilador mecânico para VNI em relação a outro para pacientes em insuficiência respiratória aguda. Os equipamentos mais comumente utilizados para fornecer suporte ventilatório de forma não invasiva serão descritos a seguir.

Ventiladores mecânicos de unidade de terapia intensiva

Todo ventilador mecânico de unidade de terapia intensiva (UTI) pode ser conectado a uma interface que não uma prótese traqueal e, assim, fornecer suporte ventilatório de forma não invasiva. Os ventiladores mecânicos permitem o controle mais rigoroso de parâmetros como FiO_2, oferecem uma variedade de modos ventilatórios a serem utilizados e possuem ramos inspiratório e expiratório separados (Figura 1), evitando a reinalação de CO_2. Outra vantagem é a flexibilidade para modificar o uso para VMI, caso haja necessidade de intubação, sem troca do equipamento.

A grande disponibilidade de monitoração de parâmetros e alarmes é um ponto positivo oferecido por esses equipamentos; por outro lado, eles podem distrair ou incomodar a equipe responsável pela sua aplicação, já que os frequentes vazamentos que ocorrem na VNI fazem com que os alarmes sejam acionados sem que haja importância clínica para tal. Outra desvantagem está no maior peso de seu circuito, o que pode comprometer o contato da máscara com o rosto do paciente e aumentar o vazamento. O preço mais elevado desse tipo de equipamento não necessariamente se justifica como uma desvantagem, a não ser que a frequência de utilização da VNI seja importante o suficiente para diminuir o arsenal de ventiladores mecânicos para pacientes críticos.

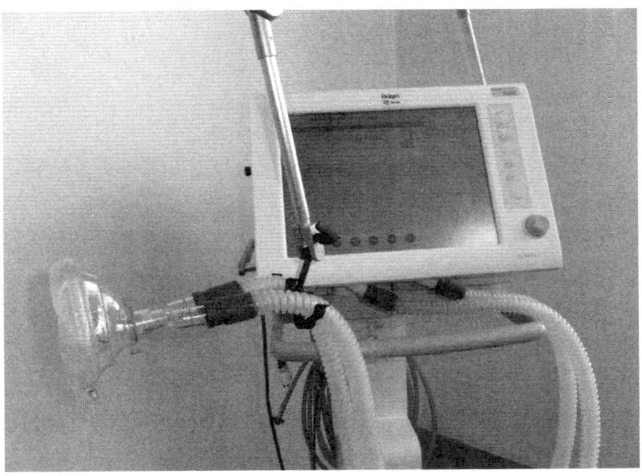

Figura 1 Circuito para ventilação não invasiva com ramos inspiratório e expiratório e máscara.

No entanto, a maior desvantagem na utilização desse tipo de equipamento é a dificuldade em lidar com os vazamentos, que invariavelmente ocorrem durante o fornecimento de suporte ventilatório de forma não invasiva e que podem prejudicar o funcionamento do ventilador, já que são equipamentos originalmente desenvolvidos para atuar em situações de nenhum ou mínimo vazamento.

Os modelos de ventiladores mecânicos mais recentes têm apresentado adaptações que melhoram seu funcionamento sob a forma de VNI, como algoritmos para a compensação automática de vazamento e ajuste do critério de ciclagem durante o modo de ventilação com pressão de suporte, já que a ciclagem a critério de queda do fluxo inspiratório muitas vezes fica comprometida na presença de vazamento.

Os principais prejuízos trazidos pela não compensação de vazamento por esses equipamentos quando utilizados para VNI são autodisparo, redução na taxa de pressurização e atraso na ciclagem. Nem todos eles podem ser compensados quando o modo de VNI é ativado, e isso varia de equipamento para equipamento. Esses algoritmos ainda não se provaram suficientes na redução significativa de assincronias.

Ventiladores específicos para VNI

A característica principal deste tipo de ventilador é a presença de um único ramo para a inspiração e para a expiração (Figura 2). Para minimizar a reinalação de CO_2 é obrigatório que haja um orifício na porção distal do circuito, que permite saída de ar continuamente e, desta forma, elimina o CO_2 exalado pelo paciente. Estes ventiladores são programados para operar na presença de vazamento.

Em situações de baixo fluxo, como pode ocorrer na vigência de baixa PEEP, pode haver lavagem insuficiente de CO_2 e, consequentemente, reinalação desse gás. Este problema pode ser minimizado programando-se valores não muito baixos de PEEP (acima de 6 cmH_2O), aumentando-se o fluxo de vazamento ou utilizando-se uma válvula que impeça a reinalação. Teoricamente um vazamento fixo na máscara produz menor reinalação que o mesmo vazamento fixo no circuito.

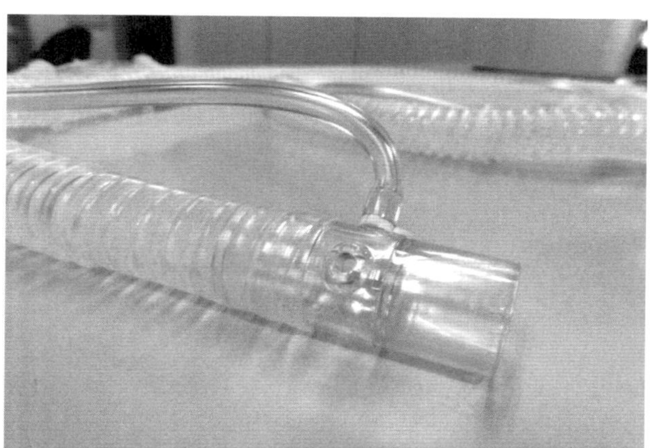

Figura 2 Circuito para ventilação não invasiva com ramo único e válvula exalatória.

Alguns desses ventiladores para VNI permitem que o operador programe o disparo – balanceando a capacidade do paciente em efetuar o disparo e a tendência de autodisparo do ventilador – e/ou a ciclagem, realizando um equilíbrio entre o término precoce da fase inspiratória e a atividade muscular expiratória. Outros realizam um rastreamento constante dos fluxos inspiratório e expiratório, e ajustam automaticamente o disparo e a ciclagem.

Estas características fazem com que os ventiladores específicos para VNI propiciem boa sincronia entre paciente e ventilador, que, juntamente ao menor preço e à capacidade de trabalhar na presença de vazamento, garantem vantagens deste tipo de ventilador sobre os ventiladores de UTI.

Os modelos mais simples de ventiladores específicos para VNI necessitam de oxigênio (O_2) suplementar no circuito inspiratório, porque funcionam com uma turbina que utiliza o ar ambiente para gerar o fluxo disponibilizado para o paciente. A turbina requer uma quantia razoável de energia, dificultando o uso desses equipamentos em bateria. São equipamentos simples o suficiente para aplicação em domicílio, mas também são utilizados em ambiente hospitalar. A suplementação de O_2 deve ser feita preferencialmente na máscara, porém, se realizada no circuito, deve ser instalada após a válvula exalatória.

Os modos ventilatórios disponíveis, ajuste de alarme e fornecimento de O_2 são restritos. Geralmente permitem escolher entre ventilação com um ou dois níveis de pressão. Como o O_2 é fornecido externamente, a FiO_2 é variável, uma vez que é determinada por diversos fatores, como os níveis pressóricos, o fluxo de O_2, seu local de inserção, vazamento e tipo de interface. Além disso, em virtude do alto fluxo do ventilador, a FiO_2 dificilmente consegue ser maior que 50%.

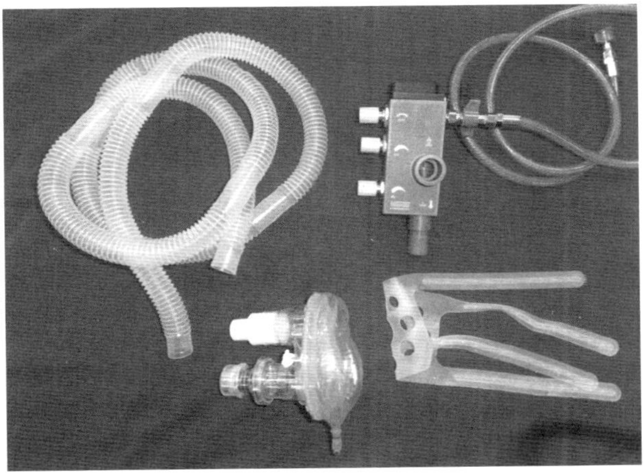

Figura 3 Circuito de ventilação não invasiva com gerador de fluxo.

Alguns ventiladores mais recentes funcionam conectados à rede de O_2 e, portanto, possuem ajuste de FiO_2. Possuem também monitoração sofisticada, com gráficos, alarmes e ventilação de resgate para casos de apneia do paciente. Apesar de não obrigatória, a monitoração de pressão e volume é desejável, assim como alarmes de desconexão e de perda da alimentação de energia. Estes ventiladores geralmente são utilizados em ambiente hospitalar.

Gerador de fluxo

Este tipo de equipamento associado a uma máscara e uma válvula de PEEP permite a realização de VNI em sua forma mais simples: CPAP. Esta forma de VNI também pode ser obtida por ventiladores específicos para VNI e ventiladores de UTI.

A simplicidade deste equipamento, evidenciada pela ausência de alarmes, a limitação nos parâmetros ajustáveis e a pobre monitoração, faz com que a indicação deste equipamento seja limitada para pacientes em IRA, que exigem altos fluxos inspiratórios. Deve-se atentar para que, uma vez eleito, o equipamento forneça fluxo de gás suficiente para manter constante a pressão positiva. Seu funcionamento já se mostrou, no entanto, semelhante aos ventiladores para VNI. As vantagens do gerador de fluxo sobre os ventiladores de UTI ou específicos para VNI são sua praticidade para instalação e uso, portabilidade e preço mais acessível.

INTERFACES

A interface utilizada interfere de forma expressiva no sucesso do suporte ventilatório não invasivo, principalmente porque afeta o conforto do paciente e, portanto, seu grau de colaboração com a terapia. Da escolha da interface podem advir vazamento aéreo, claustrofobia, eritema e lesão na pele e irritação ocular.

Algumas máscaras são feitas de uma única peça de material, porém muitas das máscaras existentes são formadas de duas partes: um coxim, feito de material macio (silicone, hidrogel, polipropileno etc.) e que faz o contato com a pele do paciente, e uma moldura de material rígido (termoplástico, policarbonato). A porção macia pode ser de quatro tipos: transparente e não inflável, transparente e inflável, totalmente de hidrogel ou de espuma. A moldura da máscara possui pontos para que os fixadores sejam conectados. Quanto maior o número de pontos de conexão, maior a probabilidade de que o ajuste entre máscara e face seja bem-feito. Os fixadores podem ser de tecido ou silicone, e podem conectar-se às máscaras por meio de ganchos, por velcro ou ainda por orifícios em seu corpo.

Os tipos de interface disponíveis atualmente, em tamanhos variados, são: conector bucal (adaptado entre os lábios do paciente e posicionados por um selo labial), máscara nasal (cobre somente o nariz do paciente), plugue nasal (inserido nas narinas do paciente), máscara oronasal (cobre nariz e boca do paciente), máscara facial total (cobre nariz, boca e olhos do paciente) e capacete (cobre toda a cabeça e parte do pescoço; não apresenta contato com a face ou a cabeça).

No tratamento da insuficiência respiratória aguda, na grande maioria dos casos é utilizada máscara oronasal, seguida pela máscara nasal, facial total e, por fim, capacetes. As máscaras nasais normalmente falham em pacientes hipoxêmicos, que apresentam respiração bucal, o que acarreta escape aéreo. A máscara oronasal também deve ser preferida para pacientes com insuficiência respiratória aguda hipercápnica, em detrimento da máscara nasal. Na fase de recuperação, no entanto, pode ser feita a troca da máscara oronasal pela nasal, mais confortável e menos associada a complicações.

Interfaces que não apresentam contato nasal são indicadas para pacientes que fazem uso de VNI por período maior que 24 a 48 horas. A máscara facial total cobre toda a região anterior do rosto do paciente; portanto, a pressão de ajuste da máscara contra o rosto é menor, assim como o risco de lesões decorrentes de hipoperfusão local. Porém, este tipo de interface apresenta maior volume interno, que pode interferir na eficácia da VNI, pois significa também aumento do espaço morto anatômico. Porém, o espaço morto dinâmico não é muito maior que o de uma máscara oronasal, provavelmente graças aos orifícios de exalação presentes nesta máscara e possivelmente graças à porção de ar estagnado dentro da máscara, que acaba por não contribuir para a reinalação. Esta interface apresentou a mesma eficácia clínica que a máscara oronasal, apesar de seu maior volume interno, em pacientes com insuficiência respiratória aguda hipercápnica.

Os capacetes são feitos de um capuz transparente (cloreto de polivinil), que cobre a cabeça e o pescoço do paciente, e um colar macio que adere ao pescoço e garante uma conexão selada quando o capacete é inflado. São fixos por dois suspensórios axilares ancorados em ganchos anteriores e posteriores. O capacete possui pelo menos duas portas, uma para a entrada de gás e outra para a saída. Por não apresentar contato com o rosto do paciente, o capacete evita lesão na pele e aumenta o conforto. Aperfeiçoamentos recentes levaram a capacetes colares mais confortáveis e mais eficientes e válvulas antiasfixia para a prevenção de reinalação em casos de mau funcionamento do ventilador.

Foi demonstrado que, quando comparados com máscaras oronasais, os capacetes trazem melhora similar na oxigenação, porém as complicações como intolerância ao suporte ventilatório, incidência de necrose da pele, distensão gástrica e irritação ocular foram menos comuns. Entretanto, a combinação do capacete – feito de material complacente – com o modo ventilatório com pressão de suporte – que possui algoritmos peculiares para controlar a mudança da fase inspiratória para a expiratória – pode levar à assincronia paciente-ventilador, comprometendo a eficácia em reduzir a carga ventilatória.

A reinalação de CO_2 é outra preocupação. Por apresentar grande volume interno, os capacetes apresentam maior pressão parcial inspiratória de CO_2 quando comparados às máscaras oronasais e menor eficácia na lavagem deste gás, principalmente quando é utilizado ventilador com dois ramos respiratórios, para o qual não é indicada a aplicação da VNI por meio de capacete. É necessário alto fluxo de gás (40 a 60 L/min) para que a pressão parcial inspiratória de CO_2 seja mantida baixa.

Em estudo clínico comparativo de um conector bucal, uma máscara oronasal e duas máscaras faciais totais com diferentes volumes internos utilizados em pacientes com insuficiência respiratória aguda, não foi constatada diferença com relação a esforço do paciente, gasometria arterial, sincronia paciente-ventilador e conforto, apesar de que o conector bucal só pode ser usado com alguns pacientes seletos.

MODOS VENTILATÓRIOS

Qualquer modo ventilatório pode ser utilizado para a VNI, contanto que o vazamento não interfira no seu funcionamento.

Vazamentos podem interferir na sincronia paciente-ventilador nas quatro fases do ciclo ventilatório: disparo, fase inspiratória, ciclagem e fase expiratória. Na primeira fase, as interferências podem ser: atraso no disparo, diminuição da sensibilidade – consequentemente alguns esforços inspiratórios passam despercebidos – ou aumento da sensibilidade, com autodisparo. Na fase inspiratória, pode haver redução da taxa de aumento da pressão inspiratória. Escape aéreo pode interferir na mudança da fase inspiratória para a expiratória, uma vez que impede que a taxa de fluxo inspiratório diminua até o limiar para ciclagem. Durante a fase expiratória o vazamento pode provocar perda da PEEP.

Os modos espontâneos (p. ex., a ventilação com pressão de suporte [PSV]), proporcionam maior liberdade para o paciente modificar a frequência e o tamanho dos ciclos ventilatórios de acordo com seu padrão respiratório, o que se traduz como melhor sincronia, sendo estes modos preferidos quando a principal preocupação é garantir conforto.

Entretanto, o modo PSV também pode propiciar assincronia entre paciente e ventilador. O atraso no reconhecimento de um disparo pode aumentar o trabalho respiratório; a lentificação do fornecimento de pressurização traz a sensação de que o fluxo é insuficiente; se essa pressurização ocorrer de forma muito rápida, pode ocorrer o término precoce da fase inspiratória em decorrência da contração reflexa da musculatura expiratória.

Baixos níveis de pressão de suporte podem impedir que o paciente obtenha um volume corrente adequado, além de poder provocar o fenômeno de duplo disparo e consequente auto-PEEP, caso o tempo inspiratório neurológico do paciente seja maior que o realizado com a baixa PS; níveis elevados de PS podem causar hiperdistensão pulmonar, aumento do tempo inspiratório – já que o pico de fluxo inspiratório será maior e a ciclagem ocorre com sua queda – levando à expiração ativa com a finalidade de interromper a fase inspiratória. Vazamentos excessivos também podem fazer com que o fluxo não decline a ponto de atingir o limiar para ciclagem, aumentando o tempo inspiratório e exigindo a contração da musculatura expiratória, com consequente aumento do trabalho respiratório.

Como medidas para aumentar o conforto nesta modalidade, alguns equipamentos mais recentes permitem o ajuste de parâmetros como o tempo de subida da pressão inspiratória e também de um tempo inspiratório máximo que determina a ciclagem – agora por critério de tempo –, caso o fluxo não atinja a porcentagem de seu pico para a mudança da fase inspiratória para a expiratória. É interessante que seja feito um ajuste fino frequente do tempo de subida da pressão inspiratória, do pico de pressão inspiratória e do limiar de ciclagem no modo PSV para garantir a sincronia paciente-ventilador.

No modo ventilação proporcional assistida (PAV), o paciente possui maior controle tanto da pressão inspiratória quanto do limiar de ciclagem, e não há tanta necessidade do ajuste fino ciclo a ciclo, sendo esta uma vantagem teórica sobre o PSV. Porém, estudos comparativos entre estas modalidades não são conclusivos.

Outra modalidade ainda pouco estudada é a assistência ventilatória neuralmente ajustada, na qual o suporte ventilatório é fornecido proporcionalmente de acordo com a atividade elétrica do músculo diafragma, avaliado por meio de eletromiografia transesofágica. Este modo tem se mostrado melhor que o PSV com relação à sincronia paciente-ventilador quando utilizado na VMI, já que utiliza o sinal mais próximo do centro respiratório atualmente possível. Este modo pode aumentar a sincronia paciente-ventilador também na VNI, porém ainda existe pouca evidência para tal.

O modo de ventilação mandatória intermitente da forma tradicional (isto é, da forma empregada em ventiladores de UTI) pode resultar em padrão ventilatório com grande variação ciclo a ciclo do volume corrente e do trabalho respiratório, já que neste modo existem ciclos mandatórios não sincronizados com os ciclos espontâneos, ou seja, independentes da presença de esforço inspiratório por parte do paciente. No entanto, em ventiladores específicos para

VNI, o modo de ventilação mandatória intermitente pode funcionar da forma tradicional – com ciclos disparados a tempo e ciclados a tempo, recebendo o nome de *timed mode* – ou de forma que os ciclos mandatórios – disparados a tempo, mas ciclados a fluxo – somente são iniciados se a frequência respiratória realizada pelo paciente cair abaixo da frequência respiratória ajustada (*spontaneous/timed mode*).

Os modos mandatórios contínuos são escolhidos quando o que se busca em primeira instância é a segurança. Nos modos mandatórios o tamanho do ciclo e a duração da fase inspiratória são fixos e predeterminados pelo operador do equipamento. A presença do operador continuamente ao lado do paciente permite a avaliação contínua, garantindo que haja sincronia entre paciente e ventilador; porém, na prática isto é inviável.

Em estudo com modelo de pulmão, observou-se que os modos ventilação com pressão controlada (PCV) e ventilação com volume controlado (VCV) apresentam comportamento diferente com relação à forma com que o volume corrente é atingido, com e sem a presença de vazamento. No modo PCV o volume corrente alvo é atingido em menor tempo que no modo VCV. Além disso, no modo PCV, a curva volume × tempo apresenta forma exponencial tanto com vazamento quanto sem. No modo VCV na ausência de vazamento, a curva é linear, ao passo que, na presença de vazamento, passa a ser exponencial. Comprovou-se que, na presença de vazamento, o modo VCV apresenta maior queda no volume corrente atingido que o modo PCV (32 e 6%, respectivamente). Portanto, o modo PCV parece ser capaz de fornecer suporte ventilatório mais estável com relação ao volume corrente atingido na presença de vazamentos grandes e variáveis. Além disso, o modo PCV permite que o paciente realize o ajuste do fluxo inspiratório desejado, o que propicia melhor sincronia paciente-ventilador.

Outra desvantagem do modo VCV, quando utilizado com curva de fluxo inspiratório quadrada, é que a pressão de pico atingida é maior que no modo PCV, desacoplando a máscara com mais facilidade e exigindo então que ela seja fixada com maior pressão no rosto do paciente, trazendo prejuízo no conforto. Com curva de fluxo descendente, a pressão atingida no modo VCV é reduzida. A vantagem do modo VCV é a maior estabilidade do volume corrente durante alterações na mecânica pulmonar.

O modo de pressão controlada adaptativa tenta fornecer as duas vantagens em um único modo: a pressão inspiratória é controlada, mas o ventilador tem liberdade para ajustar automaticamente o pico de pressão inspiratória para atingir um volume corrente alto previamente estabelecido. Porém este modo ainda não está disponível em ventiladores para ser utilizado de forma não invasiva e ainda não há estudos disponíveis a seu respeito.

Com relação a parâmetros fisiológicos, dois estudos não encontraram diferença na oxigenação e ventilação para diferentes modos ventilatórios; um estudo encontrou menor trabalho inspiratório para o modo VCV com relação ao PCV; em outro estudo, não foi observada diferença na taxa de sucesso entre PCV e VCV.

AJUSTE DOS PARÂMETROS VENTILATÓRIOS

Há relatos do uso de VNI com sucesso nos modos CPAP, PCV, VCV, PSV e PAV. Na DPOC recomenda-se que o modo PSV seja ajustado com pressão de suporte suficiente para gerar volume corrente de 6 a 8 mL/kg e frequência respiratória abaixo de 30 incursões por minuto. A PEEP deve ser ajustada abaixo da PEEP intrínseca – sugere-se utilizar em torno de 6 cmH_2O, uma vez que é difícil mensurar a PEEP intrínseca durante a ventilação espontânea. A PAV pode ser alternativa à VNI com dois níveis de pressão. Dependendo do equipamento a nomenclatura utilizada pode ser pressão inspiratória positiva nas vias aéreas (IPAP), que é o correspondente à PEEP somada à pressão de suporte, e pressão expiratória positiva nas vias aéreas (EPAP), correspondente à PEEP.

Para EPC a evidência mais forte de VNI é com o modo CPAP. Sugere-se a utilização de PEEP de 10 cmH_2O para que sejam garantidos os efeitos hemodinâmicos e ventilatórios. Modos com dois níveis de pressão – capazes de aumentar a ventilação alveolar – são preferidos quando existe hipercapnia associada.

Na insuficiência respiratória hipoxêmica sugere-se utilizar PEEP acima de 8 cmH_2O e pressão de suporte para fornecer volume corrente de 6 a 8 mL/kg em ambiente de UTI.

Já no pós-operatório de cirurgias torácicas e abdominais eletivas – exceto cirurgias de esôfago, em que o uso da VNI não é recomendado – a PEEP deve ser mantida abaixo de 7,5 cmH_2O e a pressão inspiratória não deve ser maior que 15 cmH_2O.

COMPLICAÇÕES DA VENTILAÇÃO NÃO INVASIVA

As complicações mais comuns são: lesões cutâneas, ressecamento nasal, oral e de conjuntiva, epistaxe, distensão gástrica pela ingestão de ar, vômitos, aspiração de conteúdo gástrico e barotrauma.

Lesões na pele são provocadas pelo contato da máscara, mesmo após poucas horas de uso, e é uma das complicações mais frequentes, com taxas variando de 2 a 23%. A maior força de compressão da máscara contra o rosto do paciente na tentativa de reduzir o escape aéreo aumenta o desconforto e a chance de ocorrência de necrose tecidual pela inadequada perfusão tecidual no local.

Em estudo de laboratório, observou-se que mesmo com pressões de vedação da máscara contra o rosto do paciente muito elevadas é observado pequeno vazamento, ou seja, o selamento da máscara no rosto do paciente não é perfeito. A criação de dobras na porção da máscara que entra em contato com o rosto do paciente e irregularidades no rosto dele pode gerar canais que permitem a passagem de ar. Evitar que a máscara seja excessivamente apertada contra o rosto do paciente é a principal estratégia para prevenir a lesão na pele, já que um pequeno vazamento é aceitável e não traz muita interferência na sincronia paciente-ventilador. Um método simples para evitar o risco de apertar excessivamente a máscara contra o rosto do paciente é permitir um espaço de dois dedos entre o fixador e o rosto. O rodízio entre os tipos de interface pode reduzir o risco de lesão, uma vez que permite melhor distribuição da pressão e da fricção.

O escape aéreo excessivo ao redor da máscara faz com que o volume corrente e o volume alveolar fornecido ao paciente sejam menores, prejudicando a efetividade da máscara em reduzir o esforço respiratório e causando assincronia entre paciente e ventilador.

FALÊNCIA DA VENTILAÇÃO MECÂNICA NÃO INVASIVA

Pacientes em uso de VNI devem ser continuamente monitorados, tanto com relação aos parâmetros ventilatórios como volume corrente, frequência respiratória, escape, compensação do vazamento, presença de assincronia etc., quanto com relação à resposta do paciente ao uso da técnica.

A resposta satisfatória à VNI inclui diminuição da frequência respiratória, aumento do volume corrente, melhora do nível de consciência, redução ou ausência do uso de musculatura acessória, melhora na oxigenação observada na gasometria arterial ou na saturação periférica de O_2 e redução dos níveis de CO_2. Caso o paciente não responda à terapia de forma adequada ou haja o aparecimento de algum dos critérios de contraindicação ao uso da técnica, sugerem-se intubação orotraqueal e uso de VM. Também devem ser considerados para intubação eletiva e segura os pacientes que necessitarem $FiO_2 > 0,6$, apresentem queda rápida da oxigenação (saturação periférica de $O_2 < 90\%$) após a retirada da máscara e os que não apresentem melhora do quadro clínico após 2 horas de uso de VNI.

Um estudo randomizado multicêntrico mostrou que o risco de falência é maior nos pacientes que apresentam um alto escore de gravidade, idade avançada, síndrome do desconforto respiratório agudo ou pneumonia, ou que não apresentam melhora em 1 hora de tratamento.

Considerando o risco de falência da VNI e a consequente necessidade de intubação, os pacientes só devem realizar essa terapia onde existam facilidades para supervisão constante da equipe médica, monitoração dos sinais vitais, intubação traqueal e instalação da ventilação invasiva. O uso da VNI torna-se uma técnica segura quando os pacientes são selecionados de forma adequada, com início precoce e com a observação contínua dos indícios de falência.

CONSIDERAÇÕES FINAIS

Atualmente a VNI tem sido recomendada como item de primeira escolha para o tratamento de insuficiência respiratória aguda e crônica de acordo com as evidências na literatura. Estas são bastante sólidas para alguns casos e menos para outros. Quando se consegue obter sucesso com essa terapêutica, algumas vantagens são atingidas, como a diminuição da necessidade de intubação, do tempo de ventilação mecânica e de internação hospitalar, redução na incidência de pneumonia associada à ventilação mecânica e, consequentemente, de morbidade para o paciente e custos para o hospital.

O sucesso na aplicação da VNI, no entanto, depende de diversos fatores. A seleção adequada de pacientes, a colaboração do paciente, a escolha da interface utilizada, a disponibilidade de pessoal treinado, o grau de monitoração de pacientes submetidos a este tipo de tratamento e a atuação multidisciplinar são imprescindíveis, assim como a constante avaliação para o sucesso ou falência dessa terapêutica.

REFERÊNCIAS BIBLIOGRÁFICAS

Ambrosino N, Vagheggini G. Non-invasive ventilation in exacerbations of COPD. Int J Chron Obstruct Pulmon Dis. 2007;2(4):471-6.

Barbas CS, Isola AM, Farias AM, Cavalcanti AB, Gama AM, Duarte AC, Vianna A, Serpa Neto A, et al. Brazilian recommendations of mechanical ventilation 2013. Part I. Rev Bras Ter Intensiva. 2014 Apr-Jun;26(2):89-121.

Cammarota G, Olivieri C, Costa R, Vaschetto R, Colombo D, Turucz E, et al. Noninvasive ventilation through a helmet in postextubation hypoxemic patients: physiologic comparison between neutrally adjusted ventilatory assist and pressure support ventilation. Intensive Care Med. 2011 Dec;37(12):1943-50.

Chatburn RL. Which ventilators and modes can be used to deliver noninvasive ventilation? Respir Care. 2009 Jan;54(1):85-101.

Chiumello D, Pelosi P, Carlesso E, Severgnini P, Aspesi M, Gamberoni C, et al. Noninvasive positive pressure ventilation delivered by helmet vs. standard face mask. Intensive Care Med. 2003 Oct;29(10):1671-9.

Cuvelier A, Pujol W, Pramil S, Molano LC, Viacroze C, Muir JF. Cephalic versus oronasal mask for noninvasive ventilation in acute hypercapnic respiratory failure. Intensive Care Med. 2009 Mar;35(3):519-26.

Davies JD, Gentile MA. What does it take to have a successful noninvasive ventilation program? Respir Care. 2009 Jan;54(1):53-61.

Ferrer M, Esquinas A, Arancibia F, Bauer TT, Gonzalez G, Carrillo A, et al. Noninvasive ventilation during persistent weaning failure: a randomized controlled trial. Am J Respir Crit Care Med. 2003 Jul 1;168(1):70-6.

Fraticelli AT, Lellouche F, L'her E, Taillé S, Mancebo J, Brochard L. Physiological effects of different interfaces during noninvasive ventilation for acute respiratory failure. Crit Care Med. 2009 Mar;37(3):939-45. Erratum in: Crit Care Med. 2009 Apr;37(4):1537.

Fu C, Caruso P, Lucatto JJ, de Paula Schettino GP, de Souza R, Carvalho CR. Comparison of two flow generators with a noninvasive ventilator to deliver continuous positive airway pressure: a test lung study. Intensive Care Med. 2005 Nov;31(11):1587-91.

Girault C, Briel A, Benichou J, Hellot MF, Dachraoui F, Tamion F, Bonmarchand G. Interface strategy during noninvasive positive pressure ventilation for hypercapnic acute respiratory failure. Crit Care Med. 2009 Jan;37(1):124-31.

Gregoretti C, Confalonieri M, Navalesi P, Squadrone V, Frigerio P, Beltrame F, et al. Evaluation of patient skin breakdown and comfort with a new face mask for non-invasive ventilation: a multi-center study. Intensive Care Med. 2002 Mar;28(3):278-84.

Hess D. Noninvasive pressure support ventilation. Minerva Anestesiol. 2002 May;68(5):337-40.

Kallet RH, Diaz JV. The physiologic effects of noninvasive ventilation. Respir Care. 2009 Jan;54(1):102-15.

Keenan SP, Winston B. Interfaces for noninvasive ventilation: does it matter? J Bras Pneumol. 2009 Feb;35(2):103-5.

Masip J. Non-invasive ventilation. Heart Fail Rev. 2007 Jun;12(2):119-24.

Mehta S, Hill NS. Noninvasive ventilation. Am J Respir Crit Care Med. 2001 Feb;163(2):540-77.

Miyoshi E, Fujino Y, Uchiyama A, Mashimo T, Nishimura M. Effects of gas leak on triggering function, humidification, and inspiratory oxygen fraction during noninvasive positive airway pressure ventilation. Chest. 2005 Nov;128(5):3691-8.

Nava S, Gregoretti C, Fanfulla F, Squadrone E, Grassi M, Carlucci A, et al. Noninvasive ventilation to prevent respiratory failure after extubation in high-risk patients. Crit Care Med. 2005 Nov;33(11):2465-70.

Nava S, Navalesi P, Gregoretti C. Interfaces and humidification for noninvasive mechanical ventilation. Respir Care. 2009 Jan;54(1):71-84.

Organized jointly by the American Thoracic Society, the European Respiratory Society, the European Society of Intensive Care Medicine, and the Société de Réanimation de Langue Française, and approved by ATS Board of Directors, December 2000. International Consensus Conferences in Intensive Care Medicine: noninvasive positive pressure ventilation in acute Respiratory failure. Am J Respir Crit Care Med. 2001 Jan;163(1):283-91.

Pierson DJ. History and epidemiology of noninvasive ventilation in the acute-care setting. Respir Care. 2009 Jan;54(1):40-52.

Plant PK, Elliott MW. Chronic obstructive pulmonary disease * 9: management of ventilatory failure in COPD. Thorax. 2003 Jun;58(6):537-42.

Racca F, Appendini L, Gregoretti C, Stra E, Patessio A, Donner CF, Ranieri VM. Effectiveness of mask and helmet interfaces to deliver noninvasive ventilation in a human model of resistive breathing. J Appl Physiol (1985). 2005 Oct;99(4):1262-71.

Rodríguez-Roisin R. COPD exacerbations.5: management. Thorax. 2006 Jun;61(6):535-44.

Schettino GP, Reis MA, Galas F, Park M, Franca S, Okamoto V. [Mechanical ventilation noninvasive with positive pressure]. J Bras Pneumol. 2007;33(Suppl 2S):S92-105. [Artigo em português].

Schettino GP, Tucci MR, Sousa R, Valente Barbas CS, Passos Amato MB, Carvalho CR. Mask mechanics and leak dynamics during noninvasive pressure support ventilation: a bench study. Intensive Care Med. 2001 Dec;27(12):1887-91.

Schettino, GPP et al. Ventilação não-invasiva com pressão positiva. In: Carvalho, CRR, ed. Ventilação mecânica. 2. ed. v.2. São Paulo: Atheneu; 2000. p.381-95.

Schönhofer B, Sortor-Leger S. Equipment needs for noninvasive mechanical ventilation. Eur Respir J. 2002 Oct;20(4):1029-36.

Thys F, Liistro G, Dozin O, Marion E, Rodenstein DO. Determinants of FiO_2 with oxygen supplementation during noninvasive two-level positive pressure ventilation. Eur Respir J. 2002 Apr;19(4):653-7.

Vignaux L, Tassaux D, Carteaux G, Roeseler J, Piquilloud L, Brochard L, Jolliet P. Performance of noninvasive ventilation algorithms on ICU ventilators during pressure support: a clinical study. Intensive Care Med. 2010 Dec;36(12):2053-9.

Capítulo 11

Desmame e interrupção do suporte ventilatório

Caroline Gomes Mól
Liria Yuri Yamauchi

INTRODUÇÃO

A ventilação mecânica invasiva (VMI) pode substituir total ou parcialmente a ventilação espontânea em pacientes internados em unidades de terapia intensiva (UTI). É um recurso capaz de diminuir o trabalho respiratório, manter adequadas trocas gasosas e evitar a fadiga muscular respiratória, diminuindo o consumo de oxigênio e auxiliando na manutenção da vida. Apesar dos benefícios de quando indicada corretamente, o uso por tempo prolongado está associado a complicações e aumento do tempo de internação e dos custos hospitalares. Dessa forma, as tentativas de interrupção do suporte ventilatório devem se iniciar assim que haja resolução ou melhora do quadro que levou à instituição da via aérea artificial e VMI.

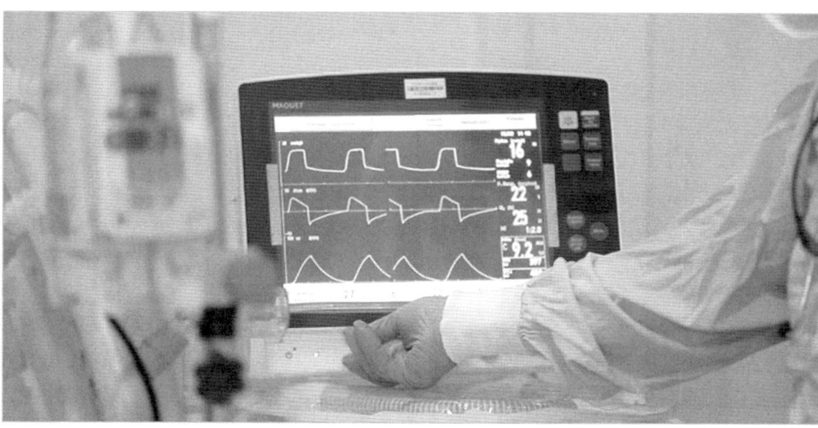

Figura 1 Ajustes de parâmetros ventilatórios.

O desmame ou descontinuação do suporte ventilatório compreende todo o processo de transição gradual ou abrupta da ventilação artificial para a espontânea. O termo desmame é muito usado na prática clínica, mas vem sendo substituído na literatura por "*discontinuation*" (em português, descontinuação ou interrupção). A extubação é o processo de retirada da prótese traqueal e é considerada bem-sucedida quando o paciente não retorna para o suporte ventilatório em até 48 horas após a extubação. Para pacientes traqueostomizados pode-se considerar sucesso de interrupção do suporte ventilatório quando o paciente tolera a desconexão do ventilador por 48 horas.

O desmame ventilatório é um processo importante que envolve desde a identificação do paciente elegível à avaliação dos critérios clínicos para seu início e sucesso. A interrupção precoce do suporte ventilatório pode levar a falha e retorno à VMI; em contrapartida, o prolongamento desnecessário da VMI repercute de forma negativa na evolução clínica do paciente, aumentando os riscos de complicações e tempo de internação na UTI. Apesar da avaliação de critérios clínicos e da realização de testes de autonomia respiratória, cerca de 10 a 20% dos pacientes têm insucesso na extubação. Além disso, os pacientes que são reintubados apresentam uma taxa de mortalidade de cerca de 25 a 50%, o que torna o processo de descontinuação do suporte ventilatório extremamente importante na UTI.

QUANDO INICIAR A DESCONTINUAÇÃO DO SUPORTE VENTILATÓRIO?

A descontinuação do suporte ventilatório deve se iniciar o mais precoce possível, com o objetivo de identificar pacientes elegíveis para a realização de testes de respiração espontânea (TRE) e descontinuação da VMI.

Identificando pacientes elegíveis

Uma vez que o paciente apresente melhora ou resolução da causa que levou à instituição de via aérea artificial, devem-se iniciar as tentativas de interrupção do suporte ventilatório. Esse processo deve começar com uma avaliação para o reconhecimento da recuperação clínica adequada dentro dos critérios: estabilidade hemodinâmica (sem vasopressores, ou com doses baixas); capacidade de iniciar esforços inspiratórios; troca gasosa adequada (relação PaO_2/FiO_2 maior ou igual a 150); $PaO_2 \geq 60$ com $FiO_2 \leq 0,4$ e PEEP menor ou igual a 8 cmH_2O; adequado nível de consciência (Glasgow ≥ 8); equilíbrio ácido-base; sem alterações eletrolíticas; balanço hídrico zerado ou negativo; ausência de programação de exames ou procedimentos cirúrgicos que utilizam sedação nas próximas 24 horas.

Na prática clínica e científica existe uma busca constante por índices que auxiliem a definir, de forma objetiva, qual paciente está pronto para a extubação com menor risco de falhas. Alguns índices preditivos estão descritos na literatura, por exemplo, índice de ventilação rápida e superficial (IRRS) ou índice de Tobin e o índice de desmame integrado (Integrative Weaning Index – IWI), porém utilização rotineira não é recomendada em razão do risco de prolongar o desmame e a duração da VMI.

Mais recentemente a ultrassonografia pulmonar e diafragmática na UTI vem sendo estudada com o intuito de verificar seu valor como preditor de sucesso de extubação. A fração de espessamento do diafragma parece ser um bom preditor na população de pacientes críticos. Os resultados iniciais demonstraram boa acurácia, porém mais estudos são necessários para a confirmação desses achados. As avaliações ultrassonográficas pulmonar e diafragmática são mencionadas com mais detalhes no Capítulo 3.

Antes da extubação também pode ser realizado o teste de permeabilidade de vias aéreas (*cuff-leak test*) para pacientes que apresentam risco elevado de desenvolver estridor pós-extubação: trauma de via aérea; intubação por tempo > 6 dias; reintubação após extubação não planejada. Para o teste deve-se ajustar VMI no modo controlado a volume, PEEP = 0 e realizar aspiração de vias aéreas. Após ajustes dos parâmetros deve-se desinsuflar o e observar o V_T expirado durante 6 ciclos respiratórios. Se o V_T expirado for menor que o inspirado em 10% ou mais, considerar *cuff-leak test* com vazamento, sugerindo menor chance de edema laríngeo e estridor pós-extubação. A ausência de vazamento no *cuff-leak test* pode indicar maior incidência de estridor e falha de extubação.

MODALIDADES VENTILATÓRIAS PARA INTERRUPÇÃO DO SUPORTE VENTILATÓRIO

Diversas modalidades e estratégias ventilatórias podem ser utilizadas para a interrupção gradual do suporte ventilatório invasivo, antes da realização do teste de respiração espontânea (TRE).

Redução gradual da pressão de suporte

O modo PSV pode ser utilizado para o desmame gradual do suporte ventilatório invasivo, por meio da redução de 2 a 4 cmH_2O nos valores de pressão de suporte até atingir níveis pressóricos para a realização do TRE. Comparado a outros métodos, como a ventilação mandatória intermitente sincronizada, o modo PSV resulta em menor taxa de falha.

Ventilação mandatória intermitente sincronizada (SIMV)

Neste modo o ventilador oferece ciclos mandatórios a uma frequência predeterminada, permitindo ciclos espontâneos entre eles. O processo de desmame é realizado pela redução da frequência mandatória, o que exige que o paciente realize maior número de esforços respiratórios espontâneos. O modo SIMV deve ser evitado como método de desmame ventilatório, pois foi associado ao prolongamento do tempo de desmame e de permanência em VMI.

MODALIDADES VENTILATÓRIAS AVANÇADAS

Algumas modalidades ventilatórias utilizam sistemas avançados de controle que adaptam o suporte ventilatório às necessidades do paciente. Essas modalidades parecem ter um impacto significativo na redução do tempo de desmame ventilatório e de VMI, além de diminuírem a necessidade de ajustes frequentes pela equipe da UTI, diminuindo a sobrecarga de trabalho.

Compensação automática do tubo (ATC)

Esta modalidade tem como função principal reduzir o trabalho respiratório imposto pelo tubo endotraqueal a partir da análise das propriedades resistivas das vias aéreas artificiais. Fornece uma variação da pressão de acordo com a demanda do paciente, o que pode melhorar a sincronia paciente-ventilador, reduzir o trabalho respiratório e facilitar o desmame.

Ventilação com suporte adaptativo (ASV)

É um modo ventilatório que busca minimizar o trabalho respiratório a partir de ajustes automáticos de pressão inspiratória e frequência respiratória, com base em um volume-minuto mínimo pré-ajustado. Também é capaz de reconhecer o esforço respiratório do paciente, realizando ajustes automáticos da modalidade ventilatória controlada a pressão para pressão de suporte. Dessa forma, poderia facilitar o desmame por minimizar o trabalho inspiratório, melhorar a interação paciente-ventilador e reduzir o tempo despendido pela equipe nos ajustes ventilatórios.

Assistência ventilatória ajustada neurologicamente (NAVA)

Este modo oferece um suporte ventilatório parcial proporcional à ativação elétrica do diafragma durante a inspiração, mensurada a partir de um eletrodo presente em um cateter esofágico. O disparo do ciclo respiratório é determinado pela atividade elétrica do diafragma com o objetivo de melhorar a interação paciente-ventilador e diminuir o número de assincronias que podem contribuir significativamente para atraso na interrupção do suporte ventilatório e aumento no tempo de ventilação mecânica.

TESTES DE RESPIRAÇÃO ESPONTÂNEA

Os testes de respiração espontânea são utilizados antes da extubação para verificar a habilidade do paciente em se manter em respiração espontânea. Cerca de 80% dos pacientes submetidos à ventilação mecânica por mais de 48 horas conseguem ser extubados após o primeiro TRE. Nos primeiros estudos eram utilizados testes com duração de 30 a 120 minutos e atualmente é preconizada a realização de 30 minutos de teste, tempo suficiente para o aparecimento dos sinais de intolerância (Quadro 1).

Durante a realização do TRE o paciente deve estar monitorado; a qualquer sinal de intolerância (Quadro 1), o teste deve ser interrompido e o paciente deve ser reconduzido à VMI com os parâmetros anteriormente ajustados para recuperação funcional do sistema respiratório. Recomenda-se nova tentativa após 24 horas, uma vez que a realização diária do TRE pode estar relacionada a um menor tempo de VMI. Existem diversas formas de realizar o TRE, descritas a seguir.

Quadro 1 Sinais de intolerância ao TRE

Taquipneia – Frequência respiratória > 35 ipm
Hipoxemia – Saturação periférica de oxigênio < 90%
Taquicardia – Frequência cardíaca > 140 bpm (ou aumento de 20% do basal)
Hipertensão – PA sistólica > 180 mmHg (ou aumento de 20% do basal)
Hipotensão – PA sistólica < 90 mmHg (ou queda de 20% do basal)
Sudorese
Alteração do nível de consciência – Agitação, sonolência, torpor, coma

TRE com tubo T

É realizado com uma peça em forma de T com uma das saídas conectadas a uma macronebulização com suporte de oxigênio, outra diretamente ao tubo endotraqueal e uma para o ambiente, evitando a reinalação de dióxido de carbono. Para identificar uma extubação de prontidão o paciente é retirado da ventilação mecânica e submetido ao teste de tubo T por um período de 30 minutos, durante o qual deve ser monitorado para identificação de possíveis sinais de intolerância. O TRE com tubo T também pode ser utilizado como treinamento de *endurance* para pacientes dependentes crônicos da ventilação mecânica, com progressão no tempo de duração de acordo com a tolerância do paciente.

TRE com ventilação com suporte pressórico (PSV)

É um modo ventilatório espontâneo, ciclado a fluxo e limitado à pressão, que pode ser utilizado como método de desmame a partir da redução progressiva do nível pressórico até 5 a 7 cmH_2O, com PEEP < 8 cmH_2O. Deve-se respeitar a tolerância do paciente, que é considerado apto à extubação após período de 30 a 120 minutos de teste sem apresentar sinais de intolerância (Quadro 11.1). Este modo ventilatório auxilia na compensação da resistência imposta pelo tubo endotraqueal, além de reduzir o trabalho e o consumo de oxigênio pelos músculos respiratórios.

O teste com tubo T e em modo ventilatório PSV é o mais utilizado na prática clínica e vários estudos foram realizados na tentativa de verificar qual seria o melhor método para TRE. Até o momento não foi identificada superioridade entre os métodos no que diz respeito a sucesso de extubação, reintubação, mortalidade na UTI ou pneumonia. Uma recente metanálise concluiu que o esforço respiratório em tubo T é maior do que em PSV, porém o tubo T reflete de uma maneira mais acurada a condição fisiológica pós-extubação.

USO DE PROTOCOLOS DE DESMAME – EVIDÊNCIA ATUAL

Protocolos de desmame – definição

De um modo geral, os protocolos são estruturados para tomada de decisões a partir de algumas condições preestabelecidas, que, por sua vez, delineiam um fluxo de procedimentos até um determinado fim. Este padrão ou logística de trabalho pode ser contestado em algumas circunstâncias, razão pela qual foram realizados alguns estudos inéditos e revisões a respeito da eficácia e efetividade dos protocolos.

Breve revisão e recomendações atuais – vale a pena seguir protocolos?

Em 2014, Blackwood et al. publicaram uma revisão sistemática sobre o efeito dos protocolos de desmame em reduzir o tempo que o paciente criticamente enfermo permanece no ventilador mecânico. Os resultados demonstraram que, em comparação com o não uso de protocolos, a média do tempo total de uso da ventilação mecânica foi 26% menor com o uso de protocolos. A duração do tempo gasto no desmame foi reduzida em 70%, e o tempo de internação foi 11% menor com o uso de protocolos.

Em janeiro de 2017, a American Thoracic Society publicou um guia prático clínico intitulado *An Official American Thoracic Society/American College of Chest Physicians Clinical Practice Guideline: Liberation from mechanical ventilation in critically ill adults. Rehabilitation protocols, ventilator liberation protocols, and cuff leak tests.* Neste guia, Girard et al. organizaram questões clínicas relevantes e realizaram uma revisão sistematizada da literatura com o fim de respondê-las. A segunda questão do guia foi: "Os adultos hospitalizados e ventilados mecanicamente por 24 horas ou mais deveriam ser manejados com ou sem protocolo de liberação do ventilador?". A recomendação sugere o uso de protocolos no manejo de adultos hospitalizados em uso de ventilação mecânica por 24 horas ou mais. A recomendação é condicional, com evidência considerada baixa. Além disso, não há evidência suficiente para recomendar qualquer protocolo em relação a outros, portanto os protocolos realizados por meio de computadores ou com profissionais podem ser usados da mesma forma. Entretanto, a recomendação reconhece o valor dos protocolos na redução da duração da ventilação mecânica, do tempo de internação na UTI e na redução de uso de recursos. Portanto, embora o nível de evidência tenha sido considerado baixo, o *guideline* recomenda o uso de quaisquer protocolos de desmame.

Conclusão

Na prática clínica, o uso de protocolos pode ser um desafio, principalmente pela falta de aderência da equipe. Entretanto, a liberação da ventilação mecânica, quando bem-sucedida, tem um impacto muito positivo ao paciente, inclusive com melhora no prognóstico a curto e longo prazos. Dessa forma, torna-se válido um esforço constante para a implementação de protocolos adequados para cada realidade.

ESTRATÉGIAS DE MANEJO DO DESMAME PROLONGADO OU DIFÍCIL

Desmame difícil – definição

Parte dos pacientes permanece por mais tempo com o suporte ventilatório. As causas são muito variadas e geralmente estes pacientes têm maior dificuldade de passar no teste de respiração espontânea. A identificação deste grupo de pacientes é importante para que o manejo adequado seja feito.

O Consenso Internacional de Desmame, publicado em 2007 por Boles et al., propõe uma classificação de acordo com o número de TRE realizados, que traduz a maior ou menor dificuldade para a remoção da VM. Este Consenso classificou o desmame como: simples (pacientes que passam no TRE e são extubados na primeira tentativa); difícil (pacientes que falham no primeiro teste e requerem até três TRE ou até 7 dias de desmame após o primeiro TRE para o sucesso do desmame); prolongado (pacientes que falham em 3 testes ou mais, ou requerem mais de 7 dias de desmame após o primeiro TRE).

Em janeiro de 2017, Beduneau et al. publicaram um estudo no qual propuseram uma modificação da classificação do Consenso de 2007, com o objetivo de melhor adaptação à rotina clínica em relação à operacionalidade em todos os casos de pacientes com VM em diferentes ambientes. Os grupos foram definidos da seguinte forma:

- Grupo sem desmame: pacientes que nunca realizaram qualquer tentativa de separação da VM.
- Grupo 1 (desmame curto): a primeira tentativa resultou em término do processo de desmame dentro de 24h (por sucesso ou morte precoce).
- Grupo 2 (desmame difícil): o desmame foi encerrado após mais de um dia, mas em menos de uma semana, após a primeira tentativa de retirada (por sucesso ou morte).
- Grupo 3 (desmame prolongado): o desmame não terminou após 7 dias da primeira tentativa de separação (por sucesso ou morte).

Estas classificações são importantes para a realização de estudos epidemiológicos, projetos de qualidade, análise comparativas, de custos, ensaios clínicos, entre outros. Segundo os autores, a classificação proposta permitiu a classificação de todos os pacientes em grupos significativos. Os grupos apresentaram morbidade e mortalidade muito diferentes, definidas pelo tempo entre a primeira tentativa de retirada e término do desmame.

O desmame considerado difícil e prolongado apresenta, em ambas as definições, o insucesso na tentativa inicial. A identificação da causa desta primeira falha é importante para que a próxima tentativa tenha êxito.

Estratégias de manejo no desmame difícil

Algumas estratégias podem ser aplicadas pelo fisioterapeuta, a partir da identificação dos possíveis fatores que levaram ao insucesso, como uso de ventilação não invasiva (VNI) após a extubação, de cateteres de alto fluxo, treinamento da musculatura respiratória e mobilização precoce.

Uso de VNI no período pós-extubação

O uso de VNI após a extubação é uma prática bastante comum na prática clínica. A recomendação da ATS/CHEST (2017) é: "para pacientes com alto risco de falência da extubação, com uso de VM por mais de 24 horas, e que tenham passado no teste de respiração espontânea, recomenda-se a extubação e o uso preventivo de VNI". Esta recomendação foi classificada como forte e a evidência, como moderada.

Uso de cateteres de alto fluxo após a extubação

O cateter de alto fluxo é uma técnica de oxigenoterapia na qual o oxigênio é ofertado ao paciente por meio de uma cânula nasal (*prong*), aquecido e umidificado, fracionado de acordo com a necessidade do paciente. Os altos fluxos geram um baixo nível de pressurização nas vias aéreas e podem também reduzir o espaço morto, proporcionando a "lavagem" do CO_2. Este fator pode estar associado com a redução do trabalho ventilatório. Além disso, o uso de cateter de alto fluxo nos casos de insuficiência respiratória aguda tem sido associado a maiores níveis de oxigenação e de conforto, quando comparado à oxigenoterapia convencional. Além disso, há a hipótese de que os cateteres de alto fluxo poderiam reduzir efeitos adversos da VNI, como o aumento do volume corrente, que poderia acarretar em piores resultados em pacientes com IRpA.

O uso de cateteres de oxigenoterapia de alto fluxo após a extubação tem sido estudado como alternativa à aplicação de VNI e de oxigenoterapia convencional (com máscaras de Venturi ou cateteres nasais). Duas metanálises publicadas em 2017 concluíram que o uso de cateteres de alto fluxo reduz a taxa de reintubação em pacientes com insuficiência respiratória aguda. Entretanto, o uso de cateteres de alto fluxo não foi associado à redução de mortalidade (Monro-Sommerville, 2017 CCM).

Diante do exposto, conclui-se que o uso de cateter de alto fluxo é uma opção terapêutica viável para os pacientes com IRpA no período pós-extubação. Embora não tenha apresentado redução na mortalidade, houve redução nas taxas de reintubação e vantagens relacionadas ao conforto do paciente.

Mobilização precoce e treinamento da musculatura respiratória

Os benefícios da reabilitação física de pacientes com VM na UTI têm apresentado evidência crescente. A reabilitação precoce, iniciada após um ou dois dias do início da VM, tem se mostrado segura, factível e benéfica. Entre os benefícios, destacam-se: redução do tempo de VM, melhora na capacidade de exercício e da funcionalidade à alta hospitalar, e redução do tempo de internação na UTI e no hospital. Em virtude da importância da reabilitação na evolução do desmame ventilatório, o *guideline* ATS/CHEST de 2017 faz a seguinte recomendação: para adultos hospitalizados com uso de VM por 24h ou mais, sugere-se o uso de protocolos de reabilitação precoce. Ainda não há evidência de superioridade de um protocolo em relação a outro, mas a recomendação tem fundamentos na redução da duração da VM, no aumento da probabilidade de estar apto a caminhar à alta, redução nos custos e no uso de recursos. Isso reforça ainda mais o papel fundamental do fisioterapeuta no processo de reabilitação precoce em UTI.

O treinamento da musculatura inspiratória em pacientes na fase de desmame da VM pode ser realizado com o ajuste da sensibilidade do ventilador ou com o uso de um aparelho com carga pressórica. Uma revisão sistemática publicada por Elkins et al. concluiu que o treinamento pode ser benéfico para pacientes em desmame da VM em UTI. Entre os benefícios estão: melhor padrão ventilatório, maiores taxas de sucesso do desmame, redução no tempo de internação e no tempo de uso de VNI após a extubação. Os autores ressaltam a importância do uso de protocolos bem direcionados por avaliação criteriosa e sob supervisão constante do fisioterapeuta, com cuidados redobrados em relação à segurança do paciente. A análise de subgrupo revelou que os pacientes que já tiveram falha na tentativa de desmame apresentaram maiores benefícios com o treinamento. Embora ainda haja a necessidade de mais estudos para confirmar a efetividade do treinamento muscular inspiratório no período de desmame e após a extubação, o treinamento pode ser considerado como uma estratégia terapêutica a ser aplicada pelo fisioterapeuta na UTI.

FLUXOGRAMA DE DESCONTINUAÇÃO DO SUPORTE VENTILATÓRIO INVASIVO

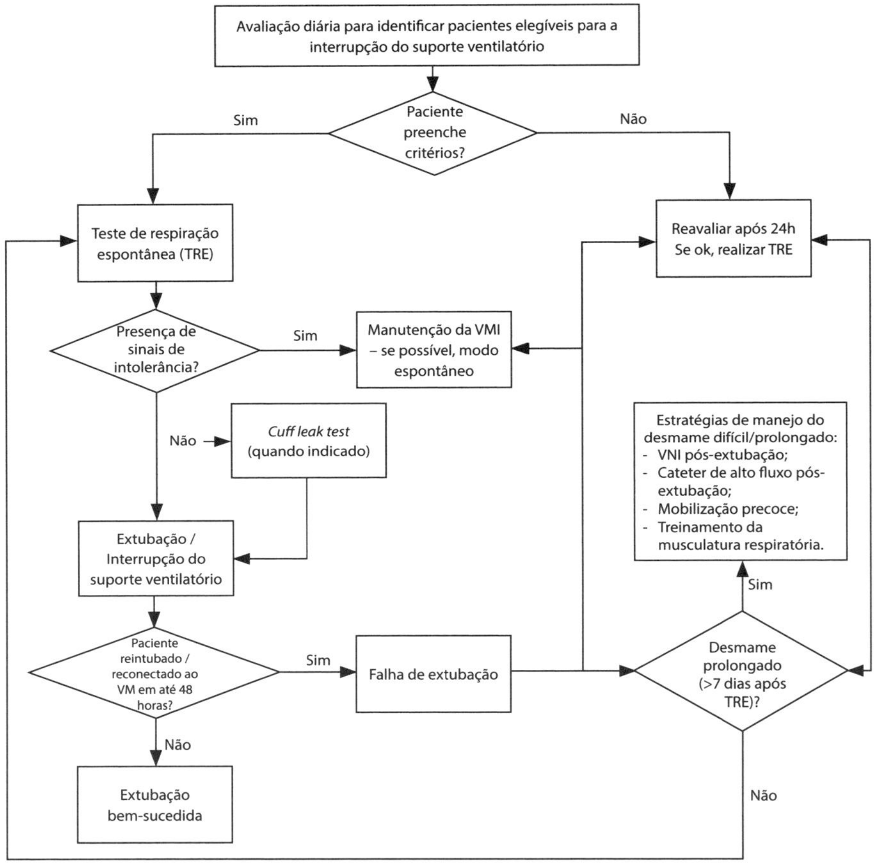

Figura 2 Fluxograma do processo de desmame na UTI.

REFERÊNCIAS BIBLIOGRÁFICAS

Barbas CSC, Isola AM, Farias AMC. Diretrizes brasileiras de ventilação mecânica. Associação de Medicina Intensiva Brasileira (AMIB) – Comitê de Ventilação Mecânica Sociedade Brasileira de Pneumologia e Tisiologia (SBPT) – Comissão de Terapia Intensiva da SBPT. 2013.

Béduneau G, Pham T, Schortgen F, Piquilloud L, Zogheib E, Jonas M, et al. Epidemiology of Weaning Outcome according to a New Definition. The WIND Study. Am J Respir Crit Care Med. 2017 Mar 15;195(6):772-83.

Blackwood B, Alderdice F, Burns KEA, Cardwell CR, Lavery G, O'Halloran P. Protocolized versus non-protocolized weaning for reducing the duration of mechanical ventilation in critically ill adult patients. In: Cochrane Database of Systematic Reviews. 2010.

Boles J-M, Bion J, Connors A, Herridge M, Marsh B, Melot C, et al. Weaning from mechanical ventilation. Eur Respir J. 2007 May;29(5):1033-56.

Brochard L, Rauss A, Benito S, Conti G, Mancebo J, Rekik N, et al. Comparison of three methods of gradual withdrawal from ventilatory support during weaning from mechanical ventilation. Am J Respir Crit Care Med. 1994;150(4):896-903.

Burns KEA, Lellouche F, Nisenbaum R, Lessard MR, Friedrich JO. Automated weaning and SBT systems versus non-automated weaning strategies for weaning time in invasively ventilated critically ill adults. Cochrane Database Syst Rev. 2014 Sep 9;(9):CD008638.

Elkins M, Dentice R. Inspiratory muscle training facilitates weaning from mechanical ventilation among patients in the intensive care unit: a systematic review. J Physiother. 2015 Jul;61(3):125-34.

Esteban A, Alía I, Gordo F, Fernández R, Solsona JF, Vallverdú I, et al. Extubation outcome after spontaneous breathing trials with T-tube or pressure support ventilation. The Spanish Lung Failure Collaborative Group. Am J Respir Crit Care Med. 1997 Aug;156(2 Pt 1):459-65.

Esteban A, Alía I, Tobin MJ, Gil A, Gordo F, Vallverdú I, et al. Effect of spontaneous breathing trial duration on outcome of attempts to discontinue mechanical ventilation. Spanish Lung Failure Collaborative Group. Am J Respir Crit Care Med. 1999 Feb;159(2):512-8.

Esteban A, Anzueto A, Frutos F, Alía I, Brochard L, Stewart TE, et al. Characteristics and outcomes in adult patients receiving mechanical ventilation: a 28-day international study. JAMA. 2002 Jan 16;287(3):345-55.

Esteban A, Ferguson ND, Meade MO, Frutos-Vivar F, Apezteguia C, Brochard L, et al. Evolution of mechanical ventilation in response to clinical research. Am J Respir Crit Care Med. 2008 Jan 15;177(2):170-7.

Esteban A, Frutos F, Tobin MJ, Alía I, Solsona JF, Valverdú I, et al. A comparison of four methods of weaning patients from mechanical ventilation. Spanish Lung Failure Collaborative Group. N Engl J Med. 1995 Feb 9;332(6):345-50.

Ferreira JC, Diniz-Silva F, Moriya HT, Alencar AM, Amato MBP, Carvalho CRR. Neurally Adjusted Ventilatory Assist (NAVA) or Pressure Support Ventilation (PSV) during spontaneous breathing trials in critically ill patients: a crossover trial. BMC Pulm Med. 2017 Nov 7;17(1):139.

Frat J-P, Thille AW, Mercat A, Girault C, Ragot S, Perbet S, et al. High-flow oxygen through nasal cannula in acute hypoxemic respiratory failure. N Engl J Med. 2015 Jun 4;372(23):2185-96.

Frutos-Vivar F, Esteban A. Our paper 20 years later: how has withdrawal from mechanical ventilation changed? Intensive Care Med. 2014 Oct;40(10):1449-59.

Girard TD, Alhazzani W, Kress JP, Ouellette DR, Schmidt GA, Truwit JD, et al. An official American Thoracic Society/American College of Chest Physicians Clinical Practice Guideline: Liberation from mechanical ventilation in critically ill Adults. Rehabilitation protocols, ventilator liberation protocols, and cuff leak tests. Am J Respir Crit Care Med. 2017 Jan 1;195(1):120-33.

Ladeira MT, Vital FMR, Andriolo RB, Andriolo BNG, Atallah AN, Peccin MS. Pressure support versus T-tube for weaning from mechanical ventilation in adults. Cochrane Database Syst Rev. 2014 May 27;(5):CD006056.

Llamas-Álvarez AM, Tenza-Lozano EM, Latour-Pérez J. Diaphragm and lung ultrasound to predict weaning outcome: systematic review and meta-analysis. Chest. 2017 Dec;152(6):1140-50.

Mendez-Tellez PA, Needham DM. Early physical rehabilitation in the ICU and ventilator liberation. Respir Care. 2012 Oct;57(10):1663-9.

Ni Y-N, Luo J, Yu H, Liu D, Ni Z, Cheng J, et al. Can high-flow nasal cannula reduce the rate of endotracheal intubation in adult patients with acute respiratory failure compared with conventional oxygen therapy and noninvasive positive pressure ventilation?: A systematic review and meta-analysis. Chest. 2017 Apr;151(4):764-75.

Ou X, Hua Y, Liu J, Gong C, Zhao W. Effect of high-flow nasal cannula oxygen therapy in adults with acute hypoxemic respiratory failure: a meta-analysis of randomized controlled trials. CMAJ. 2017 Feb 21;189(7):E260-7.

Peñuelas Ó, Thille AW, Esteban A. Discontinuation of ventilatory support: new solutions to old dilemmas. Curr Opin Crit Care. 2015 Feb;21(1):74-81.

Rose L. Strategies for weaning from mechanical ventilation: a state of the art review. Intensive Crit Care Nurs. 2015 Aug;31(4):189-95.

Sklar MC, Burns K, Rittayamai N, Lanys A, Rauseo M, Chen L, et al. Effort to breathe with various spontaneous breathing trial techniques. A physiologic meta-analysis. Am J Respir Crit Care Med. 2017 Jun 1;195(11):1477-85.

Seção IV

Recursos terapêuticos aplicados

CAPÍTULO 12

Oxigenoterapia e manobras de higiene brônquica

Priscila Araújo

CASO CLÍNICO

L.M., 75 anos, sexo feminino, deu entrada no pronto-socorro com antecedentes de hipertensão arterial sistêmica e diabete melito tipo II. Na entrada se apresentava consciente, com f 32 rpm, referindo dispneia, $SatO_2$ 82% em ar ambiente, com história de febre e tosse com secreção amarelada há 2 semanas. Ausculta pulmonar com roncos e estertores crepitantes em base D.

Radiografia de tórax apresentava opacidade heterogênea com broncograma aéreo em base D. Nos exames laboratoriais observava-se aumento significativo de leucócitos e PCR (proteína C reativa), e a seguinte gasometria arterial: pH 7.39; PaO_2 53 mmHg; $PaCO_2$ 43,3; HCO^-_3 25,6; BE:1; $SatO_2$ 82%.

Paciente com diagnóstico de pneumonia de comunidade. Foi iniciado antibiótico pela equipe médica. Avaliação pela equipe de fisioterapia indica oxigenoterapia e auxílio à higiene brônquica.

A oxigenoterapia escolhida foi máscara de nebulização com fluxo de oxigênio a 8 L/min, em razão da hipoxemia observada no oxímetro de pulso e confirmada pela gasometria arterial. Após uma hora, paciente mantém hipoxemia, com gasometria: pH 7.30; PaO_2 55 mmHg; $PaCO_2$ 47; HCO^-_3 22; BE 1; $SatO_2$ 80%. Foi aumentado o fluxo de oxigênio para 10 L/m. Diante da piora, a equipe médica opta por intubação orotraqueal (IOT).

Após IOT, foi verificado peso ideal de 57 kg e a ventilação mecânica foi ajustada em ventilação com volume controlado (VCV) com: VC 400 mL; PEEP 06 cmH_2O; FiO_2 60%, fluxo 40 L/m; f 22 rpm. Durante fisioterapia respiratória, o terapeuta optou por alterar o modo ventilatório para ventilação com pressão controlada (PCV), a fim de manter um fluxo e volume corrente livre e otimizar a manobra de compressão brusca.

Quando havia dois fisioterapeutas disponíveis eram realizadas manobras de higiene brônquica com insuflador manual (*bag squeezing*). Caso houvesse apenas um terapeuta era realizada compressão torácica associada à vibração com o paciente conectado ao ventilador mecânico, sem uso de insuflador manual. Após as manobras de higiene brônquica era realizada aspiração de cânula orotraqueal. Para otimizar as manobras manuais era realizada drenagem postural durante a terapia.

Houve melhora dos parâmetros clínicos e laboratoriais, alterado modo ventilatório para PSV com: PS 7 cmH_2O, PEEP 5 cmH_2O; FiO_2 40%; f 18 rpm; $SatO_2$ 95%. Na gasometria arterial: pH 7,37; PaO_2 80 mmHg; $PaCO_2$ 43; HCO^-_3 22; BE 1; $SatO_2$ 95%. Após teste de respiração espontânea a paciente foi extubada e iniciou-se oxigenoterapia com máscara de Venturi a 40%, mantida $SatO_2$ 92%.

Após a extubação foi mantida a terapia com drenagem postural associada a manobras de compressão torácica e tosse assistida, com saída de grande quantidade de secreção amarelada semiespessa. Foi associado o uso de *shaker* durante a terapia e a paciente foi orientada a também utilizá-lo fora da terapia. A paciente também foi orientada a realizar *huffing* e drenagem autóloga.

Após a remoção de secreção a $SatO_2$ subiu para 95%, a válvula da máscara de Venturi foi substituída pela de 35% e assim progressivamente. Quando havia aumento da $SatO_2$ acima de 90% a fração inspirada de oxigênio da máscara era reduzida até chegar a 24%; quando ficou abaixo desse valor, a máscara foi retirada e a paciente se manteve em ar ambiente.

Durante toda a evolução da paciente foram mantidas três sessões de fisioterapia com manobras de higiene e a paciente foi orientada a continuar realizando as manobras autólogas no intervalo das terapias.

OXIGENOTERAPIA

No caso descrito, a oxigenoterapia consistiu em nebulização e máscara de Venturi. Entre os sistemas de entrega de oxigênio, temos sistemas de baixo fluxo e sistemas de alto fluxo.

Sistemas de baixo fluxo

São sistemas de baixo fluxo o cateter nasal, a máscara de nebulização, a máscara de reinalação parcial e a máscara de não reinalação. Os sistemas de baixo fluxo são caracterizados por uma entrega de fluxo de oxigênio menor que a demanda de fluxo ventilatório do paciente. A fração inspirada de oxigênio pode ser maior ou menor, dependendo do fluxo inspiratório do paciente, pois o fluxo de oxigênio entregue será diluído no ar ambiente.

Cateter nasal

Cânulas nasais podem ser usadas com fluxos de até 6 L/min em adultos e fluxos menores ou iguais a 4 L/min não precisam ser umidificados. Deve-se tomar cuidado em estimar a fração inspirada de oxigênio, pois pode haver grandes flutuações, já que depende do fluxo inspirado do paciente. Cânulas nasais podem promover de 24 a 40% de fração inspirada de oxigênio.

Máscara de nebulização

As máscaras podem ser usadas com fluxo de 5 a 10 L/min, e deve ser mantido sempre um fluxo mínimo de 5 L/min para evitar a reinalação de CO_2. As máscaras de nebulização podem promover de 35 a 50% de fração inspirada de oxigênio, dependendo do fluxo administrado e do fluxo inspirado pelo paciente.

Máscara de reinalação parcial

É uma máscara simples com reservatório, e o suprimento de oxigênio deve manter pelo menos um terço do reservatório cheio durante a inspiração do paciente. Deve-se manter um fluxo de 6 a 10 L/min e o sistema pode promover de 40 a 70% de fração inspirada de oxigênio.

Máscara não reinalante

A máscara não reinalante é semelhante à máscara de reinalação parcial; o que a difere são as válvulas unidirecionais: uma válvula é mantida entre a máscara e o reservatório para evitar que o ar expirado retorne ao reservatório e se misture com o ar a ser inspirado. Outras válvulas são mantidas na máscara a fim de evitar a mistura entre o ar inspirado e o ar ambiente. Deve se manter um fluxo mínimo de 10 L/m, o sistema pode promover de 60 a 80% de fração inspirada de oxigênio.

Sistemas de alto fluxo

São sistemas de alto fluxo: a máscara de Venturi e o cateter nasal de alto fluxo. Os sistemas de alto fluxo são caracterizados por uma entrega de fluxo de ar maior que a demanda de fluxo ventilatório do paciente. A fração inspirada de oxigênio é controlada pelo sistema e se mantém fixa.

Máscara de Venturi

O efeito Venturi ocorre quando o ar ou outro fluido entra por um estrangulamento e, consequentemente, sua velocidade aumenta e sua pressão cai. A queda de pressão e o aumento de velocidade podem ser conhecidos aplicando-se a equação de Bernoulli.

Partindo deste princípio, a máscara de Venturi possui intermediários que têm diâmetros conhecidos e fluxos predeterminados. Quando o fluxo de oxigênio passa pelo estrangulamento do intermediário, sua velocidade aumenta e a pressão cai. A queda da pressão faz com que ar externo seja aspirado pelos orifícios laterais causando uma mistura de ar com fração de oxigênio fixa. Os intermediários devem ter fluxo mínimo predeterminado pelo fabricante para cada fração de oxigênio desejada, porém o aumento no fluxo de oxigênio não aumentará esta fração de oxigênio final.

A máscara de Venturi fornece de 24 a 50% de oxigênio. Os intermediários têm cores diferentes, determinadas pelo fabricante. O fluxo mínimo e a fração inspirada de oxigênio devem estar descritas em cada válvula.

Cateter nasal de alto fluxo

É uma técnica de entrega de gás aquecido e umidificado com fração inspirada de oxigênio de 21 a 100%, com fluxo máximo de 60 L/min. Em adultos o equipamento tem três componentes: uma interface (*prong* ou cânula nasal), um sistema de entrega de gás para controle de fluxo e fração inspirada de oxigênio e um umidificador. O *prong* ou cânula nasal é específico para uso em alto fluxo, porém semelhante em tamanho e aparência aos usados em terapias de baixo fluxo.

Este é um sistema novo de entrega de oxigênio que promove outros benefícios além do incremento na fração inspirada de oxigênio. Vem sendo amplamente estudado e os artigos citam como benefícios: redução da resistência via aérea, baixo nível de pressão positiva e redução de espaço morto nasofaríngeo.

Indicações

- Hipoxemia: quando a concentração de oxigênio do sangue arterial (PaO_2) for menor que 60 mmHg ou a saturação ($SatO_2$) for menor que 90% em indivíduos respirando em ar ambiente ou quando a PaO_2 e/ou $SatO_2$ estiver abaixo da faixa desejada em uma situação específica.
- Em situações agudas em que há risco de hipoxemia, bem como em pequenos procedimentos, cirurgia, anestesia, trauma severo.
- Infarto agudo do miocárdio ou angina instável: a suplementação de oxigênio é indicada quando ocorre cianose, congestão pulmonar ou insuficiência respiratória associada. Habitualmente a suplementação é mantida por até 4 horas até o desaparecimento da dor. A administração desnecessária de oxigênio por tempo prolongado pode causar vasoconstrição sistêmica e ser prejudicial.
- Situações como malária, sepse grave, sepse severa, estado de mal epiléptico: a indicação de uso de oxigênio é relativa e deve ser observada com atenção.

Em condições nas quais a entrega de oxigênio para os tecidos está prejudicada, recomenda-se o aporte de oxigênio abaixo de uma saturação periférica de 94%.

- Gestantes e emergências obstétricas: a saturação periférica deve ser mantida acima de 95% para manutenção da vitalidade fetal.

Atenção: vale ressaltar que uma saturação periférica de oxigênio (SpO_2) de 90% corresponde ao início da parte íngreme da curva de dissociação de oxigênio pela hemoglobina e representa uma margem segura em que o suprimento de oxigênio é suficiente.

Toxicidade

Com PaO_2 maior que 60 mmHg pode ocorrer depressão da ventilação em pacientes retentores de dióxido de carbono (CO_2) em ar ambiente.

Com FiO_2 maior de 50% podem ocorrer atelectasias por absorção em decorrência de depleção do nitrogênio, diminuição da atividade mucociliar e da atividade leucocitária. Os sintomas aparecem depois de um determinado período latente que diminui com o aumento da PaO_2. Em indivíduos normais os primeiros sinais de toxicidade aparecem depois de 10 horas do oxigênio a 100%. Clinicamente pode ser dividida em três partes: traqueobronquite, síndrome da angústia respiratória aguda e fibrose pulmonar intersticial.

Oxigênio a 100% pode ser tolerado de 24 a 48 horas sem danos sérios ao tecido e a exposição mais prolongada pode causar danos definitivos. Os radicais livres derivados do oxigênio são provavelmente o fator etiológico que desenvolve a toxicidade e leva aos danos teciduais.

Neonatos e prematuros expostos a altas concentrações de oxigênio podem desenvolver retinopatia, doença pulmonar crônica e hemorragias intraventriculares.

MANOBRAS DE HIGIENE BRÔNQUICA

Indivíduos normais produzem de 10 a 100 mL de muco por dia, que são eliminados pelo movimento mucociliar. Muitos fatores podem dificultar essa remoção, como idade, tabagismo, exposição ambiental, doenças pulmonares e condições neuromusculares degenerativas.

As manobras de higiene brônquica têm a intenção de aumentar a mobilização e expectoração das secreções e minimizar os danos causados pelo seu acúmulo.

Definição

As manobras de higiene brônquica usam meios físicos ou mecânicos para alterar o fluxo de ar, mobilizar a secreção e facilitar sua remoção.

Indicação

Manobras de higiene brônquica são indicadas para indivíduos que apresentam alterações da função mucociliar e do mecanismo de tosse ou que têm comprometimento da habilidade de mobilizar e expectorar a secreção. O diagnóstico precoce e a implementação da terapia com técnicas de higiene brônquica, associados ao manejo médico das infecções e inflamação de via aérea, podem reduzir a morbidade e mortalidade associadas a doenças pulmonares crônicas e doenças neurorrespiratórias. A escolha da técnica apropriada para cada paciente requer conhecimento integral da função e limitações, assim como do cognitivo do paciente e da gravidade da doença pulmonar.

Manobras de higiene brônquica manuais

Tosse assistida

Durante o processo normal de tosse o indivíduo faz uma inspiração profunda, fecha a glote, aumenta a pressão intratorácica com a ativação de músculos expiratórios (principalmente músculos abdominais), abre a glote rapidamente e, em virtude da alta pressão intratorácica, o fluxo expiratório é muito mais rápido que na expiração e faz com que a secreção seja removida.

A tosse assistida consiste em uma aplicação de força pelo fisioterapeuta com ambas as mãos sobre o abdome superior após a inspiração profunda do paciente e o fechamento da glote. Isso faz com que os músculos abdominais tenham melhor apoio e atuem de forma mais eficaz no aumento da pressão intratorácica, tornando melhor o processo ativo de tosse.

Compressão torácica

Durante a expiração normal ocorre relaxamento dos músculos inspiratórios, a força elástica dos pulmões promove aumento da pressão intratorácica e o ar se desloca para fora sem ação dos músculos expiratórios.

A compressão torácica consiste em uma aplicação de força pelo fisioterapeuta sobre os arcos costais, bilateral ou unilateralmente, durante a fase expiratória, promovendo elevação da pressão intratorácica e consequente aceleração do fluxo expiratório.

Vibração torácica

O fisioterapeuta provoca a vibração com tensão e contração muscular dos ombros e braços, aplicando-a com ambas as mãos sobre a parede torácica do paciente, durante a fase expiratória, para promover a mobilização da parede aderida. A frequência necessária para obter a efetividade da manobra é de 3 a 6 Hz, com 10 a 20 minutos de aplicação contínua.

Huffing (técnica da expiração forçada)

A técnica da expiração forçada foi descrita pela primeira vez em 1968, e usava uma ou duas expirações forçadas com a glote aberta partindo de baixos ou médios volumes pulmonares, precedidas e seguidas de um período de respiração diafragmática controlada e relaxada com respirações lentas e profundas. As secreções mobilizadas das vias aéreas distais para proximais eram expectoradas e o processo era repetido. A técnica da expiração forçada deve ser explicada ao paciente de forma clara, pois é realizada de forma ativa. Os seguintes passos devem ser seguidos:

- Faça 3 a 5 respirações lentas e profundas, inspirando pelo nariz e exalando pela boca, usando respiração diafragmática.
- Inspire profundamente e segure de 1 a 3 segundos.
- Expire até médio ou baixo volume pulmonar (para limpar as secreções de vias aéreas periféricas).
- Faça uma inspiração normal e expire contraindo músculos abdominais e de parede torácica com a boca e a glote aberta (*huffs*); repita várias vezes.
- As secreções serão conduzidas para vias aéreas maiores, exalando de altos para médios volumes pulmonares. Repita de duas a três vezes.
- Faça diversas respirações diafragmáticas relaxadas antes do próximo esforço de tosse.

Ciclo ativo da respiração

O ciclo ativo da respiração é uma combinação de respirações controladas, expansão torácica e técnica de expiração forçada. A respiração controlada é descrita como uma respiração diafragmática em que o tórax superior e os ombros estão relaxados enquanto o sujeito respira com volume corrente e frequência normais. A expansão torácica é um exercício simples, com inspirações com volume corrente maior que o normal, seguidas de uma expiração normal. O maior volume aumentaria o fluxo de ar nas vias aéreas periféricas e, nos canais de ventilação colateral, este incremento de ar otimizaria a mobilização de secreção durante a expiração. Este exercício é limitado a 3 ou 4 ciclos, para evitar fadiga respiratória e hiperventilação. A técnica de expiração forçada (explicada anteriormente) consiste em 2 a 3 expirações forçadas com o uso de músculos abdominais com glote e boca abertas, seguidas de um período de respiração controlada.

- O paciente deve estar relaxado, sentado ou em posição reclinada.
- Faça por vários minutos uma respiração controlada (respiração diafragmática relaxada).
- Faça 3 ou 4 inspirações profundas com expiração passiva (exercício de expansão torácica).
- Retorne a respiração controlada.
- Assim que sentir a secreção em via aérea central, realize 2 a 3 *huffs* (técnica de expiração forçada), começando com baixo volume, seguidos de 2 a 3 *huffs* de alto volume.
- Retorne para a respiração controlada.
- Repita o ciclo de 2 a 4 vezes, conforme o tolerado pelo paciente.

Drenagem autógena

A drenagem autógena consiste em exercícios que usam respiração controlada com diferentes volumes pulmonares para maximizar o fluxo expiratório, sem usar expiração forçada, com o mínimo de fechamento da via aérea. Os exercícios movem a secreção da via aérea de menor calibre para a via aérea de maior calibre em três fases:

- Na fase 1 o paciente realiza inspirações com baixo volume e expira utilizando o volume de reserva expiratório. Repete os ciclos respiratórios até ouvir ou sentir a secreção se acumulando na via aérea. Neste ponto a tosse é suprimida e o paciente inicia a fase 2.
- Na fase 2 o paciente realiza de 10 a 20 inspirações com altos volumes pulmonares e expira utilizando o volume de reserva expiratório, até novamente ouvir ou sentir a secreção.
- Na fase 3 o paciente é orientado a "empurrar" a secreção para fora com inspirações com volume próximo à capacidade vital, seguidas de vários *huffs*.

Para a técnica ser efetiva é necessária muita colaboração do paciente e é recomendada apenas para pacientes acima de 8 anos, que tenham consciência da própria respiração.

Técnicas de oscilação (*flutter, shaker*)

A técnica consiste em aplicar oscilação de alta frequência através de um dispositivo que causará a vibração do ar na via aérea e mobilizará a secreção pulmonar. O dispositivo é um tubo de plástico com um bocal em uma das extremidades e na outra extremidade uma bola de alta densidade, que descansa em um cone circular. Durante a expiração ativa a oscilação da bola gera uma resistência ao fluxo de ar que cria uma oscilação na via aérea, a qual pode ser modulada pela inclinação do dispositivo. Esta oscilação altera as propriedades viscoelásticas do muco, facilitando sua remoção.

Drenagem postural

A drenagem postural é o uso de várias posições do paciente para orientar os brônquios cheios de secreção, com a expectativa de que a gravidade possa auxiliar na drenagem da secreção. Determinar a localização dos brônquios cheios de secreção é a chave para estabelecer quais posições do paciente usar. O tempo requerido em cada posição do paciente depende da quantidade, da viscoelasticidade e da adesividade do muco.

Insuflação e exsuflação mecânica (*cough assist*)

O aumento do volume inalado durante a fase inspiratória da tosse pode aumentar a efetividade da tosse. Isto porque a fase inspiratória da tosse otimiza as propriedades de tensão muscular dos músculos expiratórios e aumenta a tensão de recolhimento do tecido pulmonar.

Equipamentos de insuflação e exsuflação mecânica promovem aumento do volume inspiratório com o uso de pressão positiva, que pode ser aplicada no paciente através de máscara facial ou de adaptador em prótese traqueal. O aumento do volume inspiratório pode aumentar em até 80% o fluxo expiratório durante a tosse. Para aumentar a eficácia da tosse, a inspiração é seguida pela aplicação de uma pressão negativa por um período de 1 a 3 segundos.

Para otimizar a tosse, pode ser realizada compressão torácica durante a fase expiratória.

Manobras de hiperinsuflação manual

A hiperinsuflação manual é uma técnica usada pelos fisioterapeutas para realizar reexpansão pulmonar e para auxiliar na remoção de secreções em pacientes submetidos à ventilação mecânica. Sua administração requer que o paciente seja desconectado do ventilador mecânico e conectado a um reservatório para que o fisioterapeuta possa realizar ventilações manuais. Quando aplicada para remoção de secreção, é recomendado que o fisioterapeuta use tempo inspiratório prolongado (com compressão lenta do reservatório) e um curto tempo expiratório curto (com liberação rápida do reservatório).

O fluxo inspiratório lento e o fluxo expiratório mais rápido favorecem o movimento da secreção das vias aéreas distais em direção à boca. Para que a manobra seja efetiva, o pico de fluxo expiratório deve ser 10% mais rápido que o pico de fluxo inspiratório. Manobras de compressão torácica podem ser usadas na fase expiratória como auxílio para a aceleração de fluxo.

Durante as manobras o fisioterapeuta pode alterar tempo inspiratório e expiratório, fluxo, pico de pressão inspiratório e volume corrente. Se não forem controlados, estes fatores podem alterar a efetividade do procedimento. O pico de pressão inspiratório não deve passar de 40 cmH_2O para evitar riscos de barotrauma. Não há limites de volume corrente recomendados, porém altos volumes devem ser evitados por diminuir o retorno venoso e contribuir para volutrauma.

Aspiração

A aspiração endotraqueal é definida como uma terapia de higiene brônquica quando o paciente utiliza via aérea artificial (tubos nasotraqueal, orotraqueal e traqueostomia). Envolve a aspiração mecânica de secreções pulmonares a fim de reduzir o risco de obstrução e ventilação inadequada. No entanto, o procedimento possui riscos e complicações, entre elas sangramento por lesão de mucosa (oral, nasal ou traqueal), atelectasia, hipoxemia, instabilidade cardiovascular, aumento da pressão intracraniana, infecção, náusea, vômito, broncoespasmo, agitação psicomotora, reflexo vasovagal.

Técnica

A técnica de aspiração endotraqueal divide-se em dois sistemas, de aspiração aberta ou fechada, e com profundidade superficial ou profunda. O sistema aberto requer a desconexão do paciente do ventilador mecânico, enquanto o sistema fechado envolve a ligação de uma sonda estéril e fechada ao circuito do ventilador, o que permite o procedimento de aspiração através da via aérea artificial sem desconectar o paciente do ventilador. A profundidade do método pode ser dividida em superficial, em que a sonda é inserida na extensão do tubo endotraqueal, ou profunda, que realiza uma aspiração além do tubo endotraqueal, alcançando a traqueia ou os brônquios, geralmente até a resistência ser sentida; a sucção deve ser iniciada após a retirada da sonda em 1 cm. O uso do sistema fechado de aspiração é recomendado para adultos com altos valores de FiO_2 ou PEEP, ou em risco de desrecrutamento pulmonar.

Pressão de sucção

Recomenda-se a utilização da pressão de sucção mais baixa possível durante a aspiração. Em adultos, é recomendado que não ultrapasse 150 mmHg.

Pré-oxigenação

Sugere-se que a pré-oxigenação seja considerada se o paciente tiver uma redução clinicamente importante na saturação de oxigênio com o procedimento.

É recomendada, em adultos e crianças, a entrega de 100% de oxigênio e na população neonatal, 10% do oxigênio basal, 30 a 60 segundos antes do procedimento, a fim de evitar hipoxemia severa durante ou logo após o procedimento.

Posicionamento e tamanho recomendado da sonda

O paciente deve ser posicionado em decúbito dorsal no leito com elevação da cabeceira a 30°, com a cabeça centralizada e em posição neutra. Sugere-se a utilização de uma sonda de aspiração que ocupe menos de 50% do lúmen do tubo endotraqueal em crianças e adultos, e menos de 70% em lactentes.

Tempo do procedimento

A duração do evento de aspiração deve ser limitada em até 15 segundos, reduzindo a queda da PaO_2 e da capacidade residual funcional. Vale ressaltar que a sucção não deve ser aplicada durante a inserção da sonda.

Procedimento estéril

As diretrizes para controle de infecção hospitalar de cada serviço devem ser seguidas. A técnica estéril é encorajada durante todo o processo de aspiração.

Instilação de solução salina

A prática de instilação de solução salina diretamente na via aérea artificial tem como objetivo estimular tosse e auxiliar na remoção de secreções tenazes. No entanto, não existe evidência suficiente para apoiar esta hipótese, não sendo recomendada a instilação de solução salina rotineiramente antes de iniciar a aspiração.

Aspiração de vias aéreas superiores

A técnica de aspiração nasotraqueal e da cavidade oral é considerada a finalização do trabalho de higiene brônquica. Devem-se utilizar sondas maleáveis, de calibre compatível com a anatomia da narina do paciente. A técnica deve ser realizada após a aspiração endotraqueal, seguindo as cavidades nasal e oral, a fim de evitar a contaminação. A sonda pode ser lubrificada na ponta com anestésico (xilocaína gel), a sonda deve ser introduzida na linha mediana e próxima ao assoalho da cavidade nasal, em direção à traqueia. Durante o procedimento, se houver alguma resistência, não deve se forçar sua introdução, bem como não acionar a aspiração. Deve-se aspirar intermitente e lentamente, tomando o devido cuidado com a parede da mucosa nasal, a fim de evitar traumas. A cavidade oral deve ser cuidadosamente aspirada, a fim de eliminar secreções e saliva em excesso. O cuidado com reflexo nauseoso e possível broncoaspiração deve ser atentamente observado.

- A aspiração da via aérea superior apresenta contraindicações relativas em pacientes com fratura de ossos da face, tumor de bases de crânio, epistaxe maciça, instabilidade hemodinâmica e arritmia.
- A aspiração da via aérea superior apresenta contraindicações absolutas em pacientes com fratura de base de crânio, obstrução nasal fixa, fratura ou tumor de base de crânio com fístula liquórica e cirurgia transfenoidal.

Manobra PEEP-ZEEP

Na manobra de pressão expiratória final positiva-pressão expiratória final zero (PEEP-ZEEP), ao elevarmos a PEEP, alcançarmos alvéolos adjacentes através da ventilação colateral. Essa distribuição do gás desloca o muco aderido à sua parede. Ao diminuir a PEEP para zero (manobra ZEEP), modifica-se o padrão do fluxo expiratório a fim de auxiliar na remoção de secreções.

Para realização da manobra, a PEEP é elevada para 15 cmH_2O no início da inspiração, com a pressão de pico limitada em 40 cmH_2O. Após a realização de cinco ciclos respiratórios no nível de pressão predeterminada, a PEEP foi reduzida para zero, de modo abrupto, aumentando a PEEP ao valor inicial na próxima inspiração.

Considerações:

- Pacientes com fratura de costela, plaquetopenia e pós-operatório abdominal com perionostomia possuem contraindicação absoluta em manobras de higiene brônquica manuais.
- No pós-operatório de cirurgia abdominal, deve-se ter cautela sobre a manobra escolhida.
- A manobra de PEEP-ZEEP não deve ser utilizada em pacientes com contraindicação ao aumento da PEEP.

REFERÊNCIAS BIBLIOGRÁFICAS

Antunes dos Santos F, Scheneider Júnior L, Forgiarini Júnior L, Veronezi J. Effects of manual rib-cage compression versus PEEP-ZEEP maneuver on respiratory system compliance and oxygenation in patients receiving mechanical ventilation. Rev Bras Ter Intensiva. 2009;21(2):155-61.

Bennett BG, Thomas P, Ntoumenopoulos G. Effect of inspiratory time and lung compliance on flow bias generated during manual hyperinflation: a bench study. Respir Care. 2015 Oct;60(10):1449-58.

Bott J, Blumenthal S, Buxton M, Ellum S, Falconer C, Garrod R, et al. Guidelines for the physiotherapy management of the adult, medical, spontaneously breathing patient. Thorax. 2009;64:i1-i52.

Davis M, Walsh B, Sittig S, Restrepo R. AARC Clinical Practice Guideline: Blood Gas Analysis and Hemoximetry: 2013. Respiratory Care. 2013;58(10):1694-703.

Fink JB. Forced expiratory technique, directed cough, and autogenic drainage. Respir Care. 2007 Sep;52(9):1210-21.

Gaunt K, Spilman S, Halub M, Jackson J, Lamb K, Sahr S. High-Flow Nasal Cannula in a Mixed Adult ICU. Respir Care. 2015;60(10):1383-9.

Guideline AARC. Endotracheal suctioning of mechanically ventilated patients with artificial airways. Respir Care. 2010;55(6).

Heffner J. The story of oxygen. Respir Care. 2012;58(1):18-31.

Iannucci Maziero R, José A. A aspiração nasotraqueal e suas possíveis intercorrências durante o procedimento em adultos. ConScientiae Saúde [Internet]. 2006;(5):75-81.

III Consenso Brasileiro de Ventilação Mecânica: Fisioterapia no paciente sob ventilação mecânica. J Bras Pneumol. 2007;33(Supl 2):S 142-S 150.

Kallet R, Branson R. Should oxygen therapy be tightly regulated to minimize hyperoxia in critically ill patients? Respir Care. 2016;61(6):801-17.

Kallstrom TJ; American Association for Respiratory Care (AARC). AARC Clinical Practice Guideline: oxygen therapy for adults in the acute care facility—2002 revision & update. Respir Care. 2002 Jun;47(6):717-20.

Lester MK, Flume PA. Airway-clearance therapy guidelines and implementation. Respir Care. 2009 Jun;54(6):733-50; discussion 751-3. Review. PubMed PMID:19467161.

Markovitz GH, Colthurst J, Storer TW, Cooper CB. Effective inspired oxygen concentration measured via transtracheal and oral gas analysis. Respir Care. 2010 Apr;55(4):453-9.

McCool FD, Rosen MJ. Nonpharmacologic airway clearance therapies: ACCP evidence-based clinical practice guidelines. Chest. 2006;129 (1 Suppl.):250S-259S.

McIlwaine M, Button B, Dwan K. Positive expiratory pressure physiotherapy for airway clearance in people with cystic fibrosis. Cochrane Database Syst Rev. 2015.

Mckoy N, Wilson L, Saldanha I, Odelola O, Robinson K. Active cycle of breathing technique for cystic fibrosis. Cochrane Database of Systematic Reviews. 2016.

Moreira Lima Lobo D, Albuquerque Cavalcante L, Bucharles Mont'Alverne G. Applicability of bag squeezing and zeep maneuvers in mechanically ventilated patients. Rev Bras Ter Intensiva. 2010;22(2):186-91.

Nagata K, Morimoto T, Fujimoto D, Otoshi T, Nakagawa A, Otsuka K, et al. Efficacy of high-flow nasal cannula therapy in acute hypoxemic respiratory failure: decreased use of mechanical ventilation. Respir Care. 2015;60(10):1390-6.

Nedel W, Deutschendorf C, Moraes Rodrigues Filho E. High-flow nasal cannula in critically ill subjects with or at risk for respiratory failure: a systematic review and meta-analysis. Respir Care. 2016;62(1):123-32.

Nishimura M. High-flow nasal cannula oxygen therapy in adults: physiological benefits, indication, clinical benefits, and adverse effects. Respir Care. 2016;61(4):529-41.

Strickland S, Rubin B, Drescher G, Haas C, O'Malley C, Volsko T, et al. AARC Clinical Practice Guideline: Effectiveness of Nonpharmacologic Airway Clearance Therapies in Hospitalized Patients. RespirCare. 2013;58(12):2187-2193.

Trevisanuto D, Doglioni N, Zanardo V. The management of endotracheal tubes and nasal cannulae: the role of nurses. Early Hum Dev. 2009;85(10):S85-S87.

Van der Schans CP. Conventional chest physical therapy for obstructive lung disease. Respir Care. 2007 Sep;52(9):1198-206.

Vargas F, Saint-Leger M, Boyer A, Bui NH, Hilbert G. Physiologic effects of high-flow nasal cannula oxygen in critical care subjects. Respir Care. 2015 Oct;60(10):1369-76.

Volsko TA. Airway clearance therapy: finding the evidence. Respir Care. 2013 Oct;58(10):1669-78.

Capítulo 13

Manobras e exercícios de reexpansão pulmonar

Cibele Cristine Berto Marques da Silva
Adriana Claudia Lunardi

INTRODUÇÃO

A ventilação pulmonar é o volume de ar que entra e sai dos pulmões a cada minuto e ocorre pela interação do centro nervoso da respiração (bulbo) com as estruturas musculoesqueléticas e toracoabdominais. Alterações nessa interação podem levar ao comprometimento da ventilação pulmonar e ao consequente colapso alveolar. Os alvéolos são as estruturas responsáveis pela troca gasosa e sua excursão depende das variações de pressão transpulmonar. A pressão transpulmonar é a diferença entre as pressões no interior do alvéolo (P_{alv}) e na superfície do pulmão ou na pleura (P_{pl}) ($P_{tp} = P_{alv} - P_{pl}$). Portanto, quanto maior a pressão transpulmonar, maior o volume de ar que entra nos pulmões. Dessa forma, a negativação da pressão pleural ou o aumento da pressão alveolar promovem expansão pulmonar.

O termo reexpansão pulmonar é comumente utilizado na prática fisioterapêutica para referenciar manobras e exercícios que visam à melhora da expansão pulmonar. Reconhecer as indicações e contraindicações, bem como dominar as principais manobras e exercícios de reexpansão pulmonar, é fundamental para o profissional fisioterapeuta.

Neste capítulo, abordaremos as manobras e exercícios de reexpansão pulmonar mais comuns na prática clínica do fisioterapeuta. Para fins didáticos, dividiremos em manobras extratorácicas e intratorácicas e exercícios de reexpansão pulmonar. Não há consenso da nomenclatura, portanto, incluiremos as variações mais utilizadas.

INDICAÇÕES

A indicação mais importante de terapia de reexpansão é a hipoventilação pulmonar, que pode ocorrer consequente a atelectasia, fraqueza dos músculos respiratórios ou procedimentos cirúrgicos no tórax ou abdome e, ainda, após terapia de remoção de secreção para restaurar ventilação em áreas obstruídas por muco. Várias técnicas podem ser eficientes na prevenção ou tratamento da hipoventilação pulmonar. No entanto, cada situação clínica pode privilegiar a eleição da técnica mais adequada no momento. Técnicas mais ativas, como cinesioterapia respiratória e uso de incentivadores respiratórios, devem ser priorizadas quando o paciente está colaborativo, já que outras capacidades como a cognição e a movimentação dos braços são estimuladas concomitantemente, em detrimento das técnicas passivas. Por outro lado, no tratamento de atelectasias maiores ou em quadros de fraqueza muscular, quando estes já apresentarem repercussões clínicas, como queda da saturação de O_2 de 4 pontos do basal ou abaixo de 86% ou presença de sinais de desconforto respiratório, as técnicas mais potentes com o uso de pressão positiva são mais bem indicadas em virtude de seu efeito imediato na insuflação pulmonar, evitando a progressão da insuficiência respiratória.

A terapia de reexpansão pulmonar engloba uma variedade de modalidades de cuidados respiratórios destinados a prevenir ou corrigir distúrbios na ventilação pulmonar. As modalidades mais comuns incluem padrões de respiração profunda, associados ou não a movimentos de membros superiores (cinesioterapia respiratória), incentivadores respiratórios, exercícios com pressão positiva contínua (CPAP) ou intermitente nas vias aéreas (RPPI) e manobra de compressão torácica associada a reflexos miotáticos. Além disso, é importante ressaltar que várias técnicas de reexpansão pulmonar podem ser associadas no tratamento do mesmo paciente, quando indicado. Por exemplo, pacientes com alto risco de complicações pulmonares podem realizar cinesioterapia respiratória ou exercício com pressão positiva na presença do terapeuta, enquanto o incentivador respiratório pode ser orientado a ser usado entre os atendimentos. Também é possível realizar cinesioterapia respiratória associada ao incentivador respiratório para que o paciente visualize a "quantidade" de ar deslocada se houve dificuldade de entendimento ou adesão à terapia, entre outras combinações.

Quadro 1 Contraindicações absolutas às manobras de reexpansão pulmonar

Pneumotórax não drenado
Fraturas de costelas
Hemoptise
Instabilidade hemodinâmica

MANOBRAS DE REEXPANSÃO PULMONAR

Recursos manuais ou extratorácicos

Reflexo miotático ou compressão e descompressão torácica ou descompressão torácica abrupta

É a compressão manual exercida no tórax durante a expiração, seguida por descompressão abrupta ao final da expiração e início da inspiração. Seu efeito baseia-se na maior negativação da pressão pleural promovida pela compressão/descompressão abrupta com aumento do fluxo de ar para a região pulmonar que se pretende reexpandir.

Recursos instrumentais ou intratorácicos

Incentivadores respiratórios

Também conhecidos como inspirômetros de incentivo, são equipamentos que promovem *feedback* visual do deslocamento do fluxo ou volume de ar feito pelo paciente, o que o encoraja a realizar a manobra inspiratória adequadamente e estabelece um objetivo para melhora do desempenho na atividade. Existem duas modalidades de incentivadores respiratórios: os orientados a fluxo e os orientados a volume (Figura 1). Ambos têm seu funcionamento baseado em uma manobra de inspiração máxima sustentada, partindo da capacidade residual funcional (CRF) e alcançando a capacidade pulmonar total (CPT). Porém, no incentivador respiratório orientado a fluxo, como o Respiron®, o aumento do fluxo inspiratório causa um deslocamento maior e mais rápido das bolinhas; ao passo que, no incentivador orientado a volume, como o Voldyne®, o fluxo lento e progressivo causa maior deslocamento do êmbolo central.

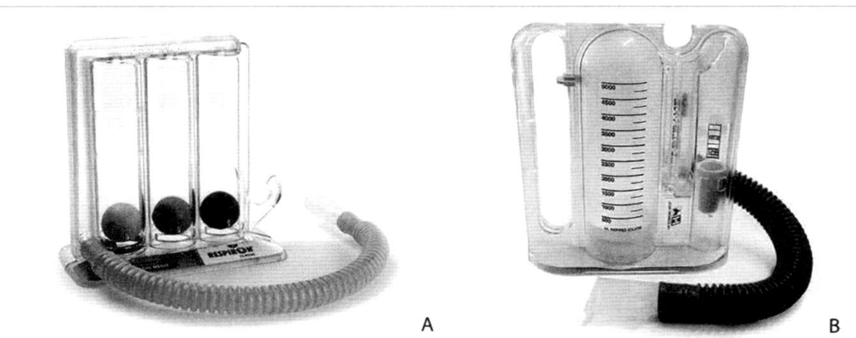

A B

Figura 1 A: incentivador respiratório a fluxo. B: incentivador respiratório a volume.

As principais indicações de uso do incentivador respiratório são: risco para complicação pulmonar pós-operatória; presença de atelectasia; disfunção diafragmática; restrição total ou parcial ao leito. É fundamental que o paciente esteja colaborativo e com bom controle da dor, no caso de pós-operatório ou presença de dreno torácico. Uma vantagem deste tipo de técnica é que, depois que o paciente está familiarizado com o equipamento e realizando a manobra adequadamente, ele pode realizá-la nos intervalos dos atendimentos supervisionados. Outra vantagem é que é possível progredir na técnica com aumento visível para o paciente do volume ou bolinhas deslocados, além do número de repetições.

Ambos os tipos devem ser orientados para uso com o paciente sentado e a partir de uma expiração, seguida de uma inspiração lenta e máxima, com sustentação final de pelo menos 2 segundos antes da expiração. O número de repetições e o intervalo de descanso entre as séries devem variar com o quadro clínico do paciente e com a dificuldade observada pelo terapeuta durante o treinamento de uso do equipamento. Nem sempre os pacientes são capazes de realizar adequadamente 3 séries de 10 repetições. Pacientes com maior fraqueza muscular terão maior benefício ao realizarem menos repetições com maior intervalo entre as séries, já que o objetivo é promover expansão pulmonar e não treinamento dos músculos respiratórios.

Os incentivadores respiratórios a volume impõem menor ativação de musculatura respiratória com obtenção de maior volume toracoabdominal comparado aos incentivadores a fluxo. Em idosos, ambos os tipos de incentivadores promovem aumento de volume toracoabdominal similar, também com melhora similar de sincronia (deslocamento dos compartimentos torácicos no tempo). Entretanto, há maior ativação da musculatura respiratória com o uso do incentivador a fluxo.

Exercícios com pressão positiva

A respiração com pressão positiva nas vias aéreas é uma terapia comum para a expansão pulmonar, fornecendo uma pressão positiva inspiratória para criar o gradiente de pressão necessário para causar o fluxo de ar para dentro dos pulmões. A respiração com pressão positiva nas vias aéreas previne e trata atelectasias pulmonares, ajuda a mobilizar a secreção e melhora a complacência pulmonar em pacientes com ou sem risco de complicações pulmonares.

A RPPI pode ser feita com aparelhos específicos, como o Reanimador de Muller®, o Bird Mark7®, ou com uma adaptação do ventilador mecânico microprocessado. Ela é aplicada com o uso de máscara facial, com ou sem válvula de PEEP, dependendo do sistema. O paciente deve, preferencialmente, permanecer sentado e o terapeuta ajusta o nível de pressão inspiratória que considera suficiente para visualmente detectar expansão torácica, sem o risco de causar barotrauma no paciente. Quando há opção do uso de válvula de PEEP, o nível de pressão inspiratória deve sempre ser superior ao nível da pressão expiratória. Séries de repetições de respirações com RPPI devem ser feitas, preferencialmente, duas vezes ao dia, até o exame físico e/ou a radiografia torácica mostrarem reversão do quadro pulmonar.

A CPAP pode ser feita com o uso de aparelhos de geração de fluxo de uso hospitalar, com equipamentos de ventilação domiciliar para apneia do sono ou em uma adaptação do ventilador mecânico microprocessado. Segue os mesmos preceitos da RPPI, com a diferença de que os níveis de pressões inspiratória e expiratória são os mesmos. É importante o terapeuta considerar que, eventualmente, a resistência que o fluxo de ar causa durante a expiração pode aumentar o trabalho dos músculos respiratórios e levar o paciente à fadiga, com piora dos sintomas. A supervisão presencial do terapeuta é fundamental para o sucesso do emprego desta técnica de reexpansão pulmonar, já que, além de observar a efetividade, é importante vigiar efeitos colaterais como vômito, presença de borbulhamento no dreno torácico ou fobia.

O ajuste do nível de pressão positiva durante o uso da CPAP pode ser baseado na doença de base ou situação clínica atual do paciente. Por exemplo, em pacientes com DPOC, níveis de 10 cmH_2O parecem ser mais adequados para expansão pulmonar com segurança, e em pacientes com dreno torácico por derrame pleural o nível adequado para maior expansão pulmonar é de 15 cmH_2O. Por outro lado, essas pressões podem dificultar a expiração do paciente pela alta resistência imposta pelo fluxo de ar. Cabe ao fisioterapeuta encontrar o equilíbrio entre uma pressão que realmente seja capaz de expandir os pulmões sem aumento do trabalho expiratório. Nestes casos, a observação do padrão respiratório, com especial atenção ao esforço abdominal durante a expiração, além da ausculta pulmonar, deve guiar o fisioterapeuta ao melhor ajuste da pressão na CPAP.

EXERCÍCIOS DE REEXPANSÃO PULMONAR

Cinesioterapia respiratória (CR)

Consiste na associação da respiração com movimentos de segmentos corporais, principalmente de membros superiores (MMSS). A CR é, na verdade, uma abordagem bastante ampla, que pode ser indicada em situações clínicas diversas, não apenas visando à melhora da expansibilidade pulmonar. Entretanto, vamos nos ater à indicação desta técnica para reexpansão pulmonar.

Posição do paciente

O principal músculo da respiração é o diafragma e, portanto, a posição de primeira escolha para promover sua excursão é a de sedestação com apoio dos pés, uma vez que, em decúbito, além da restrição da superfície de apoio à caixa torácica, a gravidade atuando sobre o conteúdo abdominal exerce uma força de oposição à excursão diafragmática. Entretanto, há casos em que o paciente pode estar impossibilitado de deixar o leito, tornando as posições de decúbito lateral e decúbito elevado, as alternativas de escolha.

Posição do terapeuta

Com o paciente em sedestação, o terapeuta deve posicionar-se lateralmente e até posteriormente ao paciente, a depender do comando realizado e da necessidade de assistência prestada pelo terapeuta durante a execução do movimento pelo paciente. Recomenda-se evitar que o terapeuta permaneça de frente para o paciente durante a CR, como prevenção de exposição desnecessária a fluxos expiratórios, tosse e até episódios de êmese do paciente.

Respiração

Antes de associar a respiração aos movimentos de segmentos corporais, recomenda-se iniciar a orientação da respiração ao paciente. Para tal, é de grande ajuda utilizar-se de termos leigos no comando da respiração, como "puxa o ar/enche o peito" para a inspiração e "solta o ar/murcha a barriga" para a expiração. A percepção, pelo paciente, de que a respiração ocorre por movimentos toracoabdominais facilita sua coordenação com os movimentos dos segmentos corporais a serem associados.

Movimentos

A complexidade dos movimentos dos segmentos corporais deve ser gradativa, visando ao aprendizado do paciente. A variação de movimentos é importante para evitar a monotonia e promover maior adesão do paciente à CR.

De acordo com a definição de CR, movimentos, tanto de membros inferiores quanto de tronco, podem ser associados à respiração com o objetivo de promover a reexpansão pulmonar. Porém, a associação com MMSS é mais comum. A contiguidade dos músculos das cadeias respiratória e de MMSS (Figura 2) pode estar associada a um efeito facilitador da técnica.

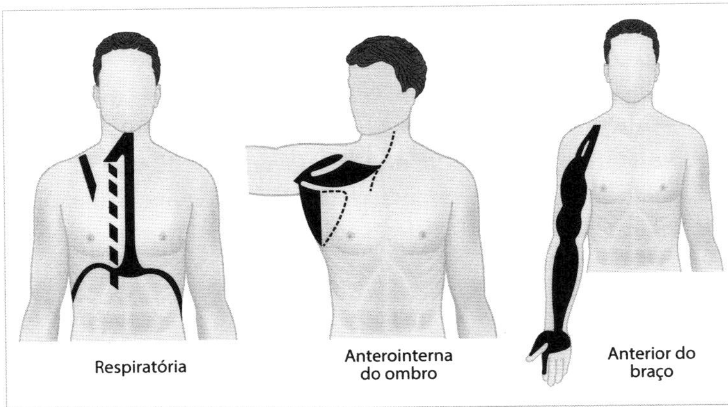

Figura 2 Cadeias musculares respiratória, anterointerna de ombro e anterior de braço.
Fonte: adaptada de https://vidasempresaudavel.com.br/reeducacao-postural-global/.

Movimentos de MMSS

- Abdução de ombros ("alça de balde") (Figura 3A): este movimento se associa com a elevação dos arcos costais, promovendo aumento do diâmetro transverso ou látero-lateral da caixa torácica.
- Flexão de ombros ("braço de bomba) (Figura 3B): este movimento se associa com a anteriorização dos arcos costais, promovendo aumento do diâmetro anteroposterior da caixa torácica.

Portanto, pode-se supor que a sequência de exercícios de CR com abdução e flexão de ombros promove expansibilidades complementares.

O ombro é a articulação que permite ampla variedade de amplitudes de movimento e todas elas podem ser associadas à respiração com o objetivo de CR. Além dos movimentos analíticos, também são possíveis as variações em seus graus diversos, promovendo diagonais. Todos os movimentos, analíticos ou diagonais, podem ser associados à pequena resistência do terapeuta ou à baixa carga com o objetivo de aumentar, reflexamente, a incursão respiratória seguinte, otimizando a expansibilidade.

Exercícios escalonados ou sustentados ou inspiração em tempos

São inspirações incompletas sucessivas intercaladas por pausas. Recomenda-se iniciar a orientação ao paciente em dois tempos, com o seguinte comando: "Puxe 'metade' do ar e segure (terapeuta conta até 3). Agora puxe a outra metade (terapeuta conta até 3). Solte o ar devagar." Progredindo-se para três tempos com o comando: "Puxe um pouquinho de ar e segure (terapeuta conta até 3). Puxe mais um pouquinho e segure (terapeuta conta até 3). Puxe o resto (terapeuta conta até 3). Solte o ar devagar." Da experiência da prática clínica, o paciente dificilmente conseguirá executar mais do que três tempos, e o ganho de expansibilidade não parece ser significativo.

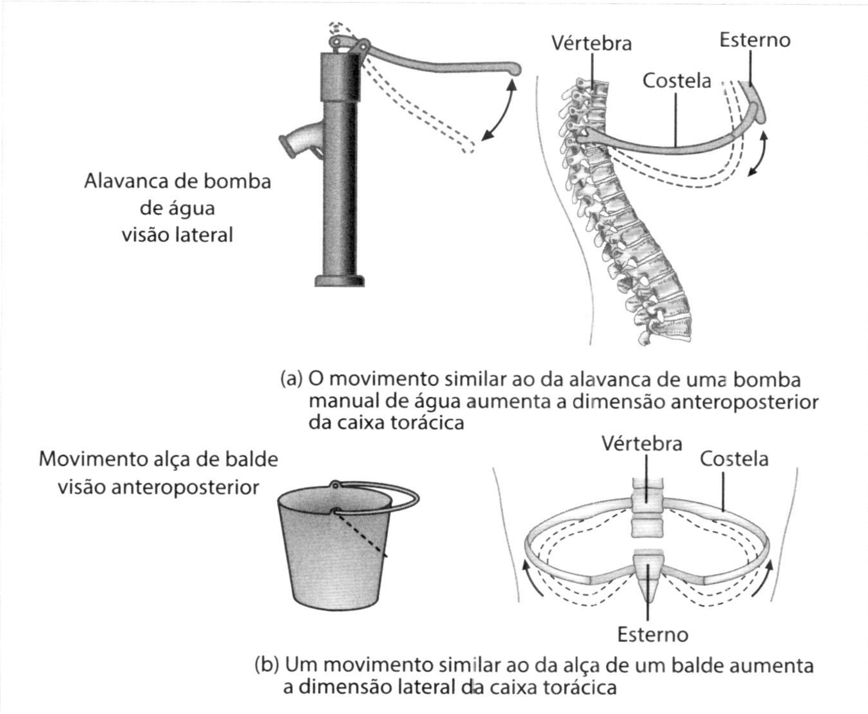

Figura 3 A: braço de bomba; B: alça de balde.

Fonte: https://www.slideshare.net/PedroMiguel156/fisiologia-sistema-respiratrio-2.

Soluços ou suspiros inspiratórios

São volumes inspiratórios nasais curtos e sucessivos até atingir a capacidade inspiratória máxima, seguidos por expiração lenta e suave. Espera-se que haja aumento no volume inspiratório e melhor distribuição da ventilação. As inspirações curtas favorecem pequena variação pressórica intrapulmonar, permitindo ventilar unidades alveolares com constante de tempo elevada.

Expiração abreviada

Consiste na sequência de uma inspiração de pequeno volume de ar, seguida de expiração breve (frenolabial), nova inspiração agora de médio volume de ar, seguida por expiração breve e, por fim, uma inspiração máxima, seguida de expiração lenta e suave. Este exercício mantém uma relação inspiração:expiração de 3:1, objetivando elevada pressão intratorácica para expandir áreas colapsadas. Entretanto, ainda não tem comprovação científica.

Ventilação a partir do volume residual ou exercício respiratório desde o volume residual

Consiste na realização de uma expiração (frenolabial) até o volume residual, com compressão da região torácica superior (alvo desta técnica), seguida por uma inspiração nasal profunda. Nestas condições, o maior deslocamento do fluxo de ar para a região apical seria promovido pela maior permeabilidade das vias aéreas apicais. Entretanto, ainda não tem comprovação científica.

Sustentação máxima da inspiração ou exercício respiratório com inspiração máxima sustentada

Consiste em uma inspiração máxima nasal e lenta, sustentada por 3 segundos, seguida por expiração suave. A inspiração lenta aumenta a força de contração muscular e a pausa promove melhor distribuição do ar.

CONSIDERAÇÕES FINAIS

Manobras e exercícios de reexpansão pulmonar fazem parte da rotina do fisioterapeuta que atua em hospitais ou em atendimento ambulatorial de pacientes com distúrbios respiratórios ou em atendimento domiciliar de pacientes acamados. Existem técnicas intra e extratorácicas, além de exercícios ativos. Cada técnica tem indicações e contraindicações, dependendo da condição clínica do paciente e do nível de hipoventilação presente. Um bom profissional deve ser capaz de escolher a melhor opção terapêutica para cada condição, considerando o potencial do paciente e seu momento na reabilitação. O objetivo deste capítulo foi abordar o maior número de técnicas, como e quando aplicá-las ou não aplicá-las com base na literatura científica atual e na nossa prática profissional.

REFERÊNCIAS

AARC. Clinical Practice Guideline – Incentive Spirometry. Respir Care. 1991;36:1402-5.

Azeredo CAC. Fisioterapia respiratória. Rio de Janeiro: Panamed Suam; 1984. p.184-94.

Carvalho CRF. Fisiopatologia Respiratória. São Paulo: Atheneu; 2005.

Chen YH, Yeh MC, Hu HC, Lee CS, Li LF, Chen NH, et al. Effects of lung expansion therapy on lung function in patients with prolonged mechanical ventilation. Can Respir J. 2016;5624315. doi: 10.1155/2016/5624315.

Cuello GA, Masciantonio L Cuello AF. Patrones respiratorios en distintas afecciones. Corde. 1982;3:48-60.

Dos Santos EDC, Pontes Campos AE, do Carmo OF, Lunardi AC. Comparing high and low levels of continuous positive airway pressure on lung aeration in patients with pleural drainage: A feasibility study for a randomized controlled trial. Physiother Res Int. 2019;24(1):e1753.

Feltrim MIZ. Análise da configuração toracoabdominal e do volume corrente durante a realização de exercícios respiratórios em indivíduos sadios. Tese [doutorado]. São Paulo: Universidade Federal de São Paulo; 1999.

Holanda MA, Fortaleza SC, Alves-de-Almeida M, Winkeler GF, Reis RC, Felix JH, et al. Continuous positive airway pressure effects on regional lung aeration in patients with COPD: a high-resolution CT scan study. Chest. 2010;138(2):305-14.

Kacmarek RM, Stoller JK, Heuer A. Egan's fundamentals of respiratory care. 11. ed. Cleveland: Elsevier; 2017.

Lunardi AC, Paisani DM, Silva CCBMD, Cano DP, Tanaka C, Carvalho CRF. Comparison of lung expansion techniques on the thoracoabdominal mechanics and incidence of pulmonary complications after upper abdominal surgery: a randomized and controlled trial. Chest 2015;148(4):1003-10 doi: 10.1378/chest.14-2696.

Lunardi AC, Porras DC, Barbosa RC, Paisani DM, Marques Da Silva CC, Tanaka C, Carvalho CR. Effect of volume-oriented versus flow-oriented incentive spirometry on chest wall volumes, inspiratory muscle activity, and thoracoabdominal synchrony in the elderly. Respir Care. 2014 Mar;59(3):420-6. doi: 10.4187/respcare.02665.

Lunardi AC, Santos EC, Chiavegato LD. Suporte fisioterápico no pré e pós-operatório de procedimentos torácicos. In: Botter M, Faresin SM, Mariani AW, org. Interfaces clínico-cirúrgicas na medicina torácica. São Paulo: Atheneu; 2015.

Capítulo 14

Estratégias de desinsuflação pulmonar

Mayson Laércio de Araújo Sousa
Geisa Nascimento de Andrade

INTRODUÇÃO

A desinsuflação pulmonar incompleta vem sendo descrita na literatura médica por vários termos, mas os mais comumente utilizados, e adotados neste capítulo, são hiperinsuflação pulmonar dinâmica e pressão positiva expiratória final (PEEP, do inglês *positive end-expiratory pressure*) intrínseca ou auto-PEEP.

No contexto clínico, a hiperinsuflação pulmonar implica um aumento anormal do volume de ar nos pulmões no final da expiração em repouso, refletido por um deslocamento do volume residual (VR) e da capacidade residual funcional (CRF) em direção à capacidade pulmonar total (CPT). Quando a hiperinsuflação decorre de um tempo expiratório insuficiente, interrompido por uma nova inspiração, ela é definida como hiperinsuflação dinâmica ou aprisionamento aéreo. A auto-PEEP, por sua vez, é definida como a diferença entre a pressão alveolar no final da expiração e a pressão na abertura das vias aéreas; desta forma, em pacientes em ventilação mecânica, temos que PEEP total = PEEP programada + auto-PEEP. Alguns fatores causais associados a estas condições clínicas estão descritos no Quadro 1.

A hiperinsuflação pulmonar dinâmica e a auto-PEEP são comuns em pacientes críticos, com sepse, fraqueza muscular respiratória e síndrome do desconforto respiratório, mesmo sem história prévia de doença pulmonar obstrutiva crônica (DPOC), e podem estar associadas a pior prognóstico clínico. Dentre as consequências, podem ser observadas alterações hemodinâmicas, barotrauma, aumento do trabalho respiratório, assincronia paciente-ventilador, dificuldade de monitoração hemodinâmica e da mecânica respiratória, piora da troca gasosa, dispneia e redução da capacidade funcional e da qualidade de vida. Desta forma, a adoção de estratégias para prevenir ou minimizar hiperinsuflação dinâmica e auto-PEEP deve ser realizada de forma consciente e com reavaliações frequentes.

Quadro 1 Fatores causais associados a hiperinsuflação dinâmica e auto-PEEP

Hiperinsuflação dinâmica e auto-PEEP com limitação intrínseca do fluxo expiratório

- Doenças pulmonares obstrutivas (colapso de pequenas vias aéreas e aumento da resistência ao fluxo expiratório)

Hiperinsuflação dinâmica e auto-PEEP sem limitação intrínseca do fluxo expiratório

- Padrão respiratório alterado (p. ex.: respiração rápida e superficial)
- Ajuste inadequado da ventilação mecânica (p. ex.: volume corrente alto)
- Aumento da resistência das vias aéreas (p. ex.: tubo orotraqueal de calibre pequeno)

Auto-PEEP sem hiperinsuflação dinâmica

- Aumento da pressão alveolar por contração exagerada dos músculos expiratórios, com volume corrente baixo ou normal

PEEP: pressão positiva expiratória final.

CASO CLÍNICO – PARTE 1

Paciente de 75 anos, sexo masculino, diagnóstico de DPOC, ex-tabagista, carga tabágica de 60 maços-ano, dependente de oxigênio há 3 anos, realiza tratamento irregular e possui dependência parcial para a realização das atividades de vida diária (AVD). Vem apresentando piora progressiva da dispneia há 5 dias, associada a tosse produtiva, oligúrico, febril. Foi levado ao pronto-socorro hoje, onde evoluiu com insuficiência respiratória aguda e rebaixamento do nível de consciência. Depois da realização de intubação orotraqueal (IOT), início de sedoanalgesia e antibioticoterapia e de receber corticosteroide e diurético, foi transferido para Unidade de Terapia Intensiva (UTI).

À admissão na UTI:

- Sistema neurológico: recebendo sedação e bloqueio neuromuscular contínuos, escala de sedação e agitação de Richmond (RASS, do inglês *Richmond Agitation-Sedation Scale*) = –5.
- Sistema cardiovascular: frequência cardíaca (FC) e pressão arterial média (PAM) normais, recebendo noradrenalina (0,44 mcg/kg/min).
- Sistema respiratório: IOT, em ventilação mecânica com modo pressão controlada, pressão inspiratória (P_{insp}) = 25 cmH_2O, PEEP = 5 cmH_2O, frequência respiratória (FR) = 15 respirações por minuto (rpm), tempo inspiratório (Ti) = 0,9 segundos; fração inspirada de oxigênio (FiO_2) = 0,8 e volume corrente (VC) expiratório = 300 mL. Saturação periférica de oxigênio (SpO_2) = 91%. Ausculta pulmonar: som pulmonar presente com sibilos difusos.

Mecânica respiratória: complacência estática = 70 mL/cmH_2O, resistência de vias aéreas = 18 cmH_2O/L/s, auto-PEEP = 10 cmH_2O. Apresentando as curvas de ventilação mecânica da Figura 1. Gasometria arterial: acidose respiratória, PaO_2/FiO_2 = 200. Radiografia de tórax: hiperinsuflação pulmonar e opacidade heterogênea em base esquerda.

- Sistema renal: anúrico, recebendo furosemida.
- Sistema hematológico/infeccioso: leucócitos = 24.000/mm^3, proteína C reativa (PCR) = 350 mg/L, febril.

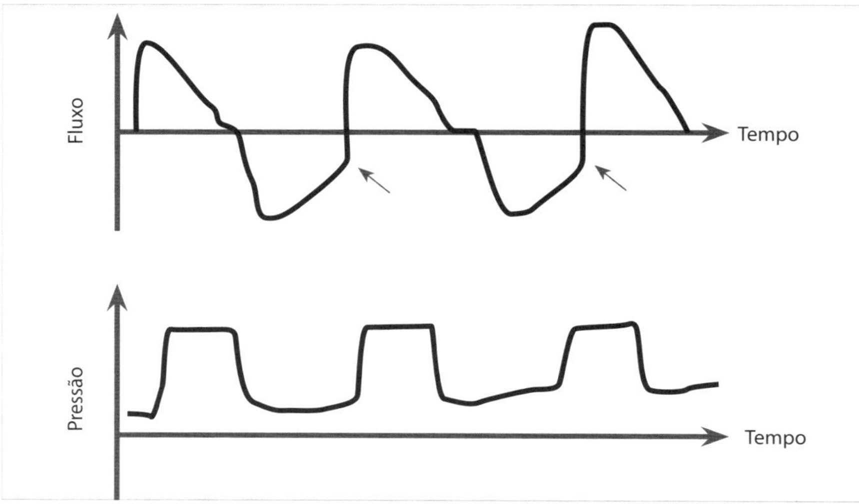

Figura 1 Curvas de fluxo *versus* tempo e pressão *versus* tempo em modo pressão controlada. Pode-se observar que as curvas de fluxo *versus* tempo não retornam para a linha de base no final da expiração, indicando presença de auto-PEEP (setas).

Estratégias de desinsuflação pulmonar no paciente em ventilação mecânica invasiva

O caso clínico descrito neste capítulo apresenta um típico paciente com quadro de exacerbação de DPOC, provavelmente por processo infeccioso e lesão renal aguda. Em casos como este, é comum a ocorrência de colapso de pequenas vias aéreas durante a expiração e aumento da resistência ao fluxo expiratório, que, frequentemente associados a ajustes inadequados da ventilação mecânica, resultam em hiperinsuflação dinâmica e auto-PEEP. A seguir, discutiremos algumas estratégias que poderiam ser utilizadas com o objetivo de desinsuflação pulmonar tanto neste paciente quanto em casos similares (Quadro 2).

Quadro 2 Estratégias para tratar ou reduzir a hiperinsuflação dinâmica e/ou auto-PEEP no paciente intubado

Ajustes dos parâmetros ventilatórios

- Aumento do tempo expiratório e redução do volume-minuto
  - Reduzir a frequência respiratória
  - Reduzir o tempo inspiratório
  - Aumentar fluxo inspiratório
  - Retirar pausa inspiratória
  - Aumento da porcentagem com critério de ciclagem
  - Reduzir o volume corrente
  - Reduzir o nível de pressão inspiratória

Redução da demanda ventilatória

- Reduzir espaço morto
- Controlar ansiedade, dor, febre
- Alterar o modo ventilatório, visando melhorar a sincronia paciente-ventilador
- Ajuste de sedação/bloqueio neuromuscular

Redução da resistência de vias aéreas

- Usar tubo orotraqueal com maior diâmetro possível
- Aspiração frequente de tubo orotraqueal
- Evitar uso de filtros trocadores de calor
- Broncodilatador

Contrabalancear limitação ao fluxo expiratório

- Aplicação de PEEP externa (75-85% da auto-PEEP)

Outras

- Desconexão temporária do ventilador mecânico

PEEP: pressão positiva expiratória final.

Ajuste dos parâmetros ventilatórios

Para reduzir a hiperinsuflação dinâmica e a auto-PEEP podem ser realizados ajustes dos parâmetros ventilatórios com o objetivo de prolongar o tempo expiratório (Te), de forma compatível com o esforço do paciente e com a troca gasosa. Uma melhora do padrão respiratório pode ser atingida com diferentes combinações de VC, FR e fluxo inspiratório.

Durante a ventilação em modos controlados, como no caso clínico apresentado, ou em modos assistidos, pode-se tentar reduzir o Ti ou aumentar o fluxo inspiratório, reduzir a FR e eliminar a pausa inspiratória; desta forma, ocorrerá aumento do Te, reduzindo a relação entre o Ti e o tempo total (Ti/Ttot) ou a relação entre inspiração e expiração (I:E). No modo de ventilação com pressão de suporte, por sua vez, pode-se tentar programar o critério de ciclagem acima de 25% do pico de fluxo inspiratório. Outra estratégia é a redução do VC, diretamente, em modos com volume controlado, ou pela redução da P_{insp}, em modos de pressão controlada.

No entanto, como em geral os ajustes dos parâmetros ventilatórios para reduzir a hiperinsuflação dinâmica e a auto-PEEP resultam em uma redução da ventilação alveolar, deve-se discutir os níveis de pressão arterial de gás carbônico ($PaCO_2$) e pH que serão aceitáveis, considerando uma hipercapnia permissiva ($PaCO_2 < 80$ mmHg e pH > 7,20).

Redução da demanda ventilatória

Durante a ventilação assistida ou espontânea, outro objetivo importante é tentar reduzir a demanda metabólica e, consequentemente, a ventilação-minuto do paciente, com estratégias como controle de agitação, dor e febre. A escolha do modo ventilatório adequado, que proporcione melhor interação com a demanda e os esforços do paciente, também pode diminuir o trabalho respiratório e a hiperinsuflação pulmonar. Além disso, deve-se tentar reduzir o espaço morto do circuito do ventilador o máximo possível.

Redução da resistência de vias aéreas

Para tentar reduzir a hiperinsuflação dinâmica e a auto-PEEP também podem ser utilizadas estratégias que reduzam a resistência das vias aéreas. Deve-se usar o tubo orotraqueal de maior diâmetro possível, compatível com as características dos pacientes, e realizar aspiração orotraqueal sempre que necessário para prevenir acúmulo de secreção no tubo e nas vias aéreas. Além disso, deve-se preferir uso de sistemas de umidificação ativa em vez de filtros trocadores de calor.

O uso de broncodilatadores é outra estratégia que pode reduzir de forma significativa a resistência de vias aéreas por seu efeito relaxante na musculatura lisa brônquica, o que provoca aumento na taxa de esvaziamento pulmonar e redução da hiperinsuflação e auto-PEEP. É importante destacar que o uso do dispositivo de administração adequado é tão relevante quanto os efeitos da droga em si na determinação da resposta terapêutica.

Aplicação de PEEP externa

A aplicação de PEEP externa moderada também é uma estratégia que pode auxiliar a reduzir a auto-PEEP. No entanto, é importante saber que esta estratégia não reduz a hiperinsuflação dinâmica; se ajustada corretamente, a PEEP externa apenas minimiza a diferença entre a pressão alveolar e a pressão de vias aéreas proximal ao ventilador, reduzindo o trabalho respiratório necessário para dispará-lo.

Alguns estudos fisiológicos em pacientes com DPOC em ventilação mecânica invasiva com hiperinsuflação dinâmica e auto-PEEP têm mostrado que a aplicação de PEEP externa em torno de 80% do valor da auto-PEEP não provoca aumento significativo do volume pulmonar e da pressão intratorácica. Apenas o uso de PEEP externa acima do valor da auto-PEEP piora hipersinsuflação pulmonar, mecânica respiratória, hemodinâmica e troca gasosa.

Recomenda-se então a utilização de uma PEEP externa de no máximo 75 a 85% do valor da auto-PEEP. No entanto, essa estratégia não deve ser aplicada para todos os pacientes com obstrução ao fluxo aéreo, mas apenas para os pacientes com auto-PEEP por limitação de fluxo e compressão dinâmica de vias aéreas.

Uma forma prática de avaliar se o paciente se beneficia da aplicação de PEEP externa é observar a resposta a pequenos incrementos do valor da PEEP externa na pressão de platô, que deve diminuir ou não aumentar muito. Se a pressão de platô aumenta mais ou menos na mesma proporção do aumento da PEEP externa, provavelmente não beneficiará o paciente, implicando hiperinsuflação adicional, então a PEEP externa deverá ser reduzida ou retirada.

Como última alternativa, com base na prática clínica, após tentar outras estratégias para reduzir a hiperinsuflação pulmonar, caso o paciente ainda apresente complicações hemodinâmicas importantes, pode-se considerar a possibilidade de desconexão temporária rápida do ventilador mecânico, apenas para desinsuflação, com retorno do paciente para o ventilador logo em seguida.

Todas as estratégias descritas até aqui poderiam ser levadas em consideração para tratar ou minimizar a hiperinsuflação pulmonar no paciente do caso clínico descrito neste capítulo, mas a escolha da melhor intervenção, ou combinação de intervenções, deve ser baseada, principalmente, na causa da hiperinsuflação e nas repercussões da intervenção.

CASO CLÍNICO – PARTE 2

Após uma semana em ventilação mecânica, o paciente respondeu bem à antibioticoterapia e demais medicações, com melhora hemodinâmica e das funções pulmonar e renal. Foi realizado o desmame da sedação e da ventilação mecânica para possível extubação, quando o paciente permaneceu por uma hora com os seguintes parâmetros: ventilação em modo espontâneo, pressão suporte = 12 cmH_2O, PEEP = 8 cmH_2O, FiO_2 = 0,4, FR = 17 rpm, VC = 410 mL, SpO_2 = 95%, sem apresentar apneia e sinais de desconforto respiratório, mantendo-se acordado e responsivo a comandos. Desta forma, após liberação da equipe médica, o paciente foi extubado e instalou-se suporte de oxigênio via cateter nasal a 3 L/min para garantir a SpO_2 > 92%. Entretanto, após duas horas em respiração espontânea, o paciente apresentou-se taquipneico (FR = 28 rpm), com respiração paradoxal, uso de musculatura acessória e SpO_2 86%, com roncos apicais e sibilos expiratórios à ausculta pulmonar.

Estratégias de desinsuflação pulmonar no paciente extubado

A hiperinsuflação pulmonar no paciente extubado ocorre especialmente em doenças pulmonares caracterizadas por obstrução ao fluxo expiratório e aumento da resistência de vias aéreas. Pacientes com DPOC, como na parte 2 do caso clínico, apresentam redução do recolhimento elástico pela destruição do parênquima pulmonar associada à inflamação crônica das vias aéreas. Considerando o quadro de hipersecreção pulmonar observado por meio da ausculta pulmonar com roncos apicais, provavelmente ocasionada pelo quadro de infecção pulmonar em melhora, associada à doença de base, estratégias de higiene brônquica são importantes para reduzir a resistência de vias aéreas neste paciente. Entretanto, o foco da discussão a seguir serão as estratégias para redução da hiperinsuflação pulmonar.

Ventilação mecânica não invasiva

O efeito da pressão positiva na redução da hiperinsuflação pulmonar ainda é controverso. A ventilação não invasiva (VNI) auxilia na redução da dispneia e dos sinais de desconforto respiratório em pacientes com hiperinsuflação pulmonar, principalmente por reduzir a sobrecarga dos músculos respiratórios, comum em pacientes hiperinsuflados, nos quais o posicionamento do músculo diafragma reduz sua capacidade contrátil.

Lopes et al. observaram aumento da capacidade inspiratória imediatamente após e 15 minutos após o uso de pressão positiva contínua nas vias aéreas (CPAP) a 8 cmH_2O, porém, após 30 minutos, a capacidade inspiratória voltou ao seu valor basal. Os autores discutem que a CPAP possivelmente aumenta o tempo expiratório, favorecendo o esvaziamento das unidades pulmonares por meio de uma constante de tempo mais adequada, porém, após 30 minutos sem a CPAP, os pacientes retornam ao seu padrão respiratório basal. Além disso, foi observada redução na resistência das vias aéreas, provavelmente associada à redução do edema de vias aéreas e ao recrutamento de áreas antes colapsadas.

No caso clínico descrito, a VNI com dois níveis de pressão poderia ser utilizada com o objetivo de reduzir o trabalho dos músculos respiratórios e evitar a fadiga, programando uma pressão inspiratória (IPAP) que deixe o paciente confortável, mas sem gerar um volume corrente alto, o que exigiria maior tempo expiratório para esvaziamento pulmonar. A pressão expiratória (EPAP), por sua vez, deve ser ajustada de modo a auxiliar no aumento do tempo expiratório e recrutar as áreas antes colapsadas. Nos aparelhos em que é possível ajustar o tempo inspiratório, a escolha deve ser feita para alcançar a constante de tempo mais adequada para cada paciente.

Respiração frenolabial

A respiração frenolabial é uma técnica em que a expiração é realizada através de uma resistência criada pelo fechamento parcial dos lábios, visando, principalmente, aliviar a dispneia. Esta estratégia tende a reduzir a frequência respiratória e, com isso, aumentar o tempo expiratório para alcançar a desinsuflação pulmonar adequada, além de gerar uma PEEP externa de até 5 cmH_2O, reduzindo assim a compressão dinâmica das vias aéreas. Clinicamente, foi observado aumento do volume corrente e melhora de 5% na SpO_2, como resultado de uma inspiração mais profunda em decorrência da realização da respiração frenolabial.

Entretanto, a respiração frenolabial reduz a dispneia somente em alguns pacientes com DPOC, especialmente naqueles com doença moderada a grave. Foi observada melhor resposta à respiração frenolabial nos pacientes que evoluíram com redução no volume pulmonar no final da expiração e, consequentemente, menor demanda aos músculos respiratórios.

O paciente do caso clínico descrito se beneficiaria da respiração frenolabial especialmente após estabilização do quadro e redução da demanda aos músculos respiratórios. O paciente deve ser orientado a utilizar a respiração frenolabial para controlar a ansiedade e nos momentos de esforço físico para controlar a dispneia, observando sua resposta a esta técnica, pois, a depender do esforço respiratório, será necessária a adoção de outras técnicas, como a VNI.

Treinamento muscular respiratório

O treinamento muscular respiratório (TMI) apresenta bons resultados na redução da dispneia e na melhora da tolerância ao exercício e qualidade de vida em pacientes com DPOC, pois aumenta a força e a resistência dos músculos respiratórios, os quais, pela hiperinsuflação, sofrem maior sobrecarga de trabalho. Entretanto, somente um estudo avaliou os efeitos do treinamento muscular inspiratório sobre a hiperinsuflação dinâmica. Petrovic et al. observaram aumento significativo na fração inspiratória após 8 semanas de TMI em pacientes com DPOC, incluindo exercícios para força com 80% da pressão inspiratória máxima ($PI_{máx}$) e exercícios para resistência com 60% da $PI_{máx}$. No caso clínico descrito, o TMI seria indicado somente após estabilização do quadro de desconforto respiratório.

Heliox

O heliox é uma mistura de gases (70-79% hélio e 21-30% oxigênio) com menor densidade que o ar ambiente, fator que poderia reduzir a resistência de vias aéreas, especialmente por gerar um fluxo menos turbulento nas vias aéreas de maior calibre e nos pontos de ramificação da árvore brônquica.

Em pacientes com crise asmática, o uso do heliox não foi superior ao oxigênio na maioria dos casos. Somente nos pacientes com asma grave o uso do heliox foi mais efetivo em carrear as partículas dos beta-agonistas inalatórios para as vias aéreas distais, assim contribuindo de maneira mais eficiente para reduzir a hiperinsuflação.

Há muitas divergências quanto aos efeitos do heliox em pacientes com DPOC. Em pacientes estáveis com DPOC grave, foi observada redução da CRF em 15% durante o uso do heliox; entretanto, após sua retirada e respiração em ar ambiente, a CRF voltou aos valores basais. Na unidade de emergência, o uso do heliox em pacientes em exacerbação da DPOC e hipercapnia levou a uma redução significativa nas taxas de intubação e mortalidade hospitalar em comparação ao tratamento convencional. Quando associado ao uso de VNI, houve redução do trabalho respiratório e da $PaCO_2$ nos pacientes que utilizaram heliox suplementar em comparação ao uso de oxigênio, possibilitando o uso de menores pressões inspiratórias e, consequentemente, melhor adaptação à VNI. Porém, apesar dos possíveis benefícios do heliox, a disponibilidade limitada e o alto custo são fatores que dificultam sua aplicação clínica.

Terapia com broncodilatador

O uso de broncodilatadores em pacientes com DPOC mostrou bons resultados em repouso. Têm sido observados redução da CRF e aumento da capacidade inspiratória, além de melhora da função pulmonar e da sensação de dispneia. Entretanto, a capacidade de exercício não melhorou após o uso de broncodilatadores em alguns estudos, o que pode ser justificado, em parte, pela inclusão de pacientes nos quais a limitação ao exercício não se deu por causas ventilatórias, pelo uso de doses insuficientes e pelo fato de $^1/_3$ dos pacientes com DPOC não serem responsivos ao uso de broncodilatadores. Além disso, o efeito dos broncodilatadores parece ser mais expressivo nos pacientes com DPOC com maior limitação ao fluxo aéreo.

No caso clínico descrito, em razão do quadro de broncoconstrição observado por meio da ausculta pulmonar com sibilos expiratórios, o uso de broncodilatador provavelmente seria indicado pela equipe médica.

CASO CLÍNICO – PARTE 3

Nos dias seguintes, o paciente evoluiu com melhora importante do desconforto respiratório, utilizando VNI de maneira intermitente e mantendo SpO_2 de 94% com suporte de oxigênio via cateter nasal a 2 L/min. Todavia, o paciente apresentava fraqueza muscular importante, com dificuldade na transferência para poltrona e deambulação pelo quarto. Foram então intensificados os exercícios resistidos e aeróbicos em cicloergômetro, porém o paciente tolerava apenas alguns minutos de treinamento, pois logo referia dispneia importante e apresentava-se taquipneico, com o uso de musculatura acessória, sendo necessário interromper a terapia para repouso e estabilização do quadro.

Estratégias de desinsuflação pulmonar no paciente extubado durante o exercício

O exercício físico aumenta a demanda cardiorrespiratória, com consequente aumento da frequência respiratória e do volume corrente. Como adaptação ao tempo expiratório diminuído, os músculos expiratórios são recrutados de maneira a alcançar uma expiração completa antes de se iniciar a próxima inspiração. Em pacientes com obstrução ao fluxo aéreo, como nos pacientes com DPOC, o recolhimento elástico diminuído e a resistência de vias aéreas aumentadas são fatores que exigem maior tempo expiratório mesmo em repouso. Nestes pacientes, o tempo expiratório durante o exercício físico se torna insuficiente, levando ao aumento do volume pulmonar no final da expiração. Além disso, o recrutamento dos músculos expiratórios leva ao colabamento das vias aéreas à medida que a pressão pleural aumenta, limitando ainda mais a expiração com o aprisionamento de ar. Este mecanismo, conhecido como hiperinsuflação dinâmica, é um dos principais fatores de limitação ao exercício em pacientes com DPOC. A seguir, vamos discutir algumas estratégias para aumentar a tolerância ao treinamento físico e, consequentemente, melhorar a capacidade funcional.

Ventilação mecânica não invasiva

A VNI reduz a percepção de dispneia e aumenta a resistência a exercícios aeróbicos em pacientes com DPOC, porém não foi observada redução no volume pulmonar no final da expiração e melhora da hiperinsuflação dinâmica. Aparentemente o principal efeito da pressão suporte ou da ventilação proporcional assistida seria a redução do trabalho dos músculos respiratórios, fator importante para a melhora da tolerância ao exercício, pois em pacientes com DPOC foi observada redistribuição do fluxo sanguíneo para os músculos respiratórios por sua alta demanda de trabalho, em prejuízo da musculatura periférica, principalmente dos membros inferiores.

O uso da pressão expiratória positiva (PEP) em pacientes com DPOC durante o exercício físico levou à redução da capacidade pulmonar total e da capacidade residual funcional logo após o exercício, entretanto os pacientes que utilizaram a PEP caminharam 30 metros a menos no teste de caminhada de 6 minutos que os pacientes do grupo controle. Os autores relatam que a PEP pode ter exigido maior esforço inspiratório, além de limitar o aumento do volume-minuto por exigir maior tempo expiratório e, consequentemente, menor frequência respiratória, levando ao pior desempenho na realização do teste. Além disso, foram utilizadas pressões entre 10 e 20 cmH_2O. Talvez o uso de menores pressões e de ajustes individualizados poderia ter levado a melhores resultados funcionais.

No caso clínico que estamos discutindo, o uso de VNI com pressão positiva na inspiração e EPAP adequadamente ajustada ao conforto do paciente serão importantes adjuvantes durante os exercícios resistido e aeróbico, possibilitando um treinamento físico mais adequado para que o paciente possa retomar suas atividades.

Respiração frenolabial

Muitos pacientes com DPOC são orientados a adotar a respiração frenolabial de modo a reduzir a sensação de dispneia e aumentar a tolerância ao exercício. Em revisão sistemática recente sobre os efeitos da respiração frenolabial durante o exercício em pacientes com DPOC, foi observada redução do volume-minuto e da frequência respiratória, porém não houve melhora da distância percorrida no teste de caminhada de 6 minutos. Em um dos estudos foi observado aumento na tolerância ao exercício com o uso da respiração frenolabial somente nos pacientes com menor pico de fluxo expiratório, sugerindo que esta estratégia seja mais bem indicada de maneira individualizada e nos pacientes com maior obstrução ao fluxo aéreo. Quanto à hiperinsuflação dinâmica, não houve melhora com o uso da respiração frenolabial, pois a capacidade inspiratória ao final do exercício não foi diferente entre os pacientes que utilizaram a respiração frenolabial e os pacientes do grupo controle. Entretanto, houve grande variação quanto aos métodos de análise da hiperinsuflação e modalidades de exercício físico, sendo necessários mais estudos para definir quais seriam os pacientes que melhor se beneficiariam da respiração frenolabial.

Em nosso caso clínico, instruir o paciente a realizar respiração frenolabial é uma estratégia para que ele tolere um pouco mais a realização dos exercícios, entretanto é preciso estar atento às respostas do paciente a esta estratégia, visto que nem todos respondem da mesma maneira.

CONSIDERAÇÕES FINAIS

A hiperinsuflação pulmonar é uma condição comum em pacientes com limitação ao fluxo expiratório, especialmente naqueles com DPOC e asma, e pode estar associada a pior prognóstico e redução da capacidade funcional. O fisioterapeuta possui um papel importante no tratamento destes pacientes, dispondo de várias estratégias para auxiliar na desinsuflação pulmonar e na redução dos sintomas e limitações a ela associados. O conhecimento acerca dos mecanismos fisiológicos e das implicações clínicas desta condição são fundamentais para a escolha da melhor estratégia, ou combinação de estratégias, e para o monitoramento da resposta ao tratamento.

REFERÊNCIAS

AMIB. Diretrizes Brasileiras de Ventilação Mecânica, 2013. Dir Bras Vent Mecânica. 2013; I:140.

Gagnon P, Guenette JA, Langer D, Laviolette L, Mainguy V, Maltais F, et al. Pathogenesis of hyperinflation in chronic obstructive pulmonary disease. Int J COPD. 2014;9:187-201.

Guimaraes FS, Lopes AJ, Dias CM, Menezes SL, Sousa FC, Oliveira JF, et al. CPAP decreases lung hyperinflation in patients with stable COPD. Respir Care. 2011;56(8):1164-9.

Laghi F, Goyal A. Auto-PEEP in respiratory failure. Minerva Anestesiol [Internet]. 2012 Feb;78(2):201–21. Disponível em: http://www.ncbi.nlm.nih.gov/pubmed/21971439 [Acesso em: 21 jun. 2019].

Langer D, Ciavaglia CE, Neder JA, Webb KA, O'Donnell DE. Lung hyperinflation in chronic jun. obstructive pulmonary disease: mechanisms, clinical implications and treatment. Expert Rev Respir Med [Internet]. 2014 Dec 27;8(6):731-49. Disponível em: http://www.tandfonline.com/doi/full/10.1586/17476348.2014.949676 [Acesso em: 21 jun. 2019].

Marini JJ. Dynamic hyperinflation and auto-positive end-expiratory pressure. Am J Respir Crit Care Med [Internet]. 2011 Oct;184(7):756-62. Disponível em: http://www.atsjournals.org/doi/abs/10.1164/rccm.201102-0226PP [Acesso em: 21 jun. 2019].

Mayer AF, Karloh M, dos Santos K, de Araujo CLP, Gulart AA. Effects of acute use of pursed-lips breathing during exercise in patients with COPD: a systematic review and meta-analysis. Physiother (United Kingdom) [Internet]. 2018;104(1):9-17. Disponível em: https://doi.org/10.1016/j.physio.2017.08.007 [Acesso em: 21 jun. 2019].

Petrovic M, Reiter M, Zipko H, Pohl W, Wanke T. Effects of inspiratory muscle training on dynamic hyperinflation in patients with COPD. Int J COPD. 2012;7:797-805.

Puente-Maestu L, Stringer WW. Hyperinflation and its management in COPD. Int J Chron Obstruct Pulmon Dis [Internet]. 2006;1(4):381-400. Disponível em: http://www.ncbi.nlm.nih.gov/pubmed/18044095 [Acesso em: 21 jun. 2019].

Roberts SE, Stern M, Schreuder FM, Watson T. The use of pursed lips breathing in stable chronic obstructive pulmonary disease: a systematic review of the evidence. Phys Ther Rev. 2009;14(4):240-6.

Rossi A, Polese G, Brandi G, Conti G. Intrinsic positive end-expiratory pressure (PEEPi). Intensive Care Med. 1995;21(6):522-36.

Rottbauer W, Heitner C, Schumann C, Rudiger S, Kropf-Sanchen C, Wibmer T, et al. Effects of nasal positive expiratory pressure on dynamic hyperinflation and 6-minute walk test in patients with COPD. Respir Care. 2013;59(5):699-708.

Capítulo 15

Umidificação e aquecimento de vias aéreas

Adriana Sayuri Hirota

INTRODUÇÃO

A via aérea superior é a estrutura que mantém o calor e da umidade do ar inspirado durante a respiração espontânea. Porém, a instalação da ventilação mecânica, procedimento necessário para pacientes em insuficiência respiratória, altera a capacidade de o organismo manter algumas funções importantes, como a umidificação do ar inspirado e os mecanismos de defesa das vias aéreas. Neste capítulo, discutiremos os tipos e as indicações dos sistemas de umidificação durante a ventilação mecânica.

CASO CLÍNICO

A.M.S., 64 anos, sexo feminino, diagnósticos prévios de doença pulmonar obstrutiva crônica (DPOC), ex-tabagista (37 anos-maço) e hipertensão arterial sistêmica (HAS). Início do quadro quatro dias antes da internação, com febre não aferida e piora da secreção e da dispneia habitual.

À entrada no pronto-socorro, apresentava-se taquipneica e com sinais clínicos de desconforto respiratório, utilizando os músculos acessórios da inspiração e com ativação dos músculos expiratórios. Em respiração espontânea em ar ambiente apresentava SpO_2 82%. Hipotensa, com pressão arterial média (PAM) 57 mmHg e taquicárdica, com frequência cardíaca (FC) 137 bpm.

Após tentativa fracassada de ventilação não invasiva (VNI), foi realizada intubação orotraqueal e iniciado suporte ventilatório mecânico. Calculadas complacência do sistema respiratório, resistência de vias aéreas e auto-PEEP e coletada amostra sanguínea para análise dos gases no sangue arterial. Os resultados estão demonstrados na Tabela 1.

Tabela 1 Resultado da gasometria arterial, parâmetros ventilatórios e mecânica do sistema respiratório

	Em VNI	Após a intubação	Após a extubação	Valores de referência*
ΔP (cmH_2O)	6	10	5	-
PEEP (cmH_2O)	5	6	5	-
V_T (mL)	350	290	410	-
FiO_2 (%)	40	30	25	-
f	26	17	21	-
pH	7,25	7,33	7,38	7,35 a 7,45
PO_2 (mmHg)	87,2	70,5	62	80 a 100
PCO_2 (mmHg)	71,9	60,4	55	35 a 45
SO_2 (%)	95,2	94,4	90,2	95 a 98
PO_2/FiO_2	218	235	248	-
C_{sr} (mL/cmH_2O)	-	48	-	-
R_{va} ($cmH_2O.L^{-1}.s$)	-	24	-	-
Auto-PEEP (cmH_2O)	-	3	-	-

ΔP: gradiente de pressão; Auto-PEEP: pressão positiva expiratória final intrínseca; C_{sr}: complacência do sistema respiratório; f: frequência respiratória; FiO_2: fração inspirada de oxigênio; PCO_2: pressão parcial de gás carbônico; PEEP: pressão positiva expiratória final; PO_2: pressão parcial de oxigênio; R_{va}: resistência das vias aéreas; V_T: volume corrente.

*Valores de referência para adultos adotados pelo Laboratório Central do Hospital das Clínicas da Faculdade de Medicina da Universidade de São Paulo.

Em decorrência de hipercapnia e possível resistência das vias aéreas elevada pela doença de base, o ventilador mecânico foi previamente montado com sistema umidificação ativa. A paciente evolui com melhora do quadro clínico e, após 10 dias de ventilação mecânica invasiva, foi extubada e colocada em VNI profilática.

PRINCÍPIOS DA UMIDIFICAÇÃO

Umidade pode ser definida como a quantidade de vapor d'água existente em uma mistura gasosa. Pode ser mensurada de duas formas: umidade absoluta e umidade relativa.

Umidade absoluta é a quantidade de vapor d'água em uma mistura de gás e é expressa em miligrama de água por litro de gás (mgH_2O/L). Umidade relativa é a relação entre a umidade absoluta do gás e a capacidade máxima de vapor d'água a certa temperatura e é expressa em porcentagem (%).

Na respiração espontânea, a maior parte da umidificação ocorre no nariz, onde a passagem de fluxo turbulento pela presença das conchas nasais promove o contato do ar com a mucosa, aumentando a eficiência da transferência de calor e umidade. Nessa situação, o ar inspirado chega na traqueia com uma temperatura em torno de 29 a 32°C e está totalmente saturado de vapor d'água. Na metade da traqueia chega a 34°C e alcança cerca de 34 a 38 mgH_2O/L de umidade absoluta. Quando o ar chega aos pulmões, possui 37°C de temperatura, com 100% de umidade relativa e contendo 44 mgH_2O/L. Na expiração, o gás transfere calor à mucosa e a temperatura do ar diminui, reduzindo também sua capacidade máxima de vapor d'água, condensando na mucosa nasal. Ao final da expiração, um terço do calor e umidade retorna à mucosa.

O ponto no qual os gases igualam a temperatura corporal e se encontram saturados de vapor d'água é conhecido como limite de saturação isotérmica (ISB, do inglês *isothermic saturation boundary*), em condições normais localizado aproximadamente 5 cm abaixo da carina. Presença de via aérea artificial e utilização de gás a baixa temperatura e seco deslocam o ISB para porções mais distais das vias aéreas. Portanto, o efeito combinado da intubação e da ventilação mecânica promove perda importante de calor e umidade da mucosa respiratória e, em situações extremas, dano ao epitélio respiratório. Complicações como espessamento de secreções, obstrução das vias aéreas, oclusão da cânula endotraqueal, atelectasia e descamação da mucosa ciliada podem ocorrer se a umidificação estiver insuficiente.

Umidificação faz parte dos cuidados imprescindíveis aos pacientes em suporte ventilatório mecânico. O objetivo do condicionamento do gás inspirado é oferecer conteúdo de água e calor similar ao proporcionado habitualmente pela via aérea superior.

COMPLICAÇÕES ASSOCIADAS À UMIDIFICAÇÃO INADEQUADA

A umidificação necessária para evitar complicações no paciente intubado depende de inúmeros fatores, incluindo a doença respiratória de base, parâmetros ventilatórios, aspecto da secreção e tempo de ventilação mecânica. Tanto a umidificação insuficiente quanto a excessiva são inadequadas para a manutenção da integridade da estrutura da via aérea.

Umidificação insuficiente

A perda de umidade pelo trato respiratório (em torno de 150 mL) é um fenômeno fisiológico. A via aérea inferior tem a função de prover a umidade necessária ao gás alveolar. Quanto mais seco o ar, maior a quantidade de água fornecida pelo trato respiratório, levando ao risco de desidratação e resfriamento local. Em animais intubados, 3 a 6 horas de ventilação com gás seco promovem redução do transporte de muco, destruição dos cílios e ulceração do epitélio com posterior necrose.

A desidratação do muco o torna mais viscoso e promove sua aderência à parede da via aérea, reduzindo seu transporte. O aumento de resistência de via aérea ocorre pela obstrução causada pela retenção de muco. A umidade absoluta abaixo de 30 mgH_2O/L aumenta o risco de oclusão da cânula endotraqueal.

Hipotermia também pode estar associada a umidificação e aquecimento insuficientes. Chalon et al. relataram redução de até 3°C na temperatura corporal durante a ventilação com ar seco e 0,3°C com o ar saturado a 32°C.

Umidificação excessiva

Neutralidade termodinâmica ocorre quando o ar que entra na traqueia alcança a temperatura corporal e está 100% saturado de vapor d'água (condição BTPS, do inglês *body temperature, atmospheric pressure and saturated with water vapor*). Nessa situação não ocorre troca de calor e umidade nas vias aéreas, a camada de muco se encontra protegida contra o ressecamento e o transporte mucociliar é preservado.

Umidificação excessiva pode então ser definida como a situação em que o ar na traqueia está acima da condição BTPS. Nessa condição ocorre condensação de água na via aérea superior, redução da viscosidade e do transporte de muco, diluição do surfactante, dano celular induzido pelo aumento de temperatura e obstrução das vias aéreas. Podem ocorrer danos no parênquima pulmonar, com edema intersticial e alveolar, atelectasia e consolidação pulmonar piorando a troca gasosa.

Portanto, o controle adequado do aquecimento e umidificação do ar inspirado durante a ventilação mecânica são necessários e têm o objetivo de assegurar a integridade das vias aéreas e a adequada função mucociliar.

MÉTODOS DE UMIDIFICAÇÃO

A função de condicionamento do ar inspirado pode ser realizada de forma ativa, pelos umidificadores aquecidos (UA) ou de forma passiva, pelos trocadores de calor e umidade (HME, do inglês *heat and moisture exchanger*).

Umidificadores aquecidos

O aquecimento e a umidificação são promovidos pela passagem do ar seco e frio através de uma câmara preenchida parcialmente com água aquecida na qual, por evaporação, o vapor d'água se mistura ao gás, elevando sua temperatura e umidade (Figura 1).

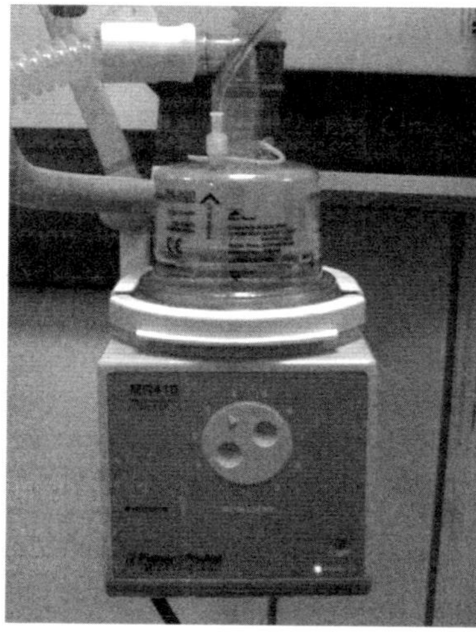

Figura 1 Umidificador aquecido.

Trocadores de calor e umidade

São dispositivos colocados entre o tubo endotraqueal e o conector em Y do circuito do ventilador mecânico, retêm a umidade e o calor durante a expiração e os liberam ao ar seco, retornando o aquecimento e a umidade para as vias aéreas do paciente. A quantidade de calor e umidade dependerá da umidade do ar expirado. Este, por sua vez, depende da temperatura do paciente e das propriedades do material do HME (Figura 2).

Existem três categorias de HME: os higroscópicos, os hidrofóbicos e os mistos (higroscópicos-hidrofóbicos).

- Higroscópicos: constituídos de material de baixa condutividade térmica impregnado com um sal higroscópico que aumenta a conservação da umidade. Apresentam maior capacidade de umidificação.
- Hidrofóbicos: constituídos de material que repele a água, impedindo sua passagem para o meio externo. Têm função adicional de barreira para vírus e bactérias.
- Mistos: possuem os dois componentes, apresentando a propriedade de agir como barreira para vírus e bactérias e satisfatória capacidade de umidificação.

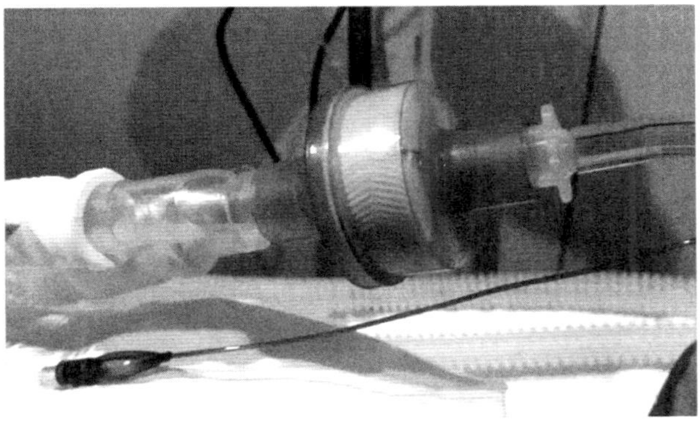

Figura 2 Trocador de calor e umidade.

UMIDIFICADORES AQUECIDOS *VERSUS* TROCADORES DE CALOR E UMIDADE

Atualmente, não é possível afirmar a superioridade de qualquer método de umidificação. Apesar de se considerar que o HME pode reduzir a contaminação do circuito, sua influência sobre a incidência de pneumonia associada à ventilação mecânica ainda não foi determinada definitivamente. Em relação à eficiência clínica de umidificação, os dois métodos são similares, embora o poder de umidificação do HME possa ser discretamente menor. Quando utilizado corretamente, o UA garante temperatura fisiológica e umidade adequada na via aérea superior. O desempenho do HME depende do tipo de dispositivo, da temperatura do ambiente e do paciente e dos parâmetros ventilatórios utilizados.

As principais desvantagens associadas à utilização dos umidificadores aquecidos são: condensação de vapor d'água no circuito do ventilador, aumentando o risco de contaminação bacteriana; necessidade de fonte de energia elétrica e suprimento constante de água. O efeito da condensação de líquido no circuito pode ser minimizado com a utilização de reservatórios (copo-dreno) para drenar o conteúdo acumulado. Esse sistema demanda maior cuidado pela equipe multidisciplinar em razão da necessidade frequente de reposição da água no reservatório e esvaziamento do copo-dreno.

As principais vantagens da utilização dos HME são o menor tempo dispensado pela equipe de enfermagem e fisioterapia, a simplificação do circuito do ventilador e o menor custo. Apesar de apresentar mais benefícios, há várias contraindicações à utilização do HME:

- Presença de secreção espessa e sanguinolenta.
- Presença de fístula broncopleural de alto débito ou pacientes que apresentam vazamento através do *cuff* da cânula endotraqueal, pois diminuem a passagem de ar pelo dispositivo, reduzindo a capacidade de reter calor e umidade.
- Hipotermia, pois o método não manterá um aquecimento adequado.
- Volume-minuto ou volume corrente elevados, resultando em maior perda de água.
- Resistência das vias aéreas elevada, pois o dispositivo pode gerar resistência adicional.
- Hipercapnia e utilização de volume corrente baixo, uma vez que o HME acrescenta espaço morto ao circuito do ventilador.

Na presença de qualquer dessas condições, o sistema de umidificação de escolha deve ser o ativo.

A seguir, serão descritas as recomendações para a seleção e manejo da umidificação durante a utilização de suporte ventilatório mecânico invasivo.

Verificar inicialmente a presença de contraindicações à utilização de HME. Não havendo restrições, esse deve ser o sistema escolhido, uma vez que reduz os cuidados dispensados pelas equipes de fisioterapia e enfermagem e está associado ao menor custo.

Segundo o fabricante, a troca do HME deve ser diária, porém estudos sugerem que não há aumento do risco de obstrução da cânula ou de ocorrência de pneumonia associada à ventilação mecânica se a substituição ocorrer em período maior, inclusive a cada 7 dias. Portanto, o aumento da periodicidade de troca do HME só deve ocorrer se houver acúmulo de secreção no dispositivo.

A avaliação do aspecto da secreção deve ser realizada periodicamente. Caso haja sinais de aumento da viscosidade da secreção ou de obstrução parcial ou total da cânula endotraqueal, deve-se considerar a substituição do HME pela umidificação ativa.

Uma vez optado pela umidificação ativa, alguns cuidados são importantes. O circuito do ventilador deve conter o copo-dreno para coletar o líquido que eventualmente se acumulará. Periodicamente, é necessário verificar se a água do reservatório não evaporou totalmente e um equipo para infusão de soluções parenterais pode ser utilizado para reposição da água do reservatório, evitando desconexões recorrentes do circuito.

CONSIDERAÇÕES FINAIS

Na ventilação mecânica, a umidificação das vias aéreas é parte essencial da assistência ao paciente intubado e deve ser realizada cuidadosamente. A seleção do sistema apropriado dependerá da doença de base e da evolução clínica do paciente, e a manutenção adequada minimiza a chance de complicações associadas não somente à umidificação insuficiente, mas também à umidificação excessiva.

BIBLIOGRAFIA SUGERIDA

Branson RD. Conditioning inspired gases:the search for relevant physiologic end points. Respir Care. 2009;54(4):450-2.

Gillies D, Todd DA, Foster JP, Batuwitage BT. Heat and moisture exchangers versus heated humidifiers for mechanically ventilated adults and children. Cochrane Database Syst Rev. 2017;9:CD004711.

Restrepo RD, Walsh BK, Care AAfR. Humidification during invasive and noninvasive mechanical ventilation: 2012. Respir Care. 2012;57(5):782-8.

Ricard JD, Le Mière E, Markowicz P, Lasry S, Saumon G, Djedaïni K, et al. Efficiency and safety of mechanical ventilation with a heat and moisture exchanger changed only once a week. Am J Respir Crit Care Med. 2000;161(1):104-9.

Sottiaux TM. Consequences of under- and over-humidification. Respir Care Clin N Am. 2006;12(2):233-52.

Capítulo 16

Estratégias e medidas de neuroproteção

Cauê Padovani

INTRODUÇÃO

O trauma é considerado um dos maiores problemas de saúde pública mundial, por sua predominância na faixa etária jovem e economicamente ativa. É apontado como uma importante causa de óbito desde a infância até a idade adulta, além de ser responsável por grande incapacidade temporária e/ou permanente. A morbidade decorrente das lesões advindas do trauma acarreta alta demanda para os serviços de emergência e cuidados intensivos. O traumatismo cranioencefálico (TCE) destaca-se como o tipo de lesão mais comum, sendo responsável por aproximadamente 70% da mortalidade nos acidentes. Além disso, os politraumatizados com TCE têm duas vezes a possibilidade de morrer em relação aos pacientes que não sofreram esse tipo de lesão.

Para o paciente vítima de TCE grave internado em UTI, a meta terapêutica nessa fase inicial é neuroproteção e preservação da vida. As medidas de neuroproteção objetivam manter o controle adequado da pressão intracraniana (PIC) e da pressão de perfusão cerebral (PPC), que pode ser calculada pela fórmula PPC = PAM (pressão arterial média) – PIC. Estratégias como redução do metabolismo cerebral, sedação, controle da ventilação e da temperatura corporal, terapia hiperosmolar e posicionamento adequado são utilizadas com a finalidade de evitar lesões secundárias e otimizar a perfusão do tecido cerebral. A Fisioterapia faz parte do atendimento multidisciplinar oferecido aos pacientes vítimas de politrauma e TCE internados em unidade de terapia intensiva (UTI), visando ao processo de reabilitação e restauração do desempenho funcional. Neste contexto, a fisioterapia tem sido cada vez mais requisitada a participar das estratégias de neuroproteção, melhorando a sobrevida e a qualidade de vida dos pacientes.

OBJETIVOS

Ao final da leitura do capítulo, espera-se que o leitor seja capaz de:

- Compreender a importância da avaliação inicial detalhada do paciente politraumatizado, em toda sua complexidade, para a elaboração de uma terapêutica adequada e eficiente.
- Entender que a participação da fisioterapia em discussões clínicas diárias com a equipe médica e de enfermagem é uma das atividades que deve ser estimulada dentro da UTI para garantir melhor assistência aos pacientes.
- Assimilar os conceitos e justificativas para a realização das medidas de neuroproteção nos pacientes com TCE grave.
- Conhecer as estratégias de neuroproteção e a participação ativa da fisioterapia nesta terapêutica.

CASO CLÍNICO

A.D.F., 34 anos, vítima de colisão moto × auto, com capacete, socorrido pelo Águia (transporte aéreo), com prancha rígida e colar cervical, $\Delta t = 30$ min, Escala de Coma de Glasgow (ECG) 3, realizada intubação orotraqueal (IOT) na cena, fratura exposta de fêmur à direita (D). No pronto-socorro foi feita a avaliação ABCDE de acordo com as diretrizes do *Advanced Trauma Life Support* (ATLS): A) Via aérea pérvia, IOT (cânula n. 8,0; rima labial 24), com colar cervical; B) MV+ bilateral, expansibilidade simétrica, SpO_2 96%; C) PA 90 × 55, FC 135, abdome flácido, ultrassonografia FAST (*Focused Assessment with Sonography for Trauma*) negativa, pelve estável, diurese clara, toque retal normal; D) ECG 3T, anisocoria (D > E); E) fratura exposta de fêmur D, ferimento cortocontuso em região temporoparietal D. Foi feita expansão volêmica com cristaloides.

Foi realizada tomografia computadorizada de corpo inteiro:

- Segmento craniocervical: hematoma subdural temporoparietal D; hemorragia subaracnóidea; hemoventrículo; apagamento difuso dos sulcos corticais; desvio importante das estruturas da linha mediana; múltiplas fraturas de face (ossos nasais, maxila D, parede lateral e inferior de órbita D); artérias carótidas e vertebrais de aspecto preservado; não foram identificadas lesões na coluna vertebral cervical.
- Segmentos toracoabdominal e pélvico: fratura do terço distal da clavícula D; fraturas no corpo e espinha da escápula D; opacidades em vidro fosco nas bases pulmonares, provavelmente relacionadas a processo aspirativo;

fratura dos processos espinhosos das vértebras torácicas T2 a T6; não foram observadas lesões de vísceras abdominais e pélvicas; ausência de fraturas em pelve; fratura de fêmur D.

Paciente encaminhado ao centro cirúrgico, onde foi abordado pelas equipes da neurocirurgia e ortopedia. Realizada craniotomia descompressiva com drenagem de hematoma subdural temporoparietal D, passagem de derivação ventricular externa (DVE) e cateter para monitoração da PIC. Também foram realizadas limpeza cirúrgica e fixação externa do fêmur D. O paciente recebeu no intraoperatório três unidades de concentrado de hemácias e 1 de plasma, 1.000 mL de cristaloides e apresentou 450 mL de diurese. Os procedimentos cirúrgicos foram realizados sem intercorrência.

O paciente foi admitido na UTI no pós-operatório imediato, sedado com 25 mL/h de propofol e 2 mL/h de fentanil, RASS-5, pupilas isomióticas, PIC 16, com 15 mL/h de noradrenalina, PAM 98, FC 86, sob IOT + VM, SpO_2 99%.

Analisando o caso clínico apresentado, qual a meta terapêutica para esse paciente e as condutas a serem realizadas pelos membros da equipe multiprofissional, destacando o papel dos fisioterapeutas que atuam na UTI?

DISCUSSÃO

O caso do senhor A.D.F. é um exemplo típico do alto grau de complexidade que o paciente politraumatizado representa à equipe multiprofissional na elaboração e execução de seu plano assistencial na UTI. Para o paciente vítima de trauma, é importante a organização dos cuidados levando em consideração as diferentes regiões anatômicas acometidas (TCE, fraturas de face, fraturas de coluna, trauma torácico, trauma abdominal, fraturas de pelve e de extremidades). Torna-se um constante desafio a busca de alternativas para suporte, assistência e reinserção desse indivíduo na sociedade.

Para o paciente A.D.F., vítima de TCE grave, a meta terapêutica nessa fase inicial é a neuroproteção e preservação da vida. Na UTI, o principal objetivo dos cuidados no paciente neurológico é otimizar a perfusão cerebral e evitar a injúria secundária, mantendo estabilidade hemodinâmica, metabólica e respiratória, com o intuito de estabelecer uma adequada oferta de oxigênio e de nutrientes ao tecido cerebral. As principais estratégias de neuroproteção que devem ser empregadas na prática clínica estão descritas na Tabela 1.

Tabela 1 Estratégias de neuroproteção para o paciente neurológico

Medidas de 1ª linha	Medidas de 2ª linha (terapia de resgate)
• Monitoração da PIC (PIC < 20 mmHg) • Sedação profunda • Posicionamento (cabeceira elevada 30° a 45° com alinhamento da cabeça) • PAM e PPC adequadas (PPC > 60-70 mmHg) • Normotermia • Normoventilação ($PaCO_2$ = 35 a 38 mmHg) • Boa oxigenação (SpO_2 ≥ 95%) • PEEP baixa a moderada (5 a 8 cmH_2O) • Controle glicêmico • Controle do sódio	• Hiperventilação otimizada ($PaCO_2$ entre 30 e 35 mmHg) • Hipotermia (T: 32° a 35°) • Solução salina hipertônica • Manitol • Ajuste da sedação (barbitúrico)

PIC: pressão intracraniana; PAM: pressão arterial média; PPC: pressão de perfusão cerebral; $PaCO_2$: pressão parcial de gás carbônico arterial; PEEP: pressão expiratória final positiva; T: temperatura.

Assim como o paciente em questão, são classificados como TCE grave os indivíduos que apresentam pontuação igual ou menor que 8 na ECG. No TCE grave é comum o desequilíbrio entre os volumes intracranianos (parênquima cerebral, sangue e líquido cefalorraquidiano), ocasionando alteração dos níveis da PIC. Uma complicação importante em curto prazo é o edema cerebral do tecido lesado, o qual atinge seu grau máximo em 72 horas após o trauma. Desta forma, é primordial a monitoração precoce da PIC nos pacientes com TCE grave. O máximo valor aceitável para a PIC em pacientes com TCE é 20 mmHg. Quando o valor da PIC encontra-se acima de 20 mmHg e persiste por mais de 20 minutos, denomina-se hipertensão intracraniana (HIC). Nesse caso, o paciente necessita de cuidados específicos para normalizar a PIC; e a equipe de fisioterapia da UTI, que participa ativamente do manejo da VM, deve estar sempre atenta a essas medidas de neuroproteção.

As alterações do fluxo sanguíneo cerebral são importantes na fisiopatologia da HIC, especialmente no dano cerebral por trauma craniano. O controle do fluxo sanguíneo cerebral representa um dos focos na estratégia terapêutica. O gás carbônico provoca vasodilatação cerebral: sabe-se que cada 1 mmHg diminuído na pressão parcial de gás carbônico arterial ($PaCO_2$) corresponde a um decréscimo de 3% no fluxo sanguíneo cerebral. As respostas às alterações da $PaCO_2$ ocorrem de forma rápida, sendo atingido o ponto de equilíbrio em poucos minutos. A ventilação dos pacientes vítimas de neurotrauma, como o paciente A.D.F., pode ser monitorada pela gasometria arterial e/ou de forma contínua por meio da capnografia. Inicialmente a meta estabelecida para a $PaCO_2$ corresponde a valores em torno de 35 a 38 mmHg. A hiperventilação otimizada ($PaCO_2$ entre 30 e 35 mmHg) pode ser realizada quando a PIC persistir elevada (acima de 20 mmHg) com risco de herniação do tecido cerebral. Segundo estudo que avaliou 851 pacientes com TCE, a taxa de mortalidade foi menor para pacientes mantidos com $PaCO_2$ entre 30 e 39 mmHg.

Pacientes vítimas de TCE grave também devem ser mantidos com boa oxigenação, ou seja, saturação periférica de oxigênio (SpO_2) ≥ 95% e pressão arterial de oxigênio (PaO_2) entre 80 e 120 mmHg, para assegurar adequada oferta de oxigênio ao tecido cerebral. Recomenda-se a utilização de níveis pressóricos preferencialmente baixos a moderados de pressão expiratória final positiva (PEEP), entre 5 e 8 cmH_2O, de acordo com a complacência pulmonar. O fisioterapeuta deve estar atento às possíveis repercussões da PEEP no valor da PIC. Segundo alguns estudos, o aumento da PEEP até 12 cmH_2O não acarreta alteração na PIC e pode ser aplicada com segurança para os pacientes neurológicos. A elevação da PEEP, limitada em 15 cmH_2O, pode ser aplicada de forma consciente em pacientes neurológicos com injúria pulmonar, permitindo assim otimização da complacência pulmonar, além de melhora da oxigenação alveolar e cerebral.

Entre as medidas fundamentais durante a recuperação da lesão neurológica encontram-se a sedação profunda e a VM. Nessas condições, é grande o risco de complicações pulmonares. A fisioterapia respiratória faz parte do arsenal terapêutico com importante papel na manutenção das vias aéreas e higiene brônquica, prevenindo complicações pulmonares. Sob o ponto de vista teórico, as manobras da fisioterapia respiratória aplicadas sobre o tórax poderiam acarretar elevação da PIC, pois aumentariam a pressão intratorácica comprometendo o retorno venoso cerebral e periférico, diminuindo o débito cardíaco e a PAM. Entretanto, apesar de existirem poucos estudos na literatura que avaliam este assunto, todos eles afirmam que as manobras de higiene brônquica e reexpansão pulmonar não alteram significativamente a PIC. Dessa forma, as técnicas da fisioterapia respiratória citadas podem ser aplicadas com segurança em pacientes com TCE grave e HIC.

A aspiração endotraqueal é a técnica que vai promover aumento transitório da PIC, com retorno aos valores basais após aproximadamente 10 minutos. A equipe de fisioterapia que atua com pacientes vítimas de neurotrauma deve sempre buscar avaliar a real necessidade da execução da aspiração endotraqueal em cada situação e, preferencialmente, realizá-la no menor tempo possível. Alguns autores reforçam que, como a aspiração endotraqueal causa tosse e manobra de Valsalva, aumentando a PIC temporariamente, ela deve ser realizada com cautela, por tempo curto e somente quando necessário.

Ainda no contexto das medidas de neuroproteção, é de fundamental importância o posicionamento corpóreo adequado do paciente, com manutenção do alinhamento da cabeça e cabeceira do leito elevada entre 30 e 45°. Também é importante destacar que o fisioterapeuta deve estar sempre atento às variações nos valores da PIC durante a manipulação do paciente e tomar cuidado para não exteriorizar o cateter de PIC e/ou DVE. No caso da DVE, manter o sistema sempre nivelado com o conduto auditivo externo do paciente e pedir auxílio da equipe de enfermagem após o atendimento fisioterapêutico para verificar e nivelar o sistema.

Na perspectiva da organização dos cuidados terapêuticos é importante ressaltar que o politrauma é caracterizado por um modelo complexo de lesão envolvendo diferentes regiões anatômicas. Além do TCE, o paciente em questão apresenta outras lesões que precisam ser consideradas durante sua avaliação e processo de reabilitação. Múltiplas fraturas de face, fraturas de escápula e clavícula direitas, fraturas de processos espinhosos de vértebras torácicas e fratura de fêmur direito são condições que requerem alguns cuidados especiais:

- Em virtude das fraturas complexas de face, a realização da aspiração nasal pode estar contraindicada neste caso.
- A fratura de escápula e clavícula deve ser avaliada pela equipe médica da ortopedia para decidir sobre o tipo de tratamento (conservador ou cirúrgico) mais adequado; geralmente há necessidade do uso de talas e/ou tipoias. Para esses casos, a fisioterapia motora deve ser sempre realizada avaliando-se previamente as particularidades de cada lesão. Recomenda-se a mobilização dos segmentos livres, porém o fisioterapeuta deve tomar cuidado com os exercícios aplicados e atentar-se para o fato de que, dependendo da condição do paciente, a amplitude de movimento pode estar limitada pela fixação externa, talas gessadas e/ou tipoias, instabilidade da fratura ou dor.
- Em razão das fraturas de vértebras torácicas, o paciente inicialmente deverá ser mobilizado em bloco até ser realizada a avaliação da equipe médica da neurocirurgia. O fisioterapeuta deve solicitar auxílio da equipe de enfermagem para mobilizar/posicionar o paciente quando necessário.
- A fratura de fêmur D foi tratada de forma cirúrgica com fixação externa. O fisioterapeuta deve conhecer o tipo de tratamento médico utilizado, conservador (talas gessadas) ou cirúrgico (fixação externa ou interna). Já que as fraturas de extremidades são muito diversificadas, o fisioterapeuta deve realizar discussões frequentes com a equipe médica da ortopedia para conhecer as particularidades do caso clínico e traçar o programa de reabilitação. Para esse tipo de lesão também é recomendada a mobilização dos segmentos livres, porém o fisioterapeuta deve tomar cuidado com os exercícios

aplicados e atentar-se para o fato de que, dependendo da condição do paciente e da técnica cirúrgica empregada, a amplitude de movimento pode estar limitada pela fixação externa ou dor.

A participação da equipe de fisioterapia em discussões clínicas diárias com a equipe médica (intensivistas, ortopedistas e neurocirurgiões) e de enfermagem é uma das atividades que deve ser estimulada pelos fisioterapeutas da UTI. Estas reuniões são fundamentais para se conhecer as particularidades das lesões de cada caso clínico, definir meta terapêutica e traçar o programa de reabilitação. Defende-se que seja mandatório que a equipe de fisioterapia possua o entendimento das diferentes lesões traumáticas e dos respectivos cuidados prestados aos seus pacientes para prevenir danos e maximizar os benefícios terapêuticos.

Durante a fase inicial, em que o paciente se encontra sedado e sob medidas de neuroproteção, a mobilização precoce será realizada basicamente por meio de exercícios passivos de membros superiores e inferiores, levando em consideração os cuidados com as fraturas de clavícula, escápula e fêmur direitos mencionados anteriormente. A eletroestimulação neuromuscular é outro recurso que pode ser utilizado na UTI para preservação da massa e força muscular dos pacientes internados, principalmente nessa fase em que o paciente não tem condições de participar ativamente da terapia e não apresenta contração muscular ativa. No entanto, a literatura sobre o uso da eletroestimulação na UTI em pacientes vítimas de politrauma e TCE é bastante escassa, sendo necessários novos estudos abordando essa temática.

Neste contexto dos cuidados multiprofissionais e mobilização precoce dos pacientes, são importantes as discussões com a equipe de enfermagem com o objetivo de salientar as medidas de prevenção para lesão por pressão, como a realização regular da mudança de decúbito (respeitando os cuidados já descritos com o posicionamento) e a utilização de protetores de calcâneo e coxins. Também está indicada a colocação de talas e órteses de posicionamento para evitar o pé equino.

Após finalizada a fase de neuroproteção, já com a PIC controlada e maior estabilidade clínica, a sedação é desligada para avaliação do nível de consciência do paciente. O fisioterapeuta segue sua terapêutica baseada no desmame da VM e mobilização funcional progressiva.

CONSIDERAÇÕES FINAIS

As medidas de neuroproteção são de fundamental importância no tratamento agudo dos pacientes vítimas de politrauma e TCE grave internados na UTI. A fisioterapia é componente importante no processo de reabilitação, destacando sua participação ativa nas estratégias de neuroproteção e manejo da ventilação mecânica no paciente neurológico. A assistência fisioterapêutica também objetiva a manutenção das vias aéreas e higiene brônquica, prevenindo assim complicações pulmonares, além de promover benefícios na restauração do desempenho funcional desses pacientes.

REFERÊNCIAS BIBLIOGRÁFICAS

Boone MD, Sayuri P, Jinadasa SP, Mueller A, Shaefi S, Kasper EM, et al. The effect of positive end-expiratory pressure on intracranial pressure and cerebral hemodynamics. Neurocrit Care. 2017;26:174-81.

Canova JCM, Bueno MFR, Oliver CCD, Souza LA, Belait LA, Cesarino CB, et al. Traumatismo cranioencefálico de pacientes vítimas de acidentes de motocicletas. Arq Ciênc Saúde. 2010;17(1):9-14.

Castillo LR, Gopinath S and Robertson CS. Management of intracranial hypertension. Neurol Clin. 2008;26(2):521-41.

Cerqueira-Neto ML, Moura AV, Cerqueira TCF, Aquim EE, Rea-Neto A, Oliveira MC, et al. Acute effects of physiotherapeutic respiratory maneuvers in critically ill patients with craniocerebral trauma. Clinics. 2013;68(9):1210-4.

Cerqueira-Neto ML, Moura AV, Scola RH, Aquim EE, Rea-Neto A, Oliveira MC, Cerqueira TCF. The effect of breath physiotherapeutic maneuvers on cerebral hemodynamics. Arq Neuropsiquiatr. 2010;68(4):567-72.

Chalya PL, Gilyoma JM, Dass RM, Mchembe MD, Matasha M, Mabula JB, et al. Trauma admissions to the intensive care unit at a reference hospital in Northwestern Tanzania. Scand J Trauma Resusc Emerg Med. 2011;19:61.

Ferreira SA, Israel VL, Aguiar LR. Variações da pressão intracraniana durante manobra de expansão pulmonar em pacientes com trauma cranioencefálico grave, monitorizados em unidade de terapia intensiva. Medicina (Ribeirão Preto). 2009;42(4):466-76.

Gentile JKA, Himuro HS, Rojas SSO, Veiga VC, Amaya LEC, Carvalho JC. Condutas no paciente com trauma crânioencefálico. Rev Bras Clin Med. 2011;9(1):74-82.

Georgiadis D, Schwarz S, Baumgartner RW, Veltkamp R, Schwab S. Influence of positive end-expiratory pressure on intracranial pressure and cerebral perfusion pressure in patients with acute stroke. Stroke. 2001;32(9):2088-92.

Giugno KM, Maia TR, Kunrath CL, Bizzi JJ. Tratamento da hipertensão intracraniana. J Ped. 2003;79(4):287-96.

Godoy MDP, Costa HLLS, Neto AES, Serejo ALC, Souza LC, Kalil MR, et al. Fraqueza muscular adquirida na UTI (ICU-AW): efeitos sistêmicos da eletroestimulação neuromuscular. Rev Bras Neurol. 2015;51(4):110-3.

Gross T, Attenberger C, Huegli RW, Amsler F. Factors associated with reduced longer-term capacity to work in patients after polytrauma: a Swiss trauma center experience. J Am Coll Surg. 2010;211:81-91.

Haddad SH, Arabi YM. Critical care management of severe traumatic brain injury in adults. Scand J Trauma Resusc Emerg Med. 2012;20:12.

Helmy A, Vizcaychipi M, Gupta AK. Traumatic brain injury: intensive care management. Br J Anaesth. 2007;99(1):32-42.

Melo JRT, Silva RA, Moreira ED. Características dos pacientes com trauma cranioencefálico na cidade de Salvador, Bahia, Brasil. Arq Neuropsiquiatr. 2004;62(3-A):711-5.

Miranda FEMH, Dias BCA, Macedo LB, Dias CMCC. Eletroestimulação em doentes críticos: uma revisão sistemática. Rev Pesq Fisioter. 2013;3(1):79-91.

Oliveira-Abreu M, Almeida ML. Manuseio da ventilação mecânica no trauma cranioencefálico: hiperventilação e pressão positiva expiratória final. Rev Bras Ter Intensiva. 2009;21(1):72-9.

Padovani C, da Silva JM, Tanaka C. Perfil dos pacientes politraumatizados graves atendidos em um serviço público de referência. Arq Ciênc Saúde. 2014;21(3):41-5.

Polinder S, Haagsma JA, Belt E, Lyons RA, Erasmus V, Lund J, et al. A systematic review of studies measuring health-related quality of life of general injury populations. BMC Public Health. 2010;10:783.

Rudy EB, Turner BS, Baun M, Stone KS, Brucia J. Endotracheal suctioning in adults with head injury. Heart Lung. 1991;20:667-74.

Silva CHR, Pereira SM, Brochado VM. Ventilação mecânica em neurocirurgia. Rev Med Minas Gerais. 2014; 24(Supl 8):S33-S42.

Thiesen RA, Dragosavac D, Roquejani AC, Falcão ALE, Araujo S, Dantas Filho VP, et al. Influência da fisioterapia respiratória na pressão intracraniana em pacientes com traumatismo craniencefálico grave. Arq Neuropsiquiatr. 2005;63(1):110-3.

Toledo C, Garrido C, Troncoso E, Lobo SM. Efeitos da fisioterapia respiratória na pressão intracraniana e pressão de perfusão cerebral no traumatismo cranioencefálico grave. Rev Bras Ter Intensiva. 2008;20(4):339-43.

Van Beeck F, Larsen C, Lyons R, Meerding WJ, Mulder S, Essink-Bot ML. Guidelines for the conducting of follow-up studies measuring injury-related disability. J Trauma. 2007;62:534-50.

Warner KJ, Cuschieri J, Copass MK, Jurkovich GJ, Bulger EM. Emergency department ventilation effects outcome in severe traumatic brain injury. J Trauma. 2008;64(2):341-7.

Capítulo 17

Ventilação mecânica e estratégias de resgate na hipoxemia refratária

Marcelo Park
Adriana Sayuri Hirota

INTRODUÇÃO

Hipoxemia refratária é uma condição pouco frequente, porém de muita importância na terapia intensiva em razão de sua gravidade. A persistência da hipoxemia, apesar da otimização da ventilação mecânica, torna necessária a utilização de estratégias adicionais para sua correção. Neste capítulo, discutiremos as principais estratégias de resgate utilizadas para a correção de hipoxemia refratária.

CASO CLÍNICO

M.S.R., 18 anos, sexo masculino, sem doenças prévias conhecidas. Início do quadro 15 dias antes da internação, com tosse seca e febre não aferida. Evolui com dispneia três dias antes da internação.

À chegada ao pronto-socorro, em respiração espontânea apresentava-se taquipneico com frequência respiratória (FR) = 40 inspirações por minuto (ipm), com sinais clínicos de desconforto respiratório e saturação periférica de oxigênio (SpO_2) = 60% em ar ambiente.

Realizada a intubação orotraqueal e iniciado suporte ventilatório mecânico. Imediatamente após a intubação, pela hipoxemia acentuada, houve necessidade do aumento da fração inspirada de oxigênio, da pressão positiva ao final da expiração (PEEP) e da pressão de platô ($P_{PLATÔ}$) no ventilador mecânico, esta última acima do limite considerado protetor.

Após a estabilização inicial, o modo ventilatório foi modificado para volume controlado, o volume corrente (V_T) ajustado para 6 mL/kg de peso predito, e a PEEP e a $P_{PLATÔ}$ foram reduzidas. Porém, após coleta de gasometria, como a hipoxemia e a hipercapnia persistiam, optou-se pela utilização da posição prona.

O paciente foi transportado em posição prona para a unidade de terapia intensiva (UTI), colocado em isolamento respiratório e de contato e iniciou-se tratamento com oseltamivir, levofloxacino e oxacilina. Também foi realizada coleta de material de nasofaringe para pesquisa do vírus. Os resultados dos principais exames laboratoriais coletados para auxílio diagnóstico, além da gasometria arterial, parâmetros ventilatórios e mecânica do sistema respiratório, estão demonstrados na Tabela 1.

Tabela 1 Exames laboratoriais, gasometria arterial, parâmetros ventilatórios e mecânica do sistema respiratório

	Após a intubação	Estratégia protetora	Após posição prona	Valores de referência*
Hemoglobina (g/dL)	13	-	-	13-16
Leucócitos (mil/mm³)	56,73	-	-	4-11
Plaquetas (mil/mm³)	167	-	-	140-450
Rinovírus humano	Positivo	-	-	-
Adenovírus humano	Positivo	-	-	-
ΔP (cmH_2O)	20	22	18	-
PEEP (cmH_2O)	18	8	10	-
V_T (mL/kg)	4,5	5,8	5	-
FiO_2 (%)	1	0,8	0,4	-
f (rpm)	22	40	40	
pH	7,11	7,33	7,34	7,35-7,45
PO_2 (mmHg)	60,8	52,7	59,4	80-100
PCO_2 (mmHg)	75,8	45,5	40,1	35-45
$SatO_2$ (%)	79,2	82,8	85,8	96-97
PO_2/FiO_2	60,8	63,5	148,5	-
C_{sr} (mL/cmH_2O)	17,5	-	-	-
R_{va} ($cmH_2O.L^{-1}.s$)	23	-	-	-

ΔP: gradiente de pressão; C_{sr}: complacência do sistema respiratório; f: frequência respiratória; FiO_2: fração inspirada de oxigênio; PCO_2: pressão parcial de gás carbônico; PEEP: pressão positiva expiratória final; PO_2: pressão parcial de oxigênio; R_{va}: resistência das vias aéreas; $SatO_2$: saturação de oxigênio; V_T: volume corrente.

* Valores de referência para adultos adotados pelo Laboratório Central do Hospital das Clínicas da Faculdade de Medicina da Universidade de São Paulo.

Inicialmente, o paciente foi mantido em posição prona durante 24 horas com melhora gasométrica. Porém, como houve nova piora da troca gasosa, após seis horas na posição supina, o paciente foi reposicionado em posição prona e mantido durante 16 horas adicionais com posterior estabilização da relação PaO_2/FiO_2.

O paciente foi extubado com sucesso após quatro dias de suporte ventilatório mecânico e obteve alta hospitalar após 14 dias de internação em respiração espontânea em ar ambiente com SpO_2 de 94%.

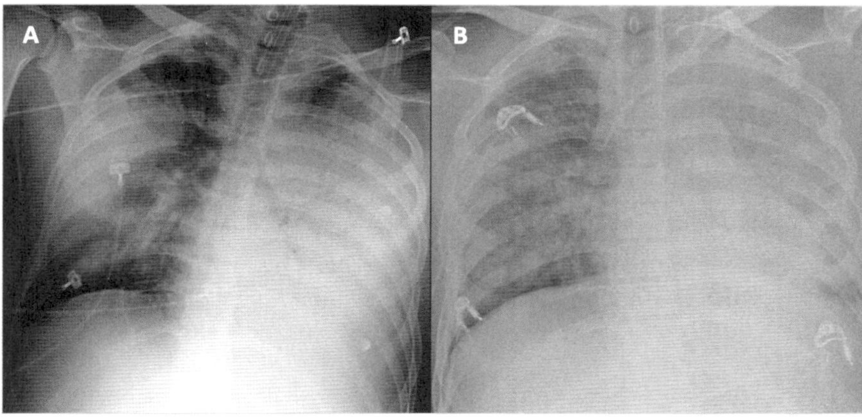

Figura 1 Radiografia de tórax após intubação orotraqueal (A) e após a extubação (B).

HIPOXEMIA REFRATÁRIA

Ainda não existe um consenso sobre a definição de hipoxemia refratária. Fisiologicamente, ela pode ser definida como um aumento da PaO_2 menor que 5 mmHg com a elevação da FiO_2 em 0,1. Clinicamente, a maior parte dos autores a definem como uma PaO_2 menor que 60 mmHg com FiO_2 entre 0,8 e 1 e PEEP entre 10 e 20 cmH_2O em um período de 12 a 24 horas. A principal situação associada à hipoxemia refratária é a síndrome do desconforto respiratório agudo (SDRA).

Síndrome do desconforto respiratório agudo

A SDRA é uma síndrome de origem inflamatória decorrente de uma lesão pulmonar de instalação aguda. A síndrome é caracterizada pela ocorrência de microatelectasia, dano alveolar difuso, aumento de permeabilidade da membrana alveolocapilar e perda da aeração pulmonar. Essas alterações levam à hipoxemia importante e consequente necessidade de aumento na quantidade de oxigênio fornecida (FiO_2). Os critérios utilizados atualmente para diagnóstico da síndrome estão listados a seguir:

- Início agudo (menos de sete dias após a identificação do fator predisponente ou piora do quadro respiratório).
- Relação PaO_2/FiO_2 menor ou igual a 300.
- Ausência de insuficiência cardíaca ou sobrecarga hídrica.
- Presença de opacidades bilaterais em radiografia de tórax.

A SDRA pode ser classificada em categorias de gravidade pela variação da relação PaO_2/FiO_2 com a utilização de PEEP ou CPAP $\geq$ 5 cmH_2O em: leve (PaO_2/FiO_2 de 200 a 300), moderada (PaO_2/FiO_2 de 100 a 200) e grave (PaO_2/FiO_2 menor que 100).

A assistência ventilatória ao paciente com SDRA consiste na utilização de estratégias denominadas protetoras a fim de evitar a lesão induzida pela ventilação mecânica (VILI, do inglês: *ventilator-induced lung injury*). A estratégia consiste na utilização de volumes correntes baixos, de 4 a 6 mL/kg de peso predito, procurando manter a $P_{PLATÔ}$ abaixo de 30 cmH_2O e valores de PEEP e FiO_2 suficientes para a manutenção da SpO_2 em torno de 88%. Atualmente, essa estratégia publicada pelo ARDS Network em 2000 é considerada a de primeira linha para os pacientes com SDRA.

Em relação à utilização de manobras de recrutamento alveolar (MRA) e valores elevados de PEEP, não há evidências que sustentem tais práticas. Em 2017, um grupo de pesquisadores brasileiros, em estudo multicêntrico, testou a utilização da manobra de recrutamento alveolar associada à titulação de PEEP em comparação à estratégia do ARDS Network. A mortalidade dos pacientes submetidos à MRA foi maior do que os que utilizaram PEEP baixa. Em decorrência desse achado, os autores consideraram que MRA não devem ser utilizadas rotineiramente nesses pacientes.

Dos pacientes que desenvolvem SDRA na UTI, cerca de 20% evoluem com SDRA grave. A mortalidade nesse grupo de pacientes é de aproximadamente 45% e uma parte deles pode necessitar de alguma estratégia adicional para hipoxemia grave. As estratégias que devem ser consideradas em pacientes que evoluem com hipoxemia refratária são: posição prona, óxido nítrico inalatório, manobra de recrutamento alveolar, ventilação de alta frequência e oxigenação por membrana extracorpórea. A seguir, serão discutidas as principais estratégias.

Posição prona

A posição prona é a modificação da posição do paciente para o decúbito ventral. Há vários mecanismos descritos para explicar a melhora da oxigenação que ocorre com o posicionamento do paciente em prona. Eles incluem a abertura das unidades alveolares localizadas na região dorsal do pulmão pela redução de sua compressão pelo peso do coração e redistribuição da ventilação para as regiões dorsais do pulmão. Além disso, a manutenção de maior perfusão na região dorsal do pulmão, mesmo com o paciente em posição prona, melhora a relação ventilação-perfusão e, consequentemente, a oxigenação.

Apesar do bom fundamento fisiológico, os estudos iniciais não demonstraram benefícios em termos de mortalidade. Em 2013, em estudo realizado em pacientes com SDRA mais grave (relação PaO_2/FiO_2 menor que 150), a manutenção da posição prona durante 16 horas (aproximadamente) foi associada a menor mortalidade e menor tempo de ventilação mecânica.

A resposta à posição prona não é previsível e mesmo os pacientes que apresentam melhora da oxigenação na posição prona podem piorar novamente após o retorno à posição supina. Para esses pacientes, novo posicionamento em posição prona após intervalo de 4 a 6 horas em posição supina pode ser benéfico.

As complicações associadas à posição prona podem ser decorrentes de acidentes no momento em que o paciente é posicionado ou de manutenção durante períodos prolongados na mesma posição. Perda de acesso venoso, extubação acidental e lesão por pressão são as mais frequentes. Uma equipe multidisciplinar bem treinada e manutenção de bloqueador neuromuscular enquanto se mantiver o paciente em posição prona minimizam essas complicações.

Atualmente, a posição prona deve ser considerada como estratégia de escolha para reversão de hipoxemia refratária, especialmente na fase aguda da síndrome, quando as quantidades de edema, atelectasia e áreas recrutáveis são maiores.

Óxido nítrico inalatório

O óxido nítrico é um agente vasodilatador que atua seletivamente nos vasos dos alvéolos que recebem ventilação. Dessa forma, ele melhora a perfusão das áreas ventiladas, melhorando a relação ventilação-perfusão e a oxigenação. A pressão da artéria pulmonar é reduzida sem que ocorram efeitos sistêmicos.

Os estudos em pacientes adultos com SDRA demonstram melhora transitória em sua oxigenação. Porém, não foi demonstrado benefício no tempo de ventilação mecânica ou mortalidade desses pacientes. Dessa forma, considera-se que é um recurso que pode ser utilizado temporariamente até que outras medidas possam ser instituídas.

Manobra de recrutamento alveolar

A MRA é um processo de elevação transitória da pressão transpulmonar, visando à abertura de unidades alveolares colapsadas. Pode ser realizada por meio de aplicação de pressão maior que a pressão habitual de ventilação de maneira intermitente ou sustentada.

Os principais efeitos atribuídos ao recrutamento de unidades alveolares colapsadas são aumentar a área de troca gasosa, melhorando a oxigenação, e distribuir a pressão aplicada na via aérea de forma mais homogênea, aliviando o estiramento excessivo das regiões não dependentes e evitando o colapso e reabertura cíclicos de alvéolos e vias aéreas, determinados pelo volume corrente. Isso poderia minimizar a ocorrência de lesão induzida pela ventilação mecânica (VILI, do inglês *ventilator-induced lung injury*).

Há diversas estratégias de recrutamento descritas, porém ainda não há consenso em relação ao método, tempo ou pressões a serem utilizadas durante a manobra.

Quando se opta pela realização da MRA, o paciente deve apresentar condição cardiovascular estável e estar adequadamente sedado e utilizando bloqueador neuromuscular. Hipotensão arterial e dessaturação são as complicações mais comuns da MRA e, se ocorrerem, a manobra deve ser interrompida imediatamente. A ocorrência de barotrauma é pouco frequente, porém pode levar a consequências mais graves, como piora hemodinâmica progressiva e morte.

Apesar das vantagens teóricas, a MRA não deve ser utilizada rotineiramente na UTI, sendo limitada aos pacientes com hipoxemia refratária e impossibilidade de realizar a posição prona.

Oxigenação extracorpórea por membrana

A oxigenação extracorpórea por membrana (ECMO, do inglês *extracorporeal membrane oxygenation*) é um recurso utilizado para pacientes com hipoxemia e/ou hipercapnia refratárias. A técnica consiste na retirada de sangue da circulação venosa para a realização da troca de oxigênio (O_2) e gás carbônico (CO_2) em um oxigenador e seu retorno para a circulação venosa ou arterial. O retorno do sangue para a circulação venosa é denominado configuração venovenosa (VV) e possibilita suporte essencialmente respiratório, enquanto o retorno para a circulação arterial é denominado configuração venoarterial (VA) e possibilita suporte cardíaco e respiratório (para manutenção do débito cardíaco e das trocas gasosas).

O objetivo da ECMO VV é reduzir os possíveis efeitos deletérios da lesão induzida pela ventilação mecânica, mantendo a oxigenação e a ventilação enquanto permite o "descanso" pulmonar com a utilização da ventilação mecânica protetora ou ultraprotetora. A ventilação mecânica ultraprotetora com manutenção de volume corrente abaixo de 4 mL/kg de peso ideal está associada à ocorrência de hipercapnia e acidose respiratória, além de hipoxemia importante, que podem ser controladas, respectivamente, pelo ajuste do fluxo de gás e do fluxo de sangue que passam pela membrana da ECMO.

A ECMO deve ser utilizada após tentativas infrutíferas de utilização de outras estratégias de resgate para hipoxemia refratária discutidas anteriormente.

É contraindicada para pacientes com doenças crônicas que podem ter sua qualidade de vida prejudicada pela utilização da estratégia ou nos pacientes com disfunções graves de múltiplos órgãos.

CONSIDERAÇÕES FINAIS

Hipoxemia refratária contribui para aproximadamente 15% das mortes dos pacientes com SDRA. Estratégias ventilatórias protetoras são essenciais no manejo desses pacientes e estratégias de resgate devem ser consideradas para manejar a hipóxia e minimizar as falências orgânicas. Posição prona é a estratégia de resgate de primeira escolha e deve ser utilizada em conjunto ou em associação ao óxido nítrico inalatório e MRA. A ECMO pode ser utilizada como segunda linha de recurso se as estratégias anteriores falharem.

BIBLIOGRAFIA SUGERIDA

Bellani G, Laffey JG, Pham T, Fan E, Brochard L, Esteban A, et al. Epidemiology, patterns of care, and mortality for patients with acute respiratory distress syndrome in intensive care units in 50 countries. JAMA. 2016;315(8):788-800.

Brower RG, Matthay MA, Morris A, Schoenfeld D, Thompson BT, Wheeler A, et al. Ventilation with lower tidal volumes as compared with traditional tidal volumes for acute lung injury and the acute respiratory distress syndrome. N Engl J Med. 2000;342(18):1301-8.

Guérin C, Reignier J, Richard JC, Beuret P, Gacouin A, Boulain T, et al. Prone positioning in severe acute respiratory distress syndrome. N Engl J Med. 2013;368(23):2159-68.

Mehta C, Mehta Y. Management of refractory hypoxemia. Ann Card Anaesth. 2016;19(1):89-96.

Moerer O, Tonetti T, Quintel M. Rescue therapies for acute respiratory distress syndrome: what to try first? Curr Opin Crit Care. 2017;23(1):52-9.

Moerer O, Tonetti T, Quintel M. Rescue therapies for acute respiratory distress syndrome: what to try first? Curr Opin Crit Care. 2017;23(1):52-9.

Ranieri VM, Rubenfeld GD, Thompson BT, Ferguson ND, Caldwell E, Fan E, et al. Acute respiratory distress syndrome: the Berlin Definition. JAMA. 2012;307(23):2526-33.

Romano TG, Mendes PV, Park M, Costa EL. Extracorporeal respiratory support in adult patients. J Bras Pneumol. 2017;43(1):60-70.

Capítulo 18

Estimulação funcional do paciente criticamente enfermo

Debora Stripari Schujmann
Murilo Zoccoler Lamano

1

Paciente de 55 anos, sexo masculino, com anatomopatológico de tumor cervical tratado com radioterapia e três recidivas nos últimos três anos, com história de perda de peso e duas internações prévias, a última há um ano. Relata ser independente para atividades de vida diária antes da internação atual.

Deu entrada no pronto-socorro de outro serviço em insuficiência respiratória tipo II, com falência de musculatura respiratória e alteração na capacidade de deglutição. Apresenta via aérea difícil e optou-se por realizar uma traqueostomia de urgência e encaminhar para unidade de terapia intensiva (UTI). Ficou na UTI do outro serviço por 8 dias, sedado em RASS (*Richmond Agitation-Sedation Scale*) –5 (sem resposta ao estímulo verbal ou físico, em uso de corticosteroide, ventilação mecânica invasiva em modo controlado e uso de droga vasoativa). Foi transferido para o hospital de referência para tratamento adequado.

Na avaliação fisioterapêutica encontra-se sedado em RASS –4, com cateter venoso central em região femoral, hemodinamicamente estável com X de noradrenalina. Via aérea artificial com traqueostomia, em ventilação mecânica no modo assisto-controlado a pressão, com pressão inspiratória de 10 cmH_2O, PEEP de 8 cmH_2O, FiO_2 de 40%, com volume corrente ideal, sem assincronia ventilatória. Não foi possível avaliar força muscular periférica pelo nível de consciência do paciente, que não responde de forma efetiva a comandos.

Discussão

Quando se discute reabilitação física dentro do contexto de pacientes críticos, o primeiro passo é a avaliação de todos os pacientes em relação a sua condição clínica e possibilidade de início da reabilitação física, além de identificar se há preocupações de segurança ou barreiras à mobilização. Após a identificação destas, o fisioterapeuta deve discutir essas questões de segurança da mobilização e possíveis barreiras com a equipe multidisciplinar para determinar se esses fatores devem impedir a mobilização ou se podem ser retirados. Ainda existem barreiras à mobilização na UTI, porém muitas podem ser superadas e não oferecem risco desde que a terapia seja individualizada ao paciente. Discussões e adequações das barreiras à mobilização, como desmame da sedação, adequação de medicações e intervenções médicas, podem ser feitas e priorizadas no início do dia para facilitar o processo de mobilização e reabilitação ao longo do dia.

A mobilização precoce tem como característica o início imediatamente após a estabilização da fisiologia hemodinâmica e respiratória, geralmente dentro de 24 a 48 horas após a admissão na UTI. Sendo assim, em um paciente como descrito no caso, já estabilizado, deve-se pensar em iniciar o programa de reabilitação.

A primeira barreira que pode ser encontrada nesse momento para o início dessa prática é o nível de sedação do paciente. Pacientes com grandes níveis de sedação ficam impossibilitados de participar de forma ativa dos exercícios de reabilitação. O sobredimensionamento da sedação pode ser uma barreira à mobilização, podendo contribuir para o *delirium* e comprometer a capacidade do paciente de participar da mobilização. Atualmente, existe uma tendência a manter os pacientes mais despertos, sendo possível a atividade mesmo com o uso de sedativos. A redução dos limiares de sedação para parâmetros mínimos, mas que garantam conforto e segurança, auxiliará na redução do tempo de imobilização no leito. A revisão das práticas de sedação pode ser um passo fundamental no aumento da mobilização em pacientes criticamente doentes. Estratégias para reduzir a sedação pesada e aumentar a mobilização em pacientes na UTI mostraram-se seguras, reduzindo o delírio, melhorando a função e reduzindo a permanência na UTI e no hospital. A otimização da sedação para facilitar a mobilização exige claramente uma colaboração multidisciplinar próxima entre médicos, pessoal de enfermagem e fisioterapia. Um objetivo para profissionais na UTI é manter pacientes em um estado calmo e sem dor. Para os pacientes em que a sedação profunda não está indicada, a sedação deve ser direcionada para atingir uma classificação de RASS de −1 a 1.

Para um paciente RASS −5 fica impossibilitada a participação ativa na terapia; assim, ocorre a necessidade de discutir o caso com a equipe multidisciplinar para a retirada da sedação e observação de como o paciente acordaria.

2

Paciente acorda calmo, colaborativo, escreve suas falas e se mostra bem colaborativo à fisioterapia. Na inspeção apresenta cateter central em região femoral com uso de noradrenalina de 0,25 mcg/kg/min. Na avaliação de força muscular o paciente apresenta um grau de força reduzido, com grau de força 3 para todos os músculos testados e força de preensão palmar na dinamometria de 12 kgf, caracterizando uma fraqueza muscular adquirida na UTI. Paciente apresenta dificuldade na participação dos cuidados pessoais mesmo no leito e nas mudanças de trocas posturais.

Discussão

A fraqueza muscular adquirida na UTI é uma síndrome de fraqueza generalizada dos membros que se desenvolve enquanto o paciente está gravemente enfermo e para a qual não existe outra explicação além da doença crítica em si. Ela é causada por uma variedade de doenças diferentes, incluindo miopatia do paciente crítico, polineuropatia ou uma combinação. Pode levar a ventilação mecânica prolongada, internação prolongada e aumento da mortalidade. Muitos pacientes que se recuperam de doenças críticas relatam sintomas físicos que persistem por anos, sugerindo que eles tenham experimentado a fraqueza muscular de forma aguda com consequências tardias.

Pacientes acordados, mas com indicação de manter-se no leito por critérios de segurança, devem ser avaliados quanto à adequação para completar um programa de exercícios na cama. Este programa é prescrito individualmente para preservar trofismo, força muscular e amplitude de movimento, além de manter o paciente ativo mesmo que no leito para diminuição das complicações do imobilismo. O fisioterapeuta deve estar atento para determinar quando a mobilização fora do leito poderá começar.

Diante da melhora do nível de consciência e da possibilidade de participação na terapia, o fisioterapeuta deve elaborar um plano de reabilitação e mobilização para esse paciente da forma mais ativa possível. Por meio de análise do prontuário, coleta da história, funcionalidade prévia e após a junção de todas as informações necessárias, deve-se iniciar a elaboração do plano terapêutico para esse paciente. O plano terapêutico, como seus objetivos, deve ser individualizado e específico para garantir o sucesso da reabilitação. Nesse momento devem ser pensados exercícios para ganho de força muscular e começar a ganhar o retorno à função física prévia com ganho de mobilidade. Porém, nesse momento, algumas novas barreiras podem surgir, sendo algumas realmente limitadoras nesse momento e outras não.

O uso do acesso não se apresenta como barreira para a realização da fisioterapia no leito ou fora dele. Nas UTI, não é incomum que os pacientes de alta acuidade necessitem de mais de um dispositivo de acesso vascular. Evidências mais recentes indicam que o acesso femoral não deve impedir a mobilização precoce.

Há também um maior embasamento na segurança da mobilização de pacientes com via aérea artificial e com drogas vasoativas, de modo que essas variáveis não devem ser consideradas como critérios para excluir a oferta de mobilização. Para iniciar a mobilização fora do leito, deve-se levar em consideração uma pressão arterial média estável, sem necessidade de drogas ou com baixas doses de vasopressores, sem estar em aumento progressivo. Sugestões na literatura para contraindicação em uso de drogas são: doses de dopamina maiores ou iguais a 10 mc/kg/min e de noradrenalina maiores ou iguais a 0,1 mcg/kg/min. Porém, se o paciente apresenta uma dose maior do que a recomendada para a saída do leito, deve-se tentar ao máximo explorar os objetivos com condutas ainda no leito.

Outros fatores que não cabem a esse paciente mas que devem ser considerados e podem se tornar barreiras são exames laboratoriais com atenção a níveis de hemoglobina e plaquetas, principalmente na presença de sangramento, alterações expressivas de sódio e potássio, temperatura corporal maior que 38,5°C e menor que 36°C, níveis de glicose no sangue, níveis de dor e estado emocional do paciente.

Com relação ao sistema respiratório, algumas situações devem exigir uma atenção maior e uma discussão com a equipe sobre riscos e benefícios para a realização de exercícios ativos no leito, como na presença de fração inspirada de oxigênio acima de 60%, saturação periférica de oxigênio abaixo de 90%, frequência respiratória acima de 30 rpm, uso de óxido nítrico e PEEP > 10 cmH_2O. Em relação à hemodinâmica, é recomendado que seja discutida com a equipe a mobilização em algumas situações, como hipotensão na presença de sintomas ou mesmo no uso de drogas vasoativas e taquicardia ventricular com frequência acima de 150 bpm.

Assim, no caso clínico discutido, não haveria problema em fazer os exercícios no leito. Poderíamos pensar como conduta para ganho de força muscular exercícios resistidos com equipamentos como caneleiras e halteres. Para aumento de força e resistência, o princípio de sobrecarga e os princípios de treinamento como frequência, intensidade e repetição devem ser respeitados. Caso ainda não seja possível, ou em pacientes com fraqueza mais acentuada, pode-se usar como terapia adjuvante a estimulação elétrica funcional, uma terapia que produz contrações musculares através de um impulso elétrico, criado pela colocação de eletrodos sobre a pele. As descrições na literatura mostram que seu uso leva ao aumento da capacidade de oxidação muscular, aumento do fluxo sanguíneo local, otimizando a força e o *endurance* muscular. Com base nas evidências da literatura sobre seus benefícios em outros pacientes, existe a recomendação das Sociedades Americana e Europeia considerando seu uso terapêutico para evitar perda de força muscular também em pacientes na UTI. Em pacientes críticos a estimulação elétrica tem se mostrado eficaz associada à fisioterapia convencional para prevenir fraqueza dos músculos esqueléticos. Também mostrou ser bem tolerada por essa população, além de preservar massa muscular e ter um uso potencial como ferramenta preventiva e de reabilitação em pacientes na UTI.

Outra possibilidade de tecnologia usada na UTI em pacientes críticos é o cicloergômetro. Essa ferramenta de reabilitação ajuda a preservar a musculatura de membros inferiores ou superiores, e em pacientes internados pode colaborar prevenindo ou atenuando a perda muscular em períodos de imobilização ou diminuição de atividade, ou restaurando a força e reabilitando a fraqueza muscular adquirida na UTI. O cicloergômetro também pode ser pensado como uma ferramenta de reabilitação visando à manutenção ou melhora da função cardiorrespiratória, já que, se utilizado com adequada intensidade, frequência e tempo, pode ser uma alternativa de exercício aeróbico para pacientes com restrições ou incapacidade de períodos de caminhada, por exemplo, trazendo o treino cardiopulmonar como benefício adicional.

É importante enfatizar a terapia em musculaturas que serão essenciais para o ortostatismo e retorno à mobilidade prévia. Os músculos antigravitacionais são os principais músculos afetados durante o período de diminuição de atividade. Visto que eles são essencialmente importantes para a manutenção de posturas altas, as alterações nesses grupos musculares afetarão o desempenho funcional desse indivíduo. Assim, esses músculos são o alvo principal na manutenção ou reabilitação muscular e funcional na UTI. Exercícios como a ponte no leito podem desde já colaborar para ativação e ganho de força da musculatura extensora, a qual será recrutada no momento do ortostatismo e pode ser feita de diversas formas e com diversos estímulos, como unilateral, com instabilidades distais ou da forma básica com apoio bilateral. O decúbito lateral pode ser usado para trabalhar ativação de tronco, ajustes fásicos e tônicos, ganho de força extensora e abdominal, dissociação de cinturas, alcances laterais com treino de estabilização de cinturas e de tronco superior e inferior. Técnicas específicas, como a facilitação neuromuscular proprioceptiva de cintura escapular, pélvica e membros, de acessórios como bolas e elásticos, podem ser grandes aliados para trabalhos específicos e estímulos diferentes para o paciente. A independência funcional no leito também é um ponto importante a ser trabalhado; a troca de posturas no leito deve ser treinada e readquirida, bem como estimulado que o paciente participe e colabore com seus cuidados pessoais já nesse momento.

3

Paciente apresenta melhora da pressão arterial, sendo desligada a medicação vasopressora. O processo de desmame da ventilação mecânica já se iniciou e o paciente responde bem ao processo. Paciente vem realizando os exercícios no leito, porém apresenta cansaço aos pequenos esforços.

Discussão

Antes da mobilização e retirada do leito, é importante que seja realizada avaliação do histórico do paciente e que se analise se existe reserva fisiológica para progressão dos exercícios. Para o sistema cardiovascular, deve-se avaliar a frequência cardíaca de repouso abaixo de 50% da máxima para o paciente, pressão arterial com variação abaixo de 20% nas últimas horas e ausência de arritmia. Quanto ao sistema respiratório, espera-se saturação periférica de oxigênio acima de 90%, padrão respiratório satisfatório e possibilidade de manutenção da ventilação mecânica durante a terapia.

A intubação orotraqueal e a traqueostomia não contraindicam exercícios no leito e fora dele. Em relação aos parâmetros respiratórios os pacientes podem ser mobilizados fora do leito se a saturação periférica for maior que 90%, a fração inspirada de oxigênio (FiO_2) for < 60%, a frequência respiratória for ≤ 30 e a PEEP for < 10 cmH_2O. Deve-se considerar parar a atividade caso haja dessaturação para menos de 85% mesmo com incremento de oxigênio, frequência respiratória menor que 8 respirações por minuto ou maior que 40 com desconforto respiratório, assincronia com o VM.

Há algumas considerações hemodinâmicas que contraindicam a mobilização fora do leito em diversas condições, como pressão arterial média abaixo do preconizado (PAM < 60 mmHg) na presença de sintomas ou na presença de drogas vasoativas, bradicardia com necessidade de suporte de drogas ou aguardando instalação de marca-passo, uso de marca-passo transvenoso com ritmo cardíaco dependente, taquicardia com frequência acima de 150 bpm, eventos isquêmicos agudos e durante a utilização de membrana de oxigenação extracorpórea.

Assim, já é possível começar a terapêutica fora do leito com esse paciente. Pode-se iniciar com evolução de posturas de deitado para sentado à beira do leito e, se o paciente for capaz, realizar ortostatismo e marcha. Deve-se atentar se existe necessidade de suporte terapêutico para facilitar a mobilização, por exemplo, alteração de configurações de ventilador ou adequação de medicação. É importante reforçar a necessidade de monitorar continuamente o paciente durante a mobilização. Para cada paciente, pode-se discutir e indicar intervalos-

-alvo para parâmetros fisiológicos durante a mobilização, em vez de limiares arbitrários.

Como o paciente apresenta cansaço de musculatura respiratória e periférica, para a evolução da demanda do exercício pode-se aumentar as pressões do ventilador enquanto realiza o exercício. Somado a isso, um plano de exercício aeróbico pode ser feito usando o cicloergômetro para aumentar a capacidade cardiopulmonar e aumentar a tolerância ao exercicio para evolução da deambulação. Para a adequação da intensidade da mobilização progressiva, pacientes que são capazes de avaliar seu esforço podem colaborar para orientar a intensidade do tratamento, podendo ser usado o esforço percebido mesmo em pacientes em ventilação mecânica. Pode-se orientar uma intensidade de exercício em um esforço avaliado entre 3 e 4 de 10 na Escala de Borg na recuperação.

Para a deambulação de pacientes críticos, e principalmente de pacientes em VM, equipamentos e suportes tecnológicos especializados são importantes para aumentar a segurança, eficiência e eficácia dessa terapêutica. Já existem no mercado equipamentos de reabilitação relevantes para a locomoção desse tipo de paciente, que também permitem a deambulação assistida para os pacientes incapazes de realizá-la de forma independente ou com auxílio somente do terapeuta.

Pensando em um trabalho de ganho de força muscular periférica, exercícios de fortalecimento, com progressão de carga, podem ser realizados durante a terapia. Também se pode inserir o uso da realidade virtual para trabalho físico e cognitivo. Caso o paciente apresente, nesse momento, dificuldade para sedestação à beira do leito por instabilidade de tronco, poderiam ser iniciados exercícios de controle de tronco, com técnicas específicas, com bola, com diferentes demandas.

Dentro de posturas mais altas, a sedestação à beira do leito oferece a possbilidade de um trabalho mais específico de controle de tronco superior e inferior sem apoio ou com apoio parcial, ativação e fortalecimento de músculos antigravitacionais, além de melhorar o estado de alerta do paciente por meio da ativação de vias vestibulares e reticulares e propiciar uma visão mais funcional do ambiente com melhor integração a ele.

O ortostatismo soma os benefícios já descritos para a sedestação aos benefícios da descarga de peso, como manutenção e estimulação do tecido ósseo, propriocepção articular, início de estimulações musculares mais funcionais com contração e cocontração, ajustes tônicos e fásicos, realinhamento corporal e estabilidade de cintura pélvica. Pode-se treinar a aquisição da postura por meio do sentar e levantar, mudanças de direção, equilíbrio e simetria na descarga de peso para a fase de apoio da marcha. Todos os pontos descritos anteriormente são essenciais para reabilitação de ortostatismo e marcha.

4

Paciente ainda se mantém no ventilador mecânico após alguns dias, porém com diminuição dos parâmetros e melhor tolerância aos exercícios. Apresenta melhor desempenho nos exercícios e melhor força muscular. Ao tentar o ortostatismo, necessita somente de um auxílio e não evolui com cansaço respiratório.

Discussão

Opta-se por evoluir para deambulação. Porém, como o paciente ainda não consegue se manter respirando de forma espontânea, o treino de marcha será realizado com o ventilador mecânico.

A preparação e o planejamento são essenciais, pois a mobilização de um paciente na UTI requer coordenação do paciente, vários funcionários e equipamentos. Os requisitos de equipamento podem incluir monitoramento portátil, meios auxiliares de marcha, oxigenoterapia e cadeira de rodas. Ao usar um ventilador portátil, um cilindro de oxigênio de reposição deve acompanhar o paciente para garantir fornecimento adequado de oxigênio. As permeabilidades de todas as linhas de acessos devem ser verificadas antes do início e durante toda a mobilização. Em relação às infusões nos acessos vasculares, considerar se elas são passíveis de serem atrasadas ou terem seu horário alterado, serem desconectadas temporariamente ou, em caso negativo, deve-se considerar alterar o horário da mobilização para depois da infusão. Se nenhuma dessas possibilidades for viável, realizar a mobilização mesmo assim, dentro dos níveis de segurança já descritos. É recomendado remover qualquer equipamento desnecessário e deixar o paciente o mais livre possível.

A reaquisição da marcha será possível submetendo o paciente a realizar os movimentos de marcha, mesmo que com o auxílio do terapeuta, de aparelhos de marcha ou dispositivos de meio auxiliar. O treino de marcha inclui conhecimento e treinamento dos músculos mais importantes para essa tarefa a fim de que possam atuar durante este exercício, e treinamento de cada fase específica da marcha, bem como a cadência, o tamanho do passo e, se necessário, o treino de meios auxiliares. Nesse momento devem-se avaliar a necessidade e os benefícios do uso de meios auxiliares, caso sejam necessários para a reaquisição da marcha independente.

5

Paciente deambula no dia anterior com ajuda de ventilação mecânica e suporte de dois terapeutas, em ambos os lados, curtas distâncias. Nos dias seguintes, apresenta melhora da tolerância ao exercício e é capaz de ficar em respiração espontânea, somente em ar comprimido na traqueostomia durante o dia.

Discussão

Diante do quadro, os objetivos a serem alcançados também incluem a preparação desse paciente para alta da UTI. Nesse momento devem-se avaliar a necessidade e os benefícios do uso de meios auxiliares, caso sejam necessários para a reaquisição da marcha independente. Os exercícios associados à execução da tarefa funcional agora devem estar mais próximos das atividades de vida diária. Na postura mais alta deve-se enfatizar o trabalho de ajustes posturais, equilíbrio, apoios e mudanças posturais não só no ortostatismo, mas também durante atividades funcionais, como a marcha. Outro ponto importante a se considerar é a queixa específica do paciente para atividades que ainda não retomou a capacidade de realizar, bem como questões ocupacionais e de estruturas físicas no ambiente residencial, como a presença de escadas na casa em que retornará. Essas questões devem ser avaliadas e reabilitadas de forma individual e específica, sendo componentes que não devem ser esquecidos pelo terapeuta para que possa reabilitar o paciente de forma completa e devolvê-lo com sua função prévia ou mais próxima dela à sociedade e a sua vida e família.

QUESTÕES ADICIONAIS

É de extrema importância enfatizar que não se deve separar a reabilitação motora da respiratória, já que a realização de exercícios considerados como de reabilitação motora também traz benefícios e pode ser suficiente em diversos pacientes para atuar e atingir objetivos respiratórios. A posição sentada sem o encosto do leito, quando comparada com a posição supina, melhora a capacidade residual funcional, o volume de ar corrente, o volume residual e o volume de reserva expiratório. Para pacientes em ventilação mecânica, facilita a ventilação e o desmame do ventilador mecânico, aumentando dias livres de ventilação mecânica invasiva e diminuição da incidência de pneumonia associada à ventilação mecânica. A verticalização do corpo, em suas diferentes formas de ser adotada, promove redução das forças gravitacional, mecânica e de compressão sobre os pulmões, sobre a parede torácica e sobre o diafragma, com melhora da expansão do tórax. A deambulação promove aumento do volume corrente e da função cardiovascular e respiratória durante esse processo, além de melhor distribuição da ventilação pulmonar e *clearance* pulmonar.

REFERÊNCIAS BIBLIOGRÁFICAS

Adler J, Malone D. Early mobilization in the intensive care unit: a systematic review. Cardiopulm Phys Ther J. 2012;23:5-13.

Amidei C. Mobilisation in critical care: a concept analysis. Intensive Crit Care Nurs. 2012 Apr;28(2):73-81.

Bailey P, Thomsen GE, Spuhler VJ, Blair R, Jewkes J, Bezdjian L, et al. Early activity is feasible and safe in respiratory failure patients. Crit Care Med. 2007;35:139-45.

Berry MJ, Morris PE. Early exercise rehabilitation of muscle weakness in acute respiratory failure patients. Exerc Sport Sci Rev. 2013;41(4):208-15.

Cameron S, Ball I, Cepinskas G, Choong K, Doherty TJ, Ellis CG, et al. Early mobilization in the critical care unit: A review of adult and pediatric literature. J Crit Care. 2015 Aug;30(4):664-72.

Gosselink R, Bott J, Johnson M, Dean E, Nava S, Norrenberg M, et al. Physiotherapy for adult patients with critical illness: recommendations of the European Respiratory Society and European Society of Intensive Care Medicine Task Force on Physiotherapy for Critically Ill Patients. Intensive Care Med. 2008;34:1188-99.

Hodgson CL, Stiller K, Needham DM, Tipping CJ, Harrold M, et al. Expert consensus and recommendations on safety criteria for active mobilization of mechanically ventilated critically ill adults. Crit Care. 2014 Dec 4;18(6):658.

Leditschke IA, Green M, Irvine J, Bissett B, Mitchell IA. What are the barriers to mobilizing intensive care patients? Cardiopulm Phys Ther J. 2012 Mar;23(1):26-9.

Morris PE, Herridge MS. Early intensive care unit mobility: future directions. Crit Care Clin. 2007;97-110.

Schweickert WD, Pohlman MC, Pohlman AS, Nigos C, Pawlik AJ, Esbrook CL, et al. Early physical and occupational therapy in mechanically ventilated, critically ill patients: a randomised controlled trial. Lancet. 2009;30:1874-82.

Sommers J, Engelbert RH, Dettling-Ihnenfeldt D, Gosselink R, Spronk PE, Nollet F. Physiotherapy in the intensive care unit: an evidence-based, expert driven, practical statement and rehabilitation recommendations. Clin Rehabil. 2015 Nov;29(11):1051-63.

Stiller K. Safety issues that should be considered when mobilizing critically ill patients. Crit Care Clin. 2007 Jan;23(1):35-53.

Vollman KM. Introduction to progressive mobility. Crit Care Nurse. 2010;30:S3-5.

Capítulo 19

Assistência fisioterapêutica na urgência e emergência

Amanda Coelho Fernandes

INTRODUÇÃO

O serviço de urgência e emergência é a porta de entrada do hospital para o paciente que apresenta alterações dos pontos de vista biológico e físico, oferecendo risco à vida.

A inserção dos profissionais fisioterapeutas nas equipes de urgência e emergência é recente nos hospitais brasileiros e sua atuação ainda é restrita. O objetivo principal do atendimento fisioterapêutico nessas unidades é dar suporte rápido e eficiente para disfunções cardiorrespiratórias, principalmente nas primeiras horas, evitando, assim, um possível agravamento no quadro clínico, como a necessidade de intubação orotraqueal, utilização de ventilação mecânica invasiva e evolução para a unidade de terapia intensiva (UTI).

Atender pacientes em situações de emergência ou de urgência clínica exige calma, conhecimento e habilidade. Com essas competências o fisioterapeuta precisa saber priorizar corretamente quem deve ser atendido primeiro e o que deve ser feito diante dos sinais e sintomas do paciente.

O objetivo deste capítulo é apresentar ao fisioterapeuta estratégias disponíveis no manejo do paciente diante de situações de urgência e emergência.

CASO CLÍNICO

Paciente do sexo masculino, 57 anos de idade, acompanhado pela esposa, procurou serviço de urgência por dispneia aos pequenos esforços, edema de membros inferiores, diminuição do volume urinário, tosse seca associada a dispneia progressiva.

Os sintomas se iniciaram há aproximadamente 6 meses, com dispneia seguida de edema. A dispneia, que era aos esforços moderados, rapidamente progrediu até estar presente no repouso. Procurou atendimento médico, com diagnóstico de insuficiência cardíaca de etiologia a esclarecer. Durante esse período houve necessidade de três internações para controle dos sintomas.

O paciente foi tabagista por 40 anos – parou de fumar há seis anos, apresenta hipertensão arterial sistêmica e diabetes tipo 2. Tem história de infarto agudo do miocárdio (IAM) anterior.

Ao exame físico, apresentou-se ansioso, agitado, dispneico, taquipneico, com frequência respiratória (FR) de 36 ipm, pressão arterial (PA) de 200/118 mmHg, frequência cardíaca (FC) de 104 bpm, temperatura (T) de 36,8°C, saturação periférica de oxigênio (SpO_2) de 88% com cateter nasal 3 L/min de oxigênio, com edema importante de membros inferiores. Má perfusão periférica. À ausculta pulmonar apresentou roncos e estertores em bases pulmonares.

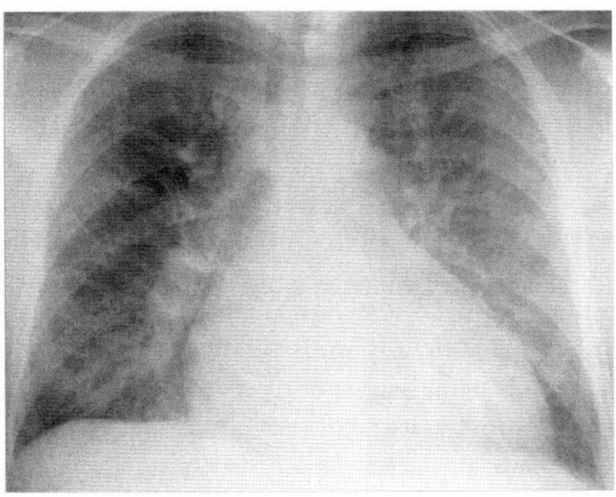

Figura 1 Radiografia de tórax com aumento de área cardíaca, infiltrados e consolidações pulmonares.

Gasometria arterial: pH 7,16, PO_2 70, PCO_2 65, HCO^-_3 23, BE –2

Foram realizadas medidas terapêuticas para suporte hemodinâmico, posicionamento em decúbito horizontal com elevação da cabeceira, monitoração e suporte ventilatório com ventilação mecânica não invasiva, pressão positiva contínua nas vias aéreas (CPAP) 10 cmH_2O.

Após 2 horas o paciente começou a apresentar sinais de hipoperfusão, com diminuição do nível de consciência, hipotensão, má perfusão periférica e cianose evoluindo para parada cardiorrespiratória (PCR) em fibrilação ventricular (FV).

Foram iniciadas imediatamente as manobras de ressuscitação cardiopulmonar (RCP) e desfibrilação com choque de 360 J seguida de intubação orotraqueal.

Após 6 minutos de RCP houve retorno do pulso.

Comentário geral

A anamnese durante o atendimento de urgência deve ser sucinta e incluir informações sobre duração e gravidade dos sintomas, internações prévias, diagnóstico prévio de insuficiência cardíaca (IC), tratamentos implementados, sintomas associados, hábitos de tabagismo e etilismo, uso de drogas e presença de comorbidades. O exame físico deve compreender a avaliação do estado geral, nível de consciência, grau de dispneia, perfusão periférica, pulso, pressão arterial, temperatura, edema de membros inferiores ou sinais de trombose venosa profunda (TVP), estridor laríngeo e ausculta pulmonar. A pressão venosa central permite avaliar a pressão de enchimento de ventrículo direito (VD). A ausculta de crepitações pulmonares permite suspeitar de congestão, o que sugere valores elevados de pressão de enchimento do ventrículo esquerdo (VE), a ser confirmada pelo estudo radiológico de tórax. Deve-se tentar classificar a gravidade e a forma de apresentação da insuficiência cardíaca aguda (ICA) de posse desses dados. Isso constitui um desafio na urgência, uma vez que a relação entre gravidade dos sintomas e disfunção cardíaca nem sempre é proporcional.

O parâmetro mais importante na avaliação da função ventricular é a fração de ejeção do VE (FEVE), que possibilita distinguir pacientes com disfunção sistólica daqueles com função sistólica preservada (FEVE normal > 45-50%).

Dentre as classificações atuais, seguiremos a da New York Heart Association (NYHA), que classifica os pacientes de acordo com o grau de limitação funcional. As quatro classes propostas são:

- **Classe I:** ausência de sintomas (dispneia) durante atividades cotidianas. A limitação para esforços é semelhante à esperada em indivíduos normais.
- **Classe II:** sintomas desencadeados por atividades cotidianas.
- **Classe III:** sintomas desencadeados em atividades menos intensas que as cotidianas ou pequenos esforços.
- **Classe IV:** sintomas em repouso.

Também empregamos a classificação da American Heart Association/American College of Cardiology (AHA/ACC), que focaliza nos estágios de desenvolvimento da IC:

- **Estágio A:** pacientes sob risco de desenvolver IC, mas ainda sem doença estrutural perceptível e sem sintomas atribuíveis à IC.
- **Estágio B:** pacientes que adquiriram lesão estrutural cardíaca, mas ainda sem sintomas atribuíveis à IC.
- **Estágio C:** pacientes com lesão estrutural cardíaca e sintomas atuais ou pregressos de IC.
- **Estágio D:** pacientes com lesão estrutural cardíaca avançada e sintomas importantes de IC em repouso, mas refratários ao tratamento convencional, e que requerem intervenções especializadas.

Após a avaliação clínica, é importante tentar classificar os pacientes em um dos seguintes grupos, de acordo com o grau de congestão ("seco ou úmido"), e de acordo com o grau de perfusão tecidual ("quente ou frio"):

- **A:** boa perfusão periférica e sem sinais de congestão ("quente e seco").
- **B:** boa perfusão periférica, mas com sinais de congestão ("quente e úmido").
- **C:** perfusão periférica ruim e com sinais de congestão ("frio e úmido").
- **D:** perfusão periférica ruim, mas não apresenta congestão ("frio e seco").

Na fase precoce, o objetivo clínico fundamental é o alívio dos sinais e sintomas e a estabilização hemodinâmica. A eliminação do edema periférico e pulmonar é o primeiro objetivo a ser alcançado nos pacientes hemodinamicamente classificados como "quentes" e "congestos". Isso proporcionará a redução da dispneia e a melhora imediata da capacidade funcional, limitando os danos cardíaco e renal. Os diuréticos e vasodilatadores são a base do tratamento nesse grupo de pacientes. Já nos pacientes classificados como "frios", o restabelecimento de um débito cardíaco adequado e da perfusão sistêmica é o alvo principal. Nesses pacientes, pode ser necessária a utilização de suporte inotrópico e reposição. Quanto à estabilização ventilatória, pode ser necessário desde o uso de máscaras de O_2, passando por ventilação não invasiva, até intubação orotraqueal.

O edema agudo de pulmão (EAP) ocorre pelo desequilíbrio das forças de Starling, podendo ser decorrente de aumento da pressão hidrostática ou da permeabilidade dos capilares pulmonares. Ocorre transudação de líquido para os espaços intersticial e alveolar do tecido pulmonar, culminando em real separação entre o alvéolo e o capilar pulmonar subjacente, com aumento do gradiente alveoloarterial de oxigênio e consequente hipoxemia. Algumas manifestações do EAP são: dispneia, cianose, tosse seca ou com expectoração (secreção espumosa/rosácea); ausculta pulmonar com crepitações, eventualmente dor torácica; ansiedade, agitação e dor precordial podendo evoluir para torpor, depressão respiratória e, eventualmente, apneia com parada cardíaca.

O paciente deve ser posicionado sentado e, sempre que possível, com os membros inferiores pendentes, reduzindo, assim, o retorno venoso e a pressão hidrostática capilar pulmonar. Oxigênio deve ser oferecido com frações inspiratórias com o objetivo de manter a saturação periférica de oxigênio acima de 90%. A oxigenação pode ser implementada por meio de oxigenoterapia ou utilizando a ventilação mecânica. Segundo o III Consenso Brasileiro de Ventilação Mecânica, em 2007 a VNI tem como indicações a doença pulmonar obstrutiva crônica (DPOC) e asma exacerbada, o EAP cardiogênico, a insuficiência respiratória hipoxêmica, o pós-operatório imediato, após extubação, no desmame e em pacientes terminais. O uso da CPAP é seguro e diminui a necessidade de intubação traqueal para pacientes com EAP cardiogênico, devendo ser aplicada precocemente e em conjunto com a terapia medicamentosa convencional.

CUIDADOS/PROCEDIMENTOS E RECURSOS FISIOTERAPÊUTICOS

O suporte mecânico respiratório não invasivo, além de promover melhora das trocas gasosas e diminuição do trabalho respiratório, reduz a pré e pós-carga, com consequente melhora do desempenho do ventrículo esquerdo.

No estudo de Park et al., foi comparado o uso de CPAP, pressão positiva em vias aéreas a dois níveis (BiPAP) e oxigenoterapia no tratamento do EAP e foi observado que os pacientes obtiveram mais benefícios com o uso do BiPAP, não só pela correção dos dados analisados, mas também pela melhora da dispneia. Houve boa aceitação e colaboração dos pacientes, menor necessidade de intubação endotraqueal, melhora rápida de frequência respiratória, PaO_2, $PaCO_2$ e pH. Já os pacientes tratados com CPAP apresentaram ganhos intermediários, pois tiveram melhora mais rápida dos sinais vitais e gasometria arterial, apenas quando comparados com o grupo de oxigenoterapia. Outro estudo que comparou CPAP com BiPAP pressórica foi o de Mehta et al. Esses autores relataram que o grupo que utilizou a BiPAP pressórica apresentou melhora mais rápida de parâmetros, como a redução da $PaCO_2$ em relação ao grupo que utilizou CPAP, porém o grupo tratado com BiPAP pressórica apresentou maior incidência de infarto agudo do miocárdio. Eles concluíram que a maioria dos pacientes com EAP pode ser tratada apenas com CPAP e que, mesmo com a BiPAP pressórica podendo oferecer algumas vantagens em pacientes com retenção de CO_2, os autores advertiram sobre a maior incidência de infarto. Nos pacientes com EAP associado à síndrome coronariana aguda (SCA), existe controvérsia em relação à utilização da ventilação não invasiva. Um pequeno estudo de Mehta et al. também observou aumento na incidência de infarto com uso de BiPAP em relação à CPAP (maior queda da pressão arterial no grupo BiPAP), porém este resultado não foi reproduzido em outras casuísticas e não existe na literatura estudo que compare ventilação não invasiva (VNI) e intubação orotraqueal na SCA com EAP. Consideramos nesses casos que a estratégia invasiva pode ser considerada de maneira inicial e a VNI, quando utilizada, deve oferecer rápido alívio do desconforto respiratório, pelo risco de aumento do consumo de oxigênio pela musculatura respiratória e consequente piora da isquemia miocárdica (na manutenção do desconforto com VNI).

Nos pacientes com EAP sem hipotensão, o suporte mecânico não invasivo deve ser considerado estratégia inicial; também pode ser indicado na persistência de desconforto respiratório (frequência respiratória acima de 25 incursões por minuto, saturação de oxigênio abaixo de 95%, batimento de asa de nariz, uso de musculatura acessória ou retenção aguda de gás carbônico), adicionado à oferta de oxigênio por cateter nasal ou máscara de Venturi/reservatório.

PCR

Assim que constatada uma parada cardiorrespiratória (PCR), a reanimação cardiopulmonar (RCP) deve ser iniciada imediatamente e o desfibrilador disponibilizado o mais precocemente possível. A AHA implementou algoritmos de atendimentos para otimizar o atendimento de pacientes que apresentam PCR (Figura 2).

Atualmente a sequência recomendada para o atendimento é CAB (circulação – vias aéreas – respiração, do inglês *circulation – airway – breathing*).

Durante o procedimento de manobras de reanimação cardiopulmonar (MRCP), é importante seguir as seguintes condutas:

- Iniciar com o BLS com sequência de 30 compressões para 2 ventilações (30:2):
  - Paciente em decúbito dorsal, sobre uma superfície plana e rígida.
  - O socorrista se posiciona a 90° em relação ao tórax do paciente e com os cotovelos estendidos.
  - Compressões torácicas devem gerar um afundamento do tórax de no mínimo 5 cm em adultos e o ritmo das compressões deve ser de 100 a 120 por minuto.
- Ao identificar o ritmo, o médico responsável tomará sua conduta medicamentosa ou choque, se necessário.
  - Ritmos que merecem choque imediato: fibrilação ventricular (FV) ou taquicardia ventricular (TV) sem pulso.
  - Ritmos que não devem receber desfibrilação: assistolia ou atividade elétrica sem pulso.

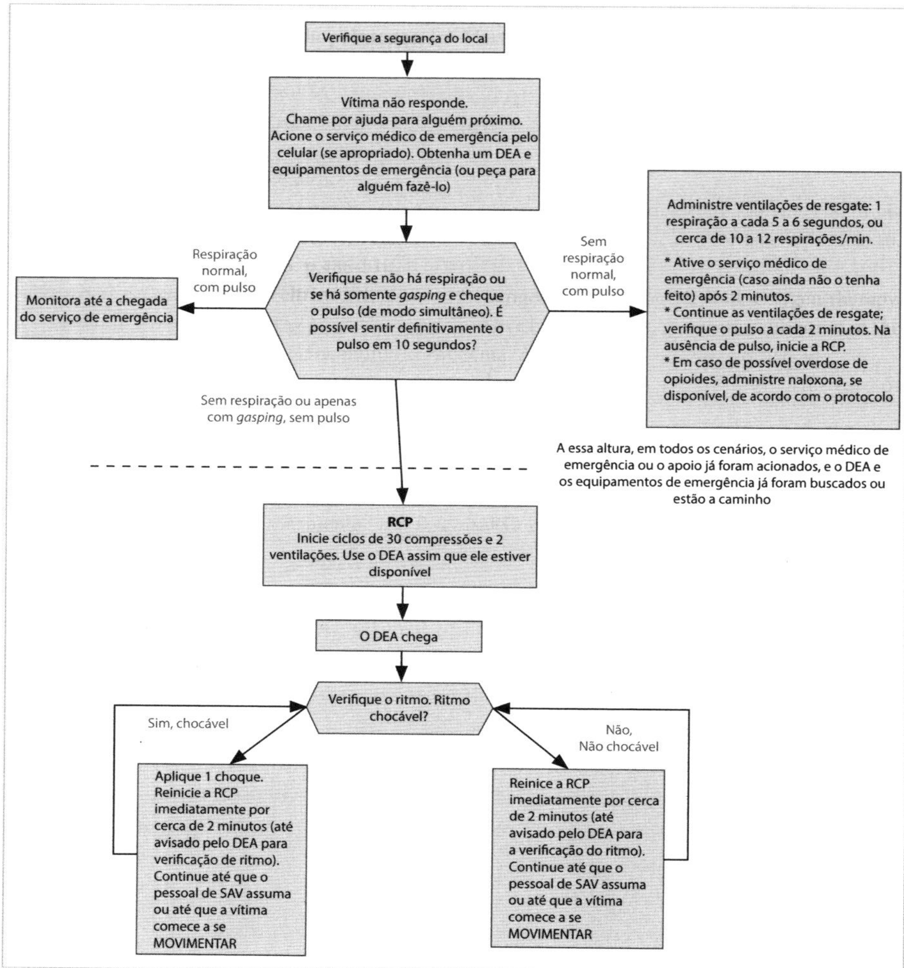

Figura 2 Algoritmo de PCR em adultos para profissionais de saúde de suporte básico de vida (BLS) com base na American Heart Association.

- A via aérea avançada pode ser obtida por intubação orotraqueal (IOT) ou por uma via supraglótica (máscara laríngea, tubo esofagotraqueal ou tubo laríngeo). Se ocorrer a IOT, deve-se insuflar o *cuff*, fixar a cânula e manter as ventilações (8-10 por minuto) de forma assincrônica com as compressões torácicas.
  - Compressões precisam ser feitas continuamente.
  - Alternar a pessoa que realiza as compressões a cada 2 minutos.
- Se o paciente retornar da PCR, conectar na ventilação mecânica (VM) e ajustar os parâmetros iniciais.

- Após conectar a VM, é necessário atentar-se a hiperóxia, hipóxia e níveis de $PaCO_2$, pois não se sabe o nível de lesão neurológica e é necessário evitar as lesões por reperfusão e níveis elevados ou baixos de CO_2 com o mecanismo de fluxo cerebral.

A capnografia quantitativa contínua com forma de onda é uma recomendação atual, durante a intubação e todo processo de RCP em pacientes intubados. É a forma mais eficaz de confirmação do posicionamento da cânula endotraqueal, além de monitorar a qualidade da RCP e detectar o retorno da circulação espontânea pela avaliação do valor do dióxido de carbono ao final da expiração ($ETCO_2$). Baixos valores de $ETCO_2$ (< 10 mmHg) estão associados com compressões torácicas ineficazes; o mesmo ocorre em casos de baixo débito cardíaco ou nova PCR; já o aumento abrupto no $ETCO_2$ pode significar o retorno da circulação espontânea.

CONSIDERAÇÕES FINAIS

A necessidade do fisioterapeuta na unidade de emergência é justificada, dado o grande número de pacientes com diagnóstico cardiopulmonar que necessitam de oxigenioterapia e ventilação mecânica e permanecem por longos períodos na emergência. A inserção do profissional fisioterapeuta na equipe assistencial das unidades de urgência e emergência pode favorecer o atendimento e tratamento precoces de doenças agudas ou crônicas e suas comorbidades, diminuindo, assim, o risco de piora na evolução do quadro clínico dos pacientes que permanecem por grande período internados nessas unidades.

REFERÊNCIAS BIBLIOGRÁFICAS

2010 American Heart Association Guidelines for Cardiopulmonary Resuscitation and Emergency Cardiovascular Care. Part 5: Adult basic life support. Circulation. 2010(suppl 3): S685-705.

2010 American Heart Association Guidelines for Cardiopulmonary Resuscitation and Emergency Cardiovascular Care. Part 8: Adult advanced life support. Circulation. 2010(suppl 3): S729-767.

American College of Cardiology Foundation/American Heart Association Task Force on Practice Guidelines. 2013 ACCF/AHA guideline for the management of heart failure. Circulation. 2013 Oct 15;128(16):e240-319.

Carvalho CRR, Toufen Jr. C, Franca SA. III Consenso Brasileiro de Ventilação Mecânica: Ventilação Mecânica não invasiva com pressão positiva. J Bras Pneumol. 2007:33(supl 2): S92--S105.

Diretrizes Brasileiras de Ventilação Mecânica: indicação de suporte ventilatório não invasivo (VNI) e invasivo (VMI). AMIB e SBPT; 2013. p.4.

Ladeira JP. Ressuscitação cardiopulmonar. In: Martins HS, Brandão Neto RA, Scalabrini Neto A, Velasco IT, eds. Emergências clínicas: abordagem prática. 10. ed. Barueri: Manole; 2015. p.69-87.

Mehta S, Jay GD, Woolard RH, Hipona RA, Connolly EM, Cimini DM, et al. Randomized, prospective trial of bilevel versus continuous positive airway pressure in acute pulmonary edema. Crit Care Med. 1997;25:620-8.

Olmos RD, Martins HS. Descompensação aguda da insuficiência cardíaca. In: Martins HS, Brandão Neto RA, Scalabrini Neto A, Velasco IT, eds. Emergências clínicas: abordagem prática. 10. ed. Barueri: Manole; 2015. p.486-510.

Park M, Lorenzi-Filho G, Feltrim MI, Viecili PR, Sangean MC, Volpe M, et al. Oxygen therapy, continuous positive airway pressure, or noninvasive bilevel positive pressure ventilation in the treatment of acute cardiogenic pulmonary edema. Arq Bras Cardiol. 2001;76:221-30.

Park M, Lorenzi-Filho G. Noninvasive mechanical ventilation in the treatment of acute cardiogenic edema. Clinics. 2006;61(3):247-52.

Richards GN, Cistulli PA, Ungar RG, Berthon-Jones M, Sullivan CE. Leak with nasal continuous positive airway pressure increases nasal airway resistance. Am J Respir Crit Care Med. 2010;154(1):182-6.

Suassuna VAL, Moura RH, Sarmento GJV, Possetti RC, eds. Fisioterapia em emergência. Barueri: Manole; 2016.

Capítulo 20

Ética e cuidados paliativos na assistência ao paciente em terapia intensiva

Rogério Adriano Abe

INTRODUÇÃO

"Decifra-me ou devoro-te: que animal caminha com quatro pés pela manhã, dois ao meio-dia e três à tarde e é mais fraco quando tem mais pernas?". Ao desvendar o quebra-cabeça mais famoso da história da humanidade, quando enfrentou a esfinge guardiã de Tebas, o jovem Édipo assumiu importante papel mediador entre o entendimento, o conhecimento e o reconhecimento da condição humana.

"Conta-nos Sófocles que a resposta de Édipo à terrível criatura devoradora de gente desativou o poder daquele monstro alado e iluminou de sentidos a cronologia da existência humana: 'só o Homem engatinha na infância, caminha com os dois pés na vida adulta e usa uma bengala para se apoiar na velhice'".

Ao dar cabo do enigma, Édipo segue por sua jornada, enfrentando tantos outros desafios.

A *Bíblia* diz no salmo 90, versículo 10 (escrito por Moisés): "Os anos de nossa vida chegam a setenta, ou a oitenta para os que têm mais vigor; entretanto, são anos difíceis e cheios de sofrimento, pois a vida passa depressa, e nós voamos!".

Seja na mitologia grega, seja na Bíblia, fica evidente uma característica humana: sua finitude.

Com o advento de novas tecnologias, o ser humano tem experimentado uma longevidade nunca antes vista. Mas, com o aumento da quantidade de anos em nossas vidas, vêm problemas outros como doenças e limitações próprias da idade avançada.

Em seu livro *Mortais*, Atul Gawande faz uma análise importante sobre o envelhecimento e as condições em que os idosos são colocados, quando, ao apresentar os problemas inerentes à idade, encontram-se fragilizados e/ou doentes. Faz um alerta, ainda, sobre o número de profissionais atuantes em geriatria (insuficientes para o crescente número de idosos).

Mas a questão vai além de somente termos problemas com o avançar da idade.

Muitas doenças antes sem tratamento agora são controladas e o paciente não morre mais tão rapidamente quanto ocorria antes. O problema agora é outro. Com o arrastar das doenças, surgem sintomas de difícil controle como dor, fadiga, dispneia, constipação, diarreia, inapetência, dentre tantos outros.

E quando se associam vários desses sintomas? E quando esses sintomas passam a não ser controlados?

Costumamos ouvir a seguinte frase: "não há mais nada que possamos fazer". Mesmo hoje em dia, em grandes complexos hospitalares, ainda se ouve essa frase.

Associado a isso, há o inconsciente coletivo que se assusta quando se aborda a questão paliativa. Graças a grandes esforços, esse panorama tem mudado aos poucos.

No Hospital das Clínicas da Faculdade de Medicina da Universidade de São Paulo, há um trabalho muito bem-feito junto ao Núcleo de Cuidados Paliativos.

HISTÓRIA DOS CUIDADOS PALIATIVOS

O cuidado paliativo se confunde historicamente com o termo *hospice*, usado para abrigos (hospedarias) destinados a receber e cuidar de peregrinos e viajantes.

O movimento *hospice* moderno foi introduzido por uma inglesa com formação humanista e que se tornou médica, Cicely Saunders. Em 1967, Cicely Saunders fundou o St. Christopher's Hospice, cuja estrutura permitiu não só a assistência aos doentes, mas também o desenvolvimento de ensino e pesquisa, recebendo bolsistas de vários países.

Em 1982 o Comitê de Câncer da Organização Mundial de Saúde (OMS) criou um grupo de trabalho para definir políticas para o alívio da dor e cuidados do tipo *hospice* para pacientes com câncer, e que fossem recomendados em todos os países. O termo cuidados paliativos, já utilizado no Canadá, passou a ser adotado pela OMS em virtude da dificuldade de tradução adequada do termo *hospice* em alguns idiomas.

"Cuidado paliativo é uma abordagem que promove a qualidade de vida de pacientes e seus familiares, que enfrentam doenças que ameacem a continuidade da vida, através da prevenção e alívio do sofrimento. Requer a identificação precoce, avaliação e tratamento da dor e outros problemas de natureza física, psicossocial e espiritual."

O cuidado paliativo não se baseia em protocolos, mas em princípios.

PRINCÍPIOS DOS CUIDADOS PALIATIVOS

- Alívio da dor e outros sintomas desagradáveis.
- Afirmar a vida e considerar a morte como um processo normal da vida.
- Não acelerar nem adiar a morte.
- Integração dos aspectos psicológicos e espirituais no cuidado ao paciente.
- Oferecer um sistema de suporte que possibilite ao paciente viver tão ativamente quanto possível, até o momento de sua morte.
- Oferecer sistema de suporte para auxiliar os familiares durante a doença do paciente e a enfrentar o luto.
- Abordagem multiprofissional para focar as necessidades dos pacientes e seus familiares, incluindo acompanhamento no luto.
- Melhorar a qualidade de vida e influenciar positivamente o curso da doença.
- Deve ser iniciado o mais precocemente possível, com outras medidas de prolongamento da vida, e incluir todas as investigações necessárias para melhor compreender e controlar situações clínicas estressantes.

AVALIAÇÃO DO PACIENTE

Na avaliação do paciente paliativo, é muito importante levar em conta todos os dados possíveis da história da doença e do paciente e familiares.

DADOS BIOGRÁFICOS

Devem conter nome e forma como gosta de ser chamado, sexo e idade, estado civil, filhos e netos, se os tiver, trabalho que realizou por mais tempo ou com o qual mais se identificou, local de nascimento e região de moradia, com quem mora e quem cuida do paciente a maior parte do tempo, religião e crenças, o que gosta de fazer, o que sabe sobre sua doença – e o quanto quer saber.

CRONOLOGIA DA DOENÇA ATUAL E TRATAMENTOS REALIZADOS

- Registro da doença de base, com a época (mês e ano) do diagnóstico e tratamento realizado na mesma época.
- Sequência de diagnósticos secundários à doença de base, com época e tratamentos.
- Outras complicações relacionadas ao quadro principal da mesma forma e os diagnósticos não relacionados à doença em questão ou preexistentes.

AVALIAÇÃO FUNCIONAL

Em cuidados paliativos a avaliação funcional é fundamental para a vigilância da curva da doença, sendo valiosa na tomada de decisões, previsão de prognóstico e diagnóstico da terminalidade.

Algumas escalas de avaliação funcional incluem Karnofsky e Palliative Performance Scale (PPS – baseada na Karnofsky).

Quadro 1 Escala de performance de Karnofsky

100%	Sem sinais ou queixas, sem evidência de doença
90%	Mínimos sinais e sintomas, capaz de realizar suas atividades sem esforço
80%	Sinais e sintomas maiores, realiza suas atividades com esforço
70%	Cuida de si mesmo, mas incapaz de trabalhar
60%	Necessita de assistência ocasional, mas pode cuidar de si mesmo
50%	Necessita de assistência considerável e cuidados médicos frequentes
40%	Necessita de cuidados médicos especiais
30%	Extremamente incapacitado, necessita de hospitalização, mas sem iminência de morte
20%	Muito doente, necessita de suporte.
10%	Moribundo, morte iminente
0%	Morto

Quadro 2 Palliative Performance Scale (PPS)

%	"Deambulação"	"Atividade e evidência da doença"	"Autocuidado"	Ingesta	"Nível de consciência"
100	Completa	Atividade normal e trabalho; sem evidência de doença	Completo	Normal	Completo
90	Completa	"Atividade normal e trabalho; alguma evidência de doença"	Completo	Normal	Completo
80	Completa	"Atividade normal com esforço; alguma evidência de doença"	Completo	"Normal ou reduzida"	Completo
70	Reduzida	"Incapaz para o trabalho; doença significativa"	Completo	"Normal ou reduzida"	Completo

(*continua*)

Quadro 2 Palliative Performance Scale (PPS) (*continuação*)

%	"Deambulação"	"Atividade e evidência da doença"	"Autocuidado"	Ingesta	"Nível de consciência"
60	Reduzida	"Incapaz para os hobbies/ trabalho doméstico. Doença significativa"	"Assistência ocasional"	"Normal ou reduzida"	"Completo ou com períodos de confusão"
50	"Maior parte do tempo sentado ou deitado"	"Incapacitado para qualquer trabalho. Doença extensa"	"Assistência considerável"	"Normal ou reduzida"	"Completo ou com períodos de confusão"
40	"Maior parte do tempo acamado"	"Incapaz para a maioria das atividades. Doença extensa"	"Assistêcia quase completa"	"Normal ou reduzida"	"Completo ou com sonolência. +/− confusão"
30	"Totalmente acamado"	"Incapaz para qualquer atividade. Doença extensa"	"Dependência completa"	"Normal ou reduzida"	"Completo ou com sonolência. +/− confusão"
20	"Totalmente acamado"	"Incapaz para qualquer atividade. Doença extensa"	"Dependência completa"	"Mínima a pequenos goles"	"Completa ou com sonolência. +/− confusão"
10	"Totalmente acamado"	"Incapaz para qualquer atividade. Doença extensa"	"Dependência completa"	"Cuidados com a boca"	"Sonolência ou coma. +/− confusão"
0	Morte	–	–	–	–

AVALIAÇÃO DE SINTOMAS

Deve ser realizada de forma sistemática na admissão, avaliando evoluções diárias, consultas ambulatoriais e visitas domiciliares.

A escala de avaliação de sintomas desenvolvida em Edmonton, Canadá (ESAS) é instrumento valioso nessa tarefa.

Quadro 3 Escala de avaliação de sintomas de Edmonton (ESAS)

Por favor, circule o número que melhor descreve como você está se sentindo agora		
Sem dor	0 1 2 3 4 5 6 7 8 9 10	Pior dor possível
Sem cansaço	0 1 2 3 4 5 6 7 8 9 10	Pior cansaço possível (cansaço = falta de energia)
Sem sonolência	0 1 2 3 4 5 6 7 8 9 10	Pior sonolência possível (sonolência = sentir-se com sono)
Sem náusea	0 1 2 3 4 5 6 7 8 9 10	Pior náusea possível
Com apetite	0 1 2 3 4 5 6 7 8 9 10	Pior falta de apetite possível
Sem falta de ar	0 1 2 3 4 5 6 7 8 9 10	Pior falta de ar possível
Sem depressão	0 1 2 3 4 5 6 7 8 9 10	Pior depressão possível (depressão = sentir-se triste)
Sem ansiedade	0 1 2 3 4 5 6 7 8 9 10	Pior ansiedade possível (ansiedade = sentir-se nervoso)
Com bem-estar	0 1 2 3 4 5 6 7 8 9 10	Pior mal-estar possível (bem--estar/mal-estar = como você se sente em geral)
Sem ____________	0 1 2 3 4 5 6 7 8 9 10	Pior ________ possível Outro problema (por exemplo, prisão de ventre)

Os procedimentos em cuidados paliativos são os mesmos de qualquer prática clínica. Porém, por princípio, o cuidado paliativo tem por objetivo o bem-estar e o conforto do paciente. Ou seja, deve ser pensado no alívio de um sintoma ou controle de uma situação potencialmente reversível.

FISIOTERAPIA EM CUIDADOS PALIATIVOS

Os avanços da medicina no século XX deram à humanidade a condição de viver mais e, por que não dizer, com mais qualidade também.

Entretanto, apesar da melhora na qualidade de vida, esta ficou limitada às possibilidades curativas e terapêuticas em detrimento da qualidade da terminalidade.

A fisioterapia se insere justamente no campo da multidisciplinaridade e tem muito a oferecer com técnicas e recursos para alívio da dor e outras condições incapacitantes como a dispneia.

Ao fisioterapeuta cabe a função de manutenção de autonomia do doente e suporte para a manutenção de suas atividades, além de orientações a familiares e cuidadores quanto a posturas, mobilizações, transferências, mudanças de decúbito para alívio e prevenção de úlceras de pressão, manutenção de vias aéreas pérvias, alívio e eliminação de secreções pulmonares; estes são exemplos da importância do profissional fisioterapeuta na equipe.

O que difere um profissional de fisioterapia com visão reabilitadora de um paliativista é a visão de sentido de vida para o paciente, lembrando que a decisão do paciente é soberana; e a forma de se comunicar, sabendo escutar o paciente e seus familiares, o que pode ser mais eficaz na terapêutica do que a própria técnica em si.

Para trabalhar como fisioterapeuta em uma equipe de cuidados paliativos, não basta conhecer técnicas. É necessário saber cuidar.

A fisioterapia como terapia não medicamentosa de controle de sintomas deve sempre tentar aliviar o sintoma antes da utilização dos medicamentos.

FISIOTERAPIA PARA PACIENTES EM CUIDADOS PALIATIVOS NA UTI

Em se tratando de pacientes em terapia intensiva, é necessário sempre observar questões importantes no contexto do cuidado:

- A doença é crônica, avançada e fora da possibilidade de cura?
- O que se propõe no momento é compatível e proporcional ao provável desfecho do caso?

É necessário saber quais são ou eram as expectativas do paciente diante das terapêuticas possíveis para o momento. Para tanto, é preciso uma comunicação clara, objetiva e dentro daquilo que é lenta e progressivamente suportável para o paciente e seus familiares.

As tomadas de decisões para os pacientes em cuidados paliativos devem sempre ser compartilhadas com equipe multiprofissional, familiares e, se possível, com o paciente.

A comunicação clara e empática proporciona decisões mais acertadas e com menos sofrimento para paciente, família e equipe.

Munidos dessas informações e decisões, é possível planejar a melhor estratégia para os cuidados fisioterapêuticos que serão realizados conforme a necessidade de cada caso.

Intervenções como aspiração de secreções, mobilizações, transferências e posicionamentos terão sua importância a cada reavaliação feita pelo fisioterapeuta.

Vale lembrar que o paciente indicado para os cuidados paliativos deve receber os cuidados proporcionais conforme a evolução do paciente e não da doença.

Nunca se deixa de atender o paciente que foi indicado para cuidados paliativos. Muitas vezes, o simples posicionamento adequado melhora os sintomas de um paciente com doença terminal. E o melhor profissional para saber posicionar o paciente é o fisioterapeuta.

É natural que ocorram angústias nesse processo tanto por parte de familiares quanto de profissionais. O que se deve observar é se o paciente permanece sem sofrimento.

ASPECTOS ÉTICOS SOBRE A TERMINALIDADE DA VIDA NO BRASIL

"O termo 'paliativo' deriva do latim *pallium*, que significa manto, capote. Etimologicamente, significa prover um manto para aquecer "aqueles que passam frio", uma vez que não podem mais ser ajudados pela medicina curativa. Isso porque a essência dos Cuidados Paliativos é o alívio dos sintomas, da dor e do sofrimento dos portadores de doenças crônico-degenerativas em fase avançada, por meio de uma abordagem holística na busca de uma melhor qualidade de vida."

A partir do século XVII ocorreram mudanças importantes no campo das ciências, em que, de maneira mecanicista, passamos a explicar todos os fenômenos científicos. Nesse momento, a natureza deixou de ser o domínio de interpretações religiosas, dando lugar a explicações racionalistas. O exercício da medicina foi sensível a essa mudança de percepção, o que produziu a descontinuidade entre a arte de cuidar e o reconhecimento das enfermidades como processos dependentes de agentes etiológicos específicos e que se manifestariam por meio de alterações anatomopatológicas bem determinadas. O diálogo médico passa a ser feito com o corpo doente, não mais com o indivíduo.

Somente na segunda metade do século XX retoma-se a figura do enfermo como pessoa dotada de outras dimensões e valores que não exclusivamente o biológico. A partir dessa mudança de paradigma surge uma nova filosofia de cuidados: os cuidados paliativos.

PRINCÍPIOS DA BIOÉTICA

- Beneficência: buscar o máximo de benefícios, reduzindo ao mínimo os danos e riscos.
- Não maleficência: implica o dever de se abster de fazer qualquer mal para os clientes, de não causar danos ou colocá-los em risco. O profissional se compromete a avaliar e evitar os danos previsíveis.
- Autonomia: preconiza que a liberdade de cada ser humano deve ser resguardada. Não nega influência externa, mas dá ao ser humano a capacidade de refletir sobre as limitações que lhe são impostas, a partir das quais orienta sua ação diante dos condicionamentos. Respeitar a autonomia é reconhecer que ao indivíduo cabe possuir certos pontos de vista e que é ele que deve

deliberar e tomar decisões seguindo seu próprio plano de vida e ação embasado em crenças, aspirações e valores próprios, mesmo quando estejam em divergência com aqueles dominantes na sociedade, ou quando o cliente é uma criança, um deficiente mental ou um sofredor psíquico.

- Justiça: relaciona-se à distribuição coerente e adequada de deveres e benefícios sociais.
- Proporcionalidade: procura o equilíbrio entre riscos e benefícios visando ao menor mal e ao maior benefício às pessoas.

O QUE DIZ O CÓDIGO DE ÉTICA E DEONTOLOGIA DA FISIOTERAPIA?

"Artigo 4º – O fisioterapeuta presta assistência ao ser humano, tanto no plano individual quanto coletivo, participando da promoção da saúde, prevenção de agravos, tratamento e recuperação da sua saúde e cuidados paliativos, sempre tendo em vista a qualidade de vida, sem discriminação de qualquer forma ou pretexto, segundo os princípios do sistema de saúde vigente no Brasil.

[...]

Artigo 8º – O fisioterapeuta deve se atualizar e aperfeiçoar seus conhecimentos técnicos, científicos e culturais, amparando-se nos princípios da beneficência e da não maleficência, no desenvolvimento de sua profissão, inserindo-se em programas de educação continuada e de educação permanente.

[...]

Artigo 9º, III – Utilizar todos os conhecimentos técnico-científicos a seu alcance e aprimorá-los contínua e permanentemente, para promover a saúde e prevenir condições que impliquem perda da qualidade da vida do ser humano.

[...]

"Artigo 14º, IV – respeitar o princípio bioético de autonomia, beneficência e não maleficência do cliente/paciente/usuário de decidir sobre a sua pessoa e seu bem-estar."

O QUE DIZ O CÓDIGO DE ÉTICA MÉDICA?

Segundo o Novo Código de Ética Médica:

"Art. 36. Abandonar paciente sob seus cuidados.

[...]

§ 2° Salvo por motivo justo, comunicado ao paciente ou aos seus familiares, o médico não abandonará o paciente por ser este portador de moléstia crônica ou incurável e continuará a assisti-lo ainda que para cuidados paliativos".

Segundo o Conselho Federal de Medicina (CFM), Resolução 1995/2012, que dispõe sobre as diretivas antecipadas de vontade, estas são:

- Facultativas.
- Elaboradas a qualquer momento da vida.
- Modificadas ou revogadas a qualquer instante.
- "Conjunto de desejos, prévia e expressamente manifestados pelo paciente, sobre cuidados e tratamentos que quer, ou não, receber no momento em que estiver incapacitado de expressar, livre e autonomamente, sua vontade."

O artigo 2º, parágrafo 2º, da Resolução dispõe que:

"O médico deixará de levar em consideração as diretivas antecipadas de vontade do paciente ou representante que, em sua análise, estiverem em desacordo com os preceitos ditados pelo Código de Ética Médica."

"É vedado ao médico:

Art. 41. Abreviar a vida do paciente, ainda que a pedido deste ou de seu representante legal.

> Parágrafo único. Nos casos de doença incurável e terminal, deve o médico oferecer todos os cuidados paliativos disponíveis sem empreender ações diagnósticas ou terapêuticas inúteis ou obstinadas, levando sempre em consideração a vontade expressa do paciente ou, na sua impossibilidade, a de seu representante legal."

FORMAS DE O PACIENTE REGISTRAR SUA VONTADE

- Acima de tudo, deve estar em pleno domínio de suas capacidades mentais.
- Cartas com possibilidade de atestar autenticidade.
- Gravação de vídeos.
- Declaração verbal: "o médico registrará, no prontuário, as diretivas antecipadas de vontade que lhes forem diretamente comunicadas pelo paciente".
- Decisão dos familiares.
- Nomeação de um procurador de cuidados de saúde.

Ainda há bastante a evoluir, principalmente em relação ao Código de Ética e Deontologia da Fisioterapia. Porém estamos tomando um caminho que, seguramente, garantirá mais autonomia ao doente.

REFERÊNCIAS BIBLIOGRÁFICAS

Andrade BA, Sera CTN, Yasukawa SA. Equipe multiprofissional em Cuidados paliativos: O papel do fisioterapeuta na equipe. In: Academia Nacional de Cuidados Paliativos, ed. Manual de Cuidados Paliativos da ANCP. 2. ed. São Paulo: Solo; 2012. Cap. 5. p.353-7.

Brasil. Constituição (2012). Ementa n. 1995, de 9 de agosto de 2012. Dispõe sobre as diretivas antecipadas de vontade dos pacientes. Legislação: Conselho Federal de Medicina. Diário Oficial da União, 31 ago. 2012. Seção 1, p. 269-70.

Conselho Federal de Fisioterapia e Terapia Ocupacional. Resolução n. 424, de 8 de julho de 2013. Código de Ética e Deontologia da Fisioterapia. Diário Oficial da União, 8 jul. 2013.

Conselho Federal de Medicina. Resolução CFM n. 1931/2009. Aprova o Código de Ética Médica. Diário Oficial da União, 13 out. 2009.

Gomes ALZ, Othero MB. Cuidados paliativos. Estudos Avançados. dez. 2016;88(30):155-66. http://dx.doi.org/10.1590/s0103-40142016.30880011.

Koerich MS, Machado RR, Costa E. Ética e bioética: Para dar início à reflexão. Texto e Contexto: Enfermagem (Santa Catarina). mar. 2005;14(1):106-10.

Matsumoto DY, Maciel MGS, org. Introdução: Conceitos, fundamentos, princípios e avaliação do paciente em cuidados paliativos. In: Academia Nacional de Cuidados Paliativos, ed. Manual de Cuidados Paliativos da ANCP. 2. ed. São Paulo: Solo; 2012. Cap. 1. p.23-41.

Siqueira JE, Pessini L. Tópicos especiais em cuidados paliativos: Aspectos éticos sobre a terminalidade de vida no Brasil. In: Academia Nacional de Cuidados Paliativos, ed. Manual de Cuidados Paliativos da ANCP. 2. ed. São Paulo: Solo; 2012. Cap. 7. p.411.

Seção V

Gestão dos processos assistenciais

CAPÍTULO 21

Qualidade e segurança do paciente

Guadalupe Nery de Sant'Anna
Priscila de Carvalho

QUALIDADE E SEGURANÇA DO PACIENTE

Qualidade é uma palavra que faz parte do nosso dia a dia, porém, ao refletir sobre o significado dela, nos deparamos com um desafio. Segundo estudiosos, quando uma organização almeja melhora da qualidade do serviço de saúde, o primeiro passo é entender o conceito de qualidade em toda sua amplitude, ou ao menos em seus três aspectos principais: missão (objetivos institucionais), serviços (produtos) e satisfação do cliente.

Na área da saúde, qualidade é reflexo da preocupação dos envolvidos no ato de saúde, considerando os benefícios e/ou malefícios que o serviço prestado possa estar ocasionando ao usuário, e mensurando-os por intermédio de indicadores. A gestão da qualidade é obtida por meio de programas internos e/ou externos com a finalidade de comprovar um padrão de excelência assistencial, e proporcionar a busca contínua por melhoras de estruturas, processos e resultados.

Trabalhar com gestão da qualidade requer fundamentação em fatos e dados. Segundo um dos maiores estudiosos da qualidade, Kaoru Ishikawa, a utilização de ferramentas da qualidade pode solucionar cerca de 95% dos problemas existentes na instituição. As principais ferramentas da qualidade são citadas na Figura 1.

O gestor da qualidade possui papel fundamental na padronização e descrição dos processos e procedimentos, objetivando minimizar o risco de erros e promover maior qualidade no serviço prestado baseando-se na monitoração e medição de resultados. Diante da escassez de literatura sobre a atuação da fisioterapia nesta área, potencializada pela necessidade de monitoração da qualidade dos processos e da assistência prestada em instituições de saúde, desenvolvemos este capítulo como guia para o gestor da qualidade de saúde.

Ferramenta de qualidade	Finalidade

PDCA

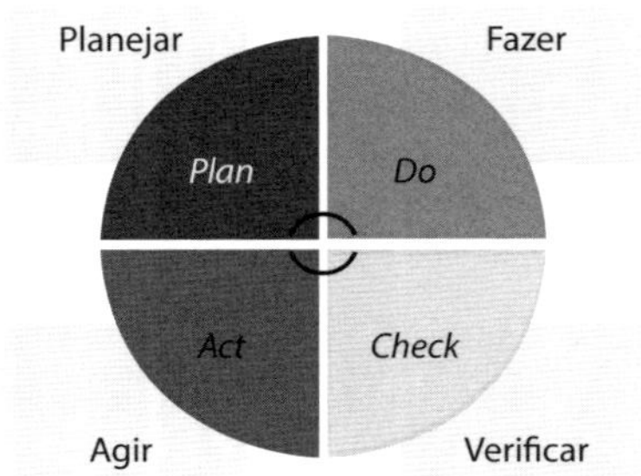

Análise e solução de problemas

5S

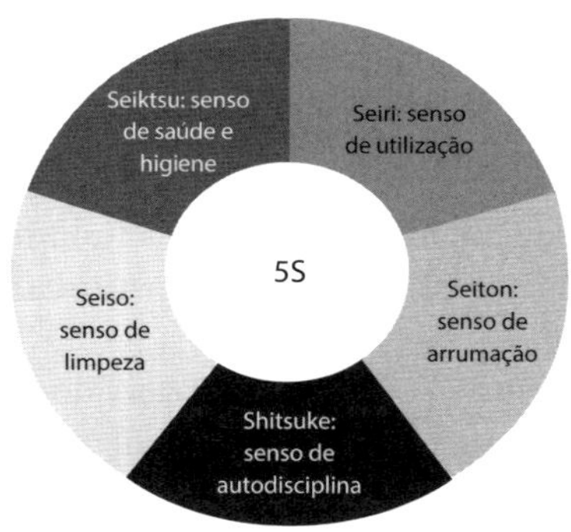

Combate de perdas e desperdícios por meio da reorganização da empresa

5W2H

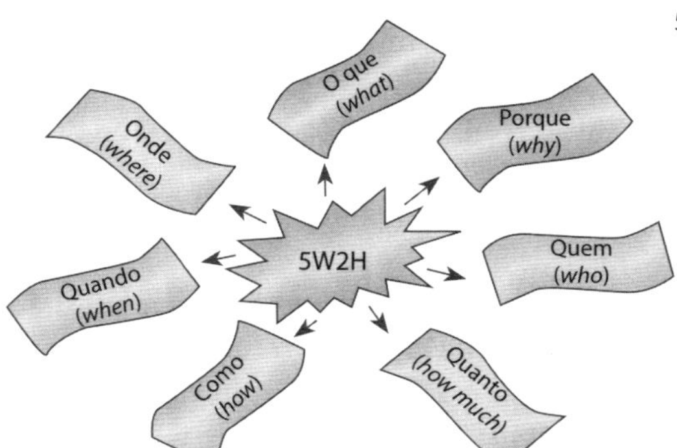

Planejamento das ações

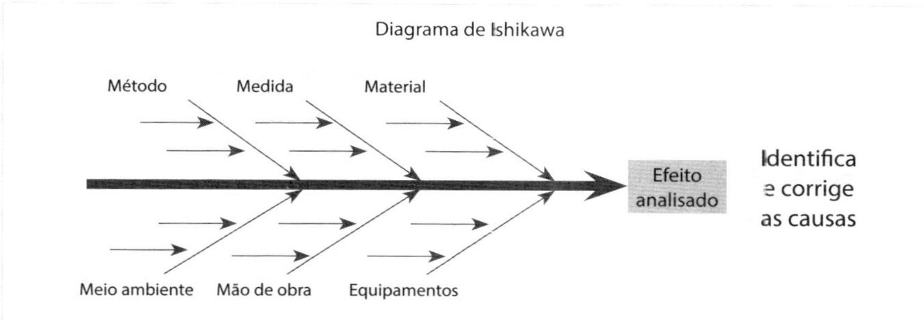
Diagrama de Ishikawa
Método
Medida
Material
Efeito analisado
Identifica e corrige as causas
Meio ambiente
Mão de obra
Equipamentos

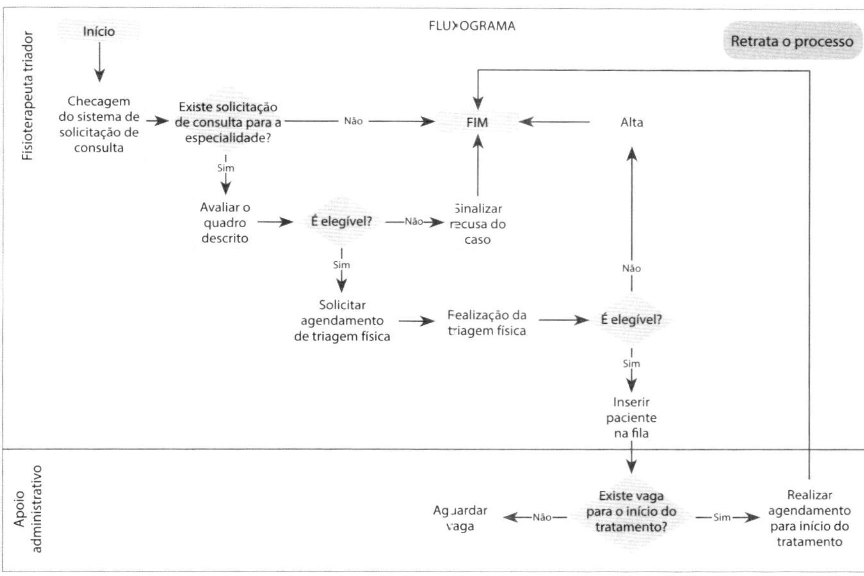
FLUXOGRAMA
Retrata o processo
Fisioterapeuta triador
Apoio administrativo
Início
Checagem do sistema de solicitação de consulta
Existe solicitação de consulta para a especialidade?
Não
Sim
FIM
Alta
Avaliar o quadro descrito
É elegível?
Sinalizar recusa do caso
Solicitar agendamento de triagem física
Realização da triagem física
É elegível?
Inserir paciente na fila
Existe vaga para o início do tratamento?
Aguardar vaga
Realizar agendamento para início do tratamento

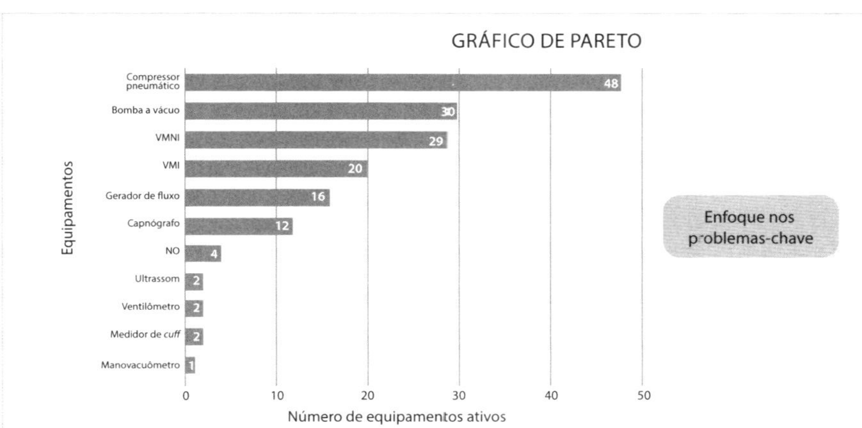
GRÁFICO DE PARETO
Equipamentos
Compressor pneumático 48
Bomba a vácuo 30
VMNI 29
VMI 20
Gerador de fluxo 16
Capnógrafo 12
NO 4
Ultrassom 2
Ventilômetro 2
Medidor de cuff 2
Manovacuômetro 1
0
10
20
30
40
50
Número de equipamentos ativos
Enfoque nos problemas-chave

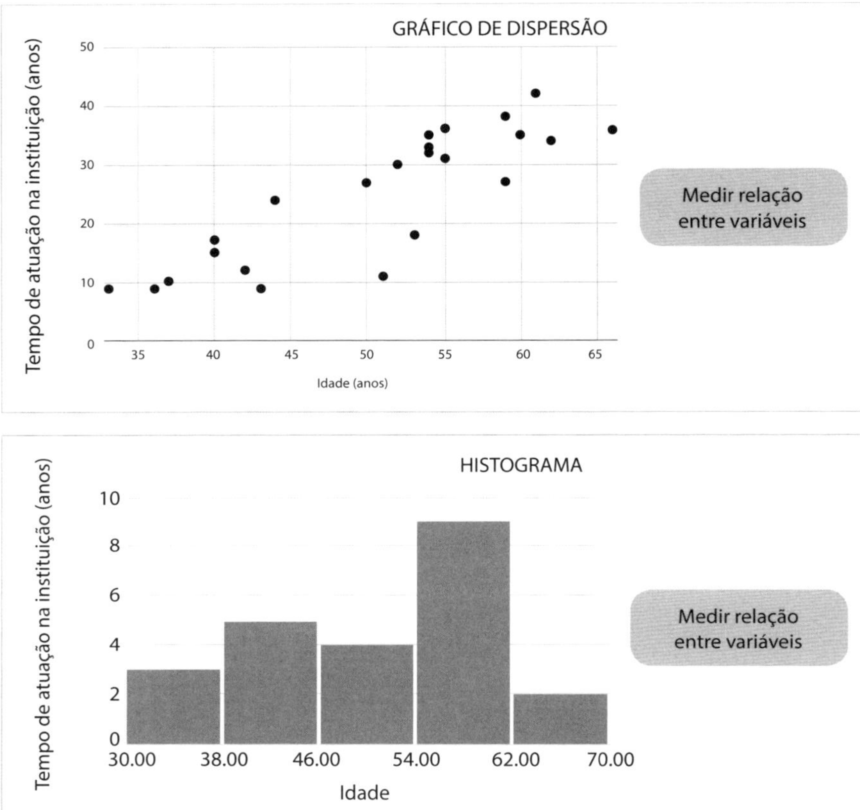

Figura 1 Ferramentas da qualidade e suas respectivas finalidades.

PROTOCOLOS BÁSICOS DE SEGURANÇA DO PACIENTE

A promoção da segurança do paciente pelos Núcleos de Segurança do Paciente (NSP) durante a internação é guiada por seis protocolos considerados base para a segurança do paciente, estabelecidos pela Organização Mundial da Saúde e o Ministério da Saúde (Figura 2).

Os profissionais que constituem os NSP buscam estratégias para o cumprimento integral dos protocolos. Esta busca contínua deve estar presente em todos os profissionais envolvidos na assistência que almejam atender às metas mínimas para manter a qualidade da assistência e a segurança do paciente. Nesta seção trazemos os principais pontos dos protocolos básicos de segurança do paciente e sua aplicação prática para o fisioterapeuta.

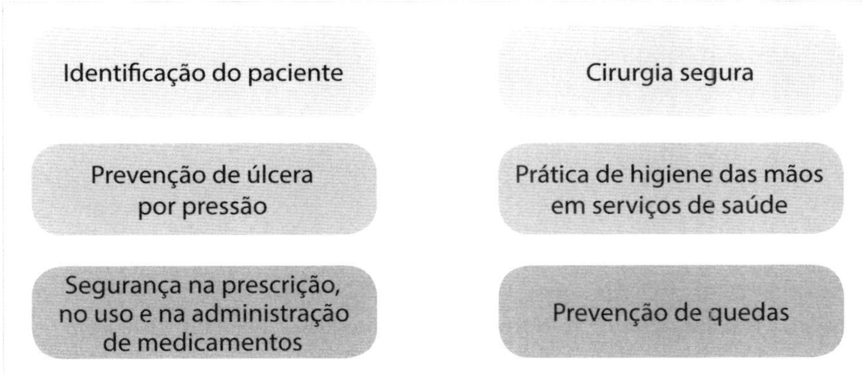

Figura 2 Protocolos básicos de segurança do paciente.

Identificação do paciente

Antes de realizar qualquer procedimento no paciente, é necessário checar e garantir que o paciente para o qual se pretende prestar assistência é o paciente que está diante do profissional. Para isso, é necessário verificar o nome completo e mais um dado de identificação do paciente, como a data de nascimento e/ou número do registro intra-hospitalar, comparando os dados do prontuário com os dados impressos na pulseira do paciente. Em situações nas quais o nível de consciência estiver preservado, os dados de identificação podem ser questionados diretamente ao paciente e/ou cuidador.

Cirurgia segura

Os procedimentos cirúrgicos são invasivos e promovem lesões teciduais com o objetivo de melhorar a condição de saúde do paciente. Quando o procedimento incorreto é realizado no paciente incorreto e/ou no local incorreto, causa um dano ao paciente, dano este que pode ser leve, sem repercussões clínicas e funcionais, ou grave, ocasionando danos irreversíveis ou morte do paciente.

Pelo envolvimento de diferentes profissionais e etapas, os procedimentos cirúrgicos necessitam de barreiras que assegurem que o paciente correto receba o procedimento correto e no local adequado. A lista de verificação de cirurgia segura, que inclui a checagem dos procedimentos cirúrgicos pré, intra e pós-operatórios, é a principal recomendação deste protocolo na busca da melhora da qualidade e segurança dos procedimentos cirúrgicos.

O fisioterapeuta realiza alguns procedimentos que podem se enquadrar neste protocolo, sendo necessário garantir que os procedimentos fisioterapêuticos corretos sejam executados no paciente correto e no tempo adequado para melhorar a eficiência da assistência fisioterapêutica prestada e diminuir a incidência de erros durante o atendimento.

Prevenção de úlcera por pressão

A úlcera por pressão, que teve a nomenclatura atualizada para lesão por pressão, é o resultado de múltiplos fatores relacionados à mobilidade, incontinência (fecal e/ou urinária), déficit sensitivo e estado nutricional. Este tipo de lesão impacta diretamente o tempo de internação hospitalar, além de ser uma quebra de barreira importante, potencializando a vulnerabilidade do paciente a infecções hospitalares.

O acúmulo dos fatores de risco aumenta exponencialmente a chance de o paciente desenvolver alguma lesão por pressão; assim, a minimização e/ou eliminação dos fatores de risco representam ações importantes na prevenção da ocorrência de lesões de pressão. Este protocolo preconiza a sistematização da avaliação dos fatores de risco e a implementação de medidas para a prevenção de acordo com o resultado da avaliação.

A mudança de decúbito é uma importante ação de prevenção de lesão por pressão, devendo ser estimulada e realizada pelos profissionais de saúde, e o fisioterapeuta é um profissional diretamente envolvido na estimulação da mudança de decúbito e trocas posturais. As mudanças de decúbito e posturas devem ser realizadas considerando as condições clínicas e de forma segura, para evitar eventos de instabilidade hemodinâmica e/ou remoção acidental de dispositivos e monitoração. A utilização de forros e dispositivos mecânicos para elevação do paciente durante a mudança de decúbito ajuda a evitar forças de cisalhamento, que são fatores importantes para o desenvolvimento desse tipo de lesão.

A utilização de outros recursos, como ventilação mecânica não invasiva, fixação de prótese traqueal e dispositivos de oxigenioterapia, que estão presentes no dia a dia do fisioterapeuta, é fator importante de risco para lesão por pressão na face, e deve ser feita de forma criteriosa e com a implementação de ações que visam à diminuição da ocorrência destes eventos. A colocação de placas de hidrocoloide nos pontos de maior pressão, escolhas adequadas do tamanho e tipo da interface, tipo de fixação de prótese traqueal e dispositivos de oxigenioterapia, associados com a reavaliação sistemática e criteriosa da necessidade da continuidade do uso e principais pontos de contato da interface com seu paciente, podem minimizar a ocorrência destes eventos.

Higienização das mãos

As infecções relacionadas à assistência à saúde aumentam o tempo de internação e a morbidade e mortalidade dos pacientes internados, e a principal forma de contágio entre os pacientes são as mãos dos profissionais de saúde.

Os cinco momentos preconizados pelo Ministério da Saúde para a higienização das mãos devem sempre ser seguidos criteriosamente:

- Antes do contato com o paciente.
- Imediatamente antes da realização de procedimento estéril.
- Após o risco de exposição a fluidos corporais (urina, fezes, secreção traqueal, escarro, entre outros).
- Após o contato com o paciente.
- Após o contato com objetos no leito do paciente.

Segurança na prescrição, no uso e na administração de medicamentos

Este protocolo possui grande foco na ação de três membros da equipe:

- Médico – responsável pela realização da prescrição das medicações.
- Farmacêutico – responsável pela revisão da prescrição do paciente.
- Enfermeiros e técnicos – responsáveis pela checagem e administração da medicação ao paciente.

O processo de administração de medicamentos ao paciente é subdividido em etapas conduzidas por diferentes profissionais, o que pode aumentar a chance de erros; no entanto, cada etapa e profissional envolvido no processo de medicação, ao seguir as normas padrão de conduta de qualidade, podem atuar como uma barreira na prevenção de eventos adversos que envolvam o procedimento de medicação e assegurar que o paciente correto receba a medição correta, pela via correta, no horário adequado.

As reações adversas à medicação podem ter sintomas diferentes e, ao serem notadas por todos os profissionais que prestam assistência ao paciente, precisam ser comunicadas aos médicos e enfermeiros responsáveis.

Prevenção de quedas

A queda no ambiente intra-hospitalar aumenta o tempo de internação, morbidade e mortalidade, e diminui a funcionalidade e a qualidade de vida do paciente hospitalizado, podendo perdurar até o período pós-internação.

O fisioterapeuta, um dos principais profissionais responsáveis pela reabilitação funcional do paciente criticamente enfermo, tem papel fundamental na avaliação do risco e prevenção de quedas no ambiente hospitalar. A avaliação sistemática do risco de queda pela equipe com base no quadro clínico atual do paciente, a estimulação neuromotora, a transferência de decúbito de forma assistida e proporcional, e a indicação do uso de dispositivos auxiliares para a deambulação de forma individualizada são exemplos de ações que o fisioterapeuta pode adotar e orientar para a prevenção de quedas no ambiente hospitalar.

GESTÃO DE RISCO

A busca pela melhora da qualidade da assistência envolve a prática baseada em evidências científicas, o alinhamento com as expectativas do cliente e a segurança durante a assistência, esta relacionada com a prevenção da ocorrência de lesões acidentais ou eventos adversos (EA).

Para a avaliação e o controle de riscos e eventos adversos que afetam a segurança, a saúde, a integridade humana e/ou profissional, o meio ambiente e a imagem institucional, é necessária a aplicação sistêmica e contínua de iniciativas, procedimentos, condutas e recursos. Este conjunto de medidas é a gestão de riscos.

A ocorrência de evento adverso durante a internação hospitalar traz dano temporário ou permanente ao paciente e pode aumentar os custos, o tempo de internação em UTI e hospitalar, a incidência de incapacidades permanentes e óbitos.

Na América do Norte e na Europa a incidência de EA foi de 2,9% a 11,1%. No Brasil a incidência foi de 7,6% nos prontuários avaliados no estudo em três hospitais do Rio de Janeiro. Ao analisar os óbitos, 34% dos pacientes tiveram algum EA durante a internação, e 26% desses óbitos foram considerados evitáveis.

As causas dos erros dos profissionais durante a assistência são diversas, mas podem ser divididas em dois grupos: erros de execução, que são as falhas durante a realização da ação; ou erros de planejamento da ação, quando a falha está na ação proposta, ou seja, no processo de assistência. O olhar sobre o processo e a investigação da causa raiz dos eventos, em vez da culpabilidade do indivíduo, leva à implementação de medidas que podem diminuir significativamente a incidência de EA.

As discussões sobre a necessidade de ações específicas para coordenar, disseminar e acelerar a implementação da cultura de segurança para a melhoria da qualidade da assistência, bem como a prevenção de eventos adversos, se intensificaram após a publicação do relatório *To Err Is Human: Building a Safer Health System* e da Aliança Mundial para a Segurança do Paciente. No Brasil, a Portaria n. 529 do Ministério da Saúde em 2013 instituiu o Programa Nacional de Segurança do Paciente e a gestão de risco.

As situações em que há maior prevalência de eventos devem ter o risco de ocorrência quantificado pela equipe da gestão de riscos, e a ocorrência de eventos adversos deve ser notificada pelos profissionais que a acompanharam ou perceberam, para serem investigadas e, assim, prevenir novas ocorrências.

A notificação da ocorrência de EA é uma ferramenta importante, que permite que as gestões da qualidade e de risco das instituições tenham ciência dos eventos e das ações realizadas imediatamente após a ocorrência. Assim, após a investigação das causas, a instituição pode utilizar diferentes ferramentas da qualidade para rever seus processos e procedimentos internos, com o objetivo de prevenir novos eventos neste e/ou em outros pacientes e minimizar os danos que o paciente possa ter sofrido.

A avaliação contínua dos fatores de risco é uma importante barreira para a minimização das ocorrências, pois possibilita o entendimento dos fatores de risco tanto pela equipe quanto pela instituição, possibilitando assim a realização de medidas preventivas.

CASO CLÍNICO

Paciente de 70 anos, com diagnóstico de doença pulmonar obstrutiva crônica (DPOC), dependente de oxigênio domiciliar, em uso de cateter nasal 3 L/min. Admitido na urgência e emergência da instituição, foi realizada a identificação e a dupla checagem de dados de identificação do paciente (nome completo e data de nascimento); na avaliação clínica o paciente apresentava quadro de desconforto respiratório, taquidispneico (FR 50 rpm), fazendo uso de musculatura acessória. O protocolo de higienização das mãos foi realizado conforme preconizado pelos profissionais que prestaram assistência. Na avaliação inicial foram realizadas 2 horas de ventilação mecânica não invasiva, porém sem sucesso. Equipe médica opta por intubação orotraqueal, com tubo 8,5, porém, pela indisponibilidade na unidade, foi realizada a intubação com tubo 7,5, fixado com bandagem elástica na rima labial, e solicitada vaga em terapia intensiva (UTI). Enquanto a equipe aguarda a liberação do leito para a transferência, paciente apresenta agitação psicomotora e retira o tubo orotraqueal. O alarme do ventilador mecânico chama a atenção da equipe multiprofissional, que, ao constatar a ocorrência, solicita imediata avaliação médica. Após avaliação, a equipe médica opta pela reintubação. O procedimento foi realizado com sucesso e sem novas intercorrências. Paciente se apresenta estável clinicamente e é transferido para UTI. A equipe do setor realiza a notificação de evento adverso à gestão de risco da instituição.

A gestão de risco da instituição utilizou o diagrama de Ishikawa (Figura 3) como ferramentas da qualidade para analisar causa e efeito do evento. Este instrumento foi aplicado durante uma reunião conjunta com gestores da qualidade e do risco e equipe multiprofissional, presentes no momento do evento que ocorreu no dia 25 de outubro.

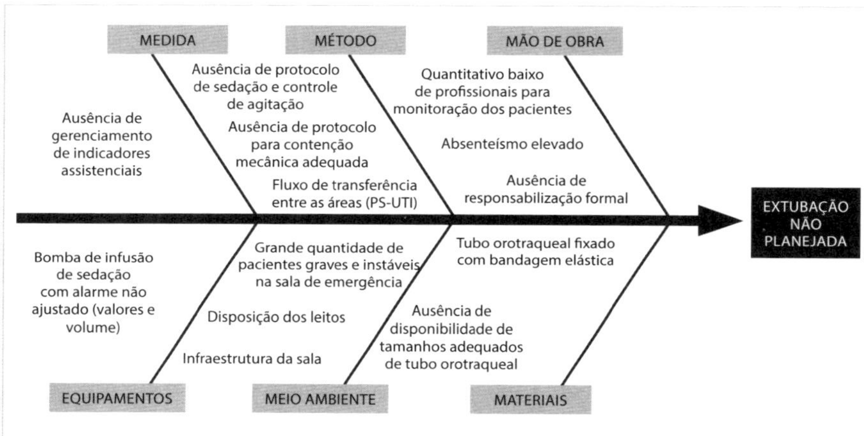

Figura 3 Diagrama de Ishikawa proposto pela gestão da qualidade fictícia do caso clínico.

Após a análise de causas e efeitos, para planejamento das ações, a ferramenta de escolha foi o 5W2H (Quadro 1). A proposta para exemplificar planos de ações de diferentes causas também foi realizada durante a reunião.

Consideramos importante sinalizar que as escolhas das causas a serem tratadas precisam ser passíveis de modificações diante do cenário existente em cada instituição e selecionadas conforme critério de prioridade para resolutividade do problema. Tão importante quanto o planejamento das ações é a excussão delas; para isso, é necessário determinar um gerente para o projeto. Este, por sua vez, deverá monitorar a execução das ações de toda a equipe envolvida, conforme o cronograma preestabelecido.

Quadro .1 Utilização da ferramenta 5W2H para planejamento das ações da extubação acidental.

	***What* – O quê?**	***Why* – Por quê?**	***Where* – Onde?**	***Who* – Quem?**	***When* – Quando?**	***How* – Como?**	***How much* – Quanto custa?**
Medida	Ausência de indicadores assistenciais	Não colaboração da equipe para definição dos indicadores	Escritório da qualidade e setor de urgência e emergência	Qualidade e equipe multiprofissional	1, 15 e 30 de novembro	Em 3 reuniões com o gestor da qualidade e equipe multiprofissional. Pautas: Reunião 1 – Apresentação da necessidade e importância da definição e monitoramento de indicadores; Reunião 2 – Discussão dos indicadores propostos; Reunião 3 – Validação dos indicadores e planejamento das reuniões de análise crítica	Custo estimado das horas de trabalho investidas pelos profissionais nas reuniões e atividades propostas*
Método	Instituição de protocolo de sedação e controle de agitação	A agitação psicomotora do paciente pode expô-lo ao risco de perda dos dispositivos invasivos necessários, mas por vezes desconfortáveis para o paciente	Escritório da qualidade e setor de urgência e emergência	Qualidade e equipe multiprofissional	Novembro, dezembro e janeiro	Elaboração de protocolo assistencial pela equipe médica, em parceria com a equipe multiprofissional. Validação e divulgação do protocolo pelo gestor da qualidade	Custo estimado das horas de trabalho investidas pelos profissionais nas reuniões e atividades propostas*
	Revisão do fluxo de transferência entre as áreas (setor de urgência e emergência e terapia intensiva)	Necessidade de estabelecer critérios de priorização para transferências de pacientes críticos da sala de emergência	Setor de urgência e emergência	Diretores das equipes que prestam assistência na sala de emergência	1 até 15 de novembro	Reunião entre os diretores representantes dos setores envolvidos e desenvolvimento do fluxo de acordos entre as áreas. Gerenciamento de indicadores e notificação de quebras de acordos e ocorrências de eventos adversos	Custo estimado das horas de trabalho investidas pelos profissionais nas reuniões e atividades propostas*
Mão de obra	Dimensionamento dos profissionais para monitoração dos pacientes	A presença de ao menos dois profissionais em sala de emergência pode auxiliar na monitoração e diminuição do tempo de reação da equipe diante de situações adversas	Setor de urgência e emergência	Diretores das equipes que prestam assistência na sala de emergência	7 até 21 de novembro	Estabelecimento do fluxo de dimensionamento da equipe presente no período de áreas menos críticas para as mais críticas (conforme preconização dos conselhos de classes profissionais e RDC)	Custo estimado das horas de trabalho investidas pelos profissionais nas reuniões e atividades propostas*

(continua)

Quadro 1 Utilização da ferramenta 5W2H para planejamento das ações da extubação acidental. (*continuação*)

	***What* – O quê?**	***Why* – Por quê?**	***Where* – Onde?**	***Who* – Quem?**	***When* – Quando?**	***How* – Como?**	***How much* – Quanto custa?**
Equipamentos	Bomba de infusão de sedação com alarme não ajustado (valores e volume)	Desatualização do treinamento de ajustes e testes funcionais do equipamento	Setor de urgência e emergência	Fornecedor do equipamento	14, 15 e 16 de novembro – nos períodos matutino, vespertino e noturno	Realizar o planejamento do treinamento presencial, agendar no melhor horário dentro de cada período, treinar a equipe e esclarecer dúvidas	Fornecedor (parceiro da instituição) ministrará o treinamento sem custo. A previsão será o custo estimado das horas de trabalho investidas pelos profissionais nas reuniões e nas atividades propostas
Meio ambiente	Melhor acessibilidade e visualização dos leitos	A atual disposição dos leitos não possibilita a visualização de todos os pacientes em todo o tempo. Existem muitos mobiliários no ambiente	No setor de urgência e emergência	Equipe chefe do local e arquiteto da instituição	De 1 até 30 de novembro	Realizar o planejamento de arquitetura e SS	Custo estimado das horas de trabalho investidas pelos profissionais nas reuniões e atividades propostas*
Materiais	Disponibilização de tubo orotraqueal de diferentes tamanhos na sala de emergência	O tamanho do tubo adequado ao tamanho da via aérea do paciente minimiza o risco de lesão, assim como a resistência ao fluxo aéreo, tornando a ventilação artificial mais efetiva e sincrônica entre paciente e ventilador	Setor de urgência e emergência (carrinho de emergência)	Escriturário, enfermeira do setor e almoxarifado	De 1 até 05 de novembro	Revisão do fluxo interno de pedidos de materiais para a sala de emergência e padronização de solicitação de diferentes tamanhos. Checagem e sinalização sobre a não disponibilidade do material precocemente no almoxarifado para a realização da solicitação de compra	Custo estimado das horas de trabalho investidas pelos profissionais nas reuniões e atividades propostas. Custo dos tubos a serem adquiridos para a manutenção do fornecimento

* Cálculo: (horas de trabalho × número de profissionais × valor da hora da categoria 1) + (horas de trabalho × número de profissionais × valor da hora da categoria 2) + (horas de trabalho × número de profissionais × valor da hora da categoria X)

CONSIDERAÇÕES FINAIS

Na atualidade todos os serviços de saúde estão em busca de qualidade, o que reforça a necessidade de profissionais altamente capacitados nos diversos setores de atuação. Qualidade é sinônimo de treinamento contínuo com o objetivo de obter resultados com segurança e qualidade, almejando reduzir retrabalhos e desperdícios.

Diante das considerações e reflexões apresentadas neste capítulo, podemos perceber o papel fundamental dos gestores da qualidade nas organizações de saúde. Estes profissionais possuem uma atuação estratégica na motivação da equipe para promover mudanças culturais e concretizar os objetivos institucionais em prol da busca contínua por melhorias.

Não objetivamos encerrar este capítulo, mas sim criarmos uma oportunidade para o gestor da qualidade ir em busca de novos desafios e conhecimentos para construir um sistema de gestão da qualidade capaz de integrar as práticas clínicas de excelência com a missão, visão e valores das organizações.

REFERÊNCIAS BIBLIOGRÁFICAS

Aranaz-Andres JM, Aibar-Remon C, Vitaller-Burillo J, Requena-Puche J, Terol-Garcia E, Kelley E, et al. Impact and preventability of adverse events in Spanish public hospitals: results of the Spanish National Study of Adverse Events (ENEAS). Int J Qual Health Care. 2009;21(6):408-14.

Baker GR. The Canadian Adverse Events Study: the incidence of adverse events among hospital patients in Canada. Can Med Assoc J. 2004;170(11):1678-86.

Brasil. Ministério da Saúde. Portaria n. 529, de 1º de abril de 2013. Institui o Programa Nacional de Segurança do Paciente (PNSP). Disponível em: http://bvsms.saude.gov.br/bvs/saudelegis/gm/2013/prt0529_01_04_2013.html [Acesso em: 26 maio 2019].

Brennan TA, Leape LL, Laird NM, Hebert L, Localio AR, Lawthers AG, et al. Incidence of adverse events and negligence in hospitalized patients: results of the Harvard Medical Practice Study I. 1991. Qual Saf Health Care. 2004;13(2):145-51; discussion 151-2.

Chao C-M, Lai C-C, Chan K-S, Cheng K-C, Ho C-H, Chen C-M, et al. Multidisciplinary interventions and continuous quality improvement to reduce unplanned extubation in adult intensive care units: a 15-year experience. Medicine. 2017;96(27):e6877.

Chuang C-H, Tseng P-C, Lin C-Y, Lin K-H, Chen Y-Y. Burnout in the intensive care unit professionals. Medicine. 2016;95(50):e5629.

Daychoum M. 40+20 Ferramentas e técnicas de gerenciamento. São Paulo: Brasport; 2007. 464p.

de Lassence A, Alberti C, Azoulay E, Le Miere E, Cheval C, Vincent F, et al. Impact of unplanned extubation and reintubation after weaning on nosocomial pneumonia risk in the intensive care unit: a prospective multicenter study. Anesthesiology. 2002;97(1):148-56.

de Souza Alves VL, Feldman LB. Gestores da saúde no âmbito da qualidade. Martins AC, org. São Paulo: Martinari; 2011.

Donn SM. Medical liability, risk management, and the quality of health care. Semin Fetal Neonatal Med. 2005;10(1):3-9.

Edwards IR. The WHO World Alliance for Patient Safety: a new challenge or an old one neglected? Drug Saf. 2005;28(5):379-86.

Ferreira PL. Definir e medir a qualidade de cuidados de saúde [Internet]. Revista Crítica de Ciências Sociais. 1991. Disponível em: https://estudogeral.sib.uc.pt/bitstream/10316/11712/1/Definir%20e%20Medir%20a%20Qualidade%20de%20Cuidados%20de%20Sa%C3%BAde.pdf [Acesso em: 19 nov. 2018].

Forster AJ, Asmis TR, Clark HD, Al Saied G, Code CC, Caughey SC, et al. Ottawa Hospital Patient Safety Study: incidence and timing of adverse events in patients admitted to a Canadian teaching hospital. CMAJ. 2004;170(8):1235-40.

González-Castro A, Peñasco Y, Blanco C, González-Fernández C, Domínguez MJ, Rodríguez-Borregán JC. Extubación no programada en UCI y variables no dependientes del enfermo para mejorar la calidad. Rev Calid Asist. 2014;29(6):334-40.

Graham NO. Quality in health care: theory, application, and evolution. Burlington: Jones & Bartlett Learning; 1995. 366p.

Harsoor SS. Critical incident reporting and learning system: The black pearls. Indian J Anaesth. 2010;54(3):185.

Health Quality Ontario. Patient safety learning systems: a systematic review and qualitative synthesis. Ont Health Technol Assess Ser. 2017;17(3):1-23.

Kiekkas P, Aretha D, Panteli E, Baltopoulos GI, Filos KS. Unplanned extubation in critically ill adults: clinical review. Nurs Crit Care. 2013;18(3):123-34.

King JN, Elliott VA. Self/unplanned extubation: safety, surveillance, and monitoring of the mechanically ventilated patient. Crit Care Nurs Clin North Am. 2012;24(3):469-79.

Kjellberg J, Wolf RT, Kruse M, Rasmussen SR, Vestergaard J, Nielsen KJ, et al. Costs associated with adverse events among acute patients. BMC Health Serv Res [Internet]. 2017;17(1). doi: 10.1186/s12913-017-2605-5.

Kohn LT, Corrigan JM, Donaldson MS. To err is human: building a safer health system. Washington: National Academies Press; 2000. 287p.

Kwon E, Choi K. Case-control study on risk factors of unplanned extubation based on patient safety model in critically ill patients with mechanical ventilation. Asian Nurs Res. 2017;11(1):74-8.

Leape LL, Brennan TA, Laird N, Lawthers AG, Localio AR, Barnes BA, et al. The nature of adverse events in hospitalized patients. Results of the Harvard Medical Practice Study II. N Engl J Med. 1991;324(6):377-84.

Longo F, Bruzzone A, Petrillo A, De Felice F. Factors affecting the human error: representations of mental models for emergency management. Int J Simul Process Model. 2017;12(3/4):287.

Magdelijns FJH, Stassen PM, Stehouwer CDA, Pijpers E. Direct health care costs of hospital admissions due to adverse events in The Netherlands. Eur J Public Health. 2014;24(6):1028-33.

Martins M, Travassos C, Mendes W, Pavão ALB. Hospital deaths and adverse events in Brazil. BMC Health Serv Res [Internet]. 2011;11(1). doi: 10.1186/1472-6963-11-223

Mendes W, Martins M, Rozenfeld S, Travassos C. The assessment of adverse events in hospitals in Brazil. Int J Qual Health Care. 2009;21(4):279-84.

Mezomo JC, org. Gestão da qualidade na saúde: princípios básicos. Barueri: Manole; 2001. v. 1.

Michel P, Quenon JL, Djihoud A, Tricaud-Vialle S, de Sarasqueta AM. French national survey of inpatient adverse events prospectively assessed with ward staff. Qual Saf Health Care. 2007;16(5):369-77.

Rachman BR, Mink RB. A prospective observational quality improvement study of the sustained effects of a program to reduce unplanned extubations in a pediatric intensive care unit. Pediatr Anaesth. 2012;23(7):614-20.

Rafter N, Hickey A, Condell S, Conroy R, O'Connor P, Vaughan D, et al. Adverse events in healthcare: learning from mistakes. QJM. 2015;108(4):273-7.

Renedo A, Marston C. Developing patient-centred care: an ethnographic study of patient perceptions and influence on quality improvement. BMC Health Serv Res. 2015;15:122.

Shuey KM, Balch C. Fall prevention in high-risk patients. Crit Care Nurs Clin North Am. 2014;26(4):569-80.

Silva SA, Costa PL, Costa R, Tavares SM, Leite ES, Passos AM. Meanings of quality of care: perspectives of Portuguese health professionals and patients. Br J Health Psychol. 2013;18(4): 858-73.

Sommella L, de Waure C, Ferriero AM, Biasco A, Mainelli MT, Pinnarelli L, et al. The incidence of adverse events in an Italian acute care hospital: findings of a two-stage method in a retrospective cohort study. BMC Health Serv Res [Internet]. 2014;14(1). doi: 10.1186/1472-6963-14-358

Soop M, Fryksmark U, Köster M, Haglund B. The incidence of adverse events in Swedish hospitals: a retrospective medical record review study. Int J Qual Health Care. 2009;21(4):285-91.

Sousa P, Uva AS, Serranheira F, Nunes C, Leite ES. Estimating the incidence of adverse events in Portuguese hospitals: a contribution to improving quality and patient safety. BMC Health Serv Res. 2014;14:311.

Thomas EJ, Studdert DM, Burstin HR, Orav EJ, Zeena T, Williams EJ, et al. Incidence and types of adverse events and negligent care in Utah and Colorado. Med Care. 2000;38(3):261-71.

Vincent C, Neale G, Woloshynowych M. Adverse events in British hospitals: preliminary retrospective record review. BMJ. 2001;322(7285):517-9.

Vlayen A, Verelst S, Bekkering GE, Schrooten W, Hellings J, Claes N. Incidence and preventability of adverse events requiring intensive care admission: a systematic review. J Eval Clin Pract. 2012;18(2):485-97.

Whitty JA, McInnes E, Bucknall T, Webster J, Gillespie BM, Banks M, et al. The cost-effectiveness of a patient centred pressure ulcer prevention care bundle: Findings from the INTACT cluster randomised trial. Int J Nurs Stud. 2017;75:35-42.

Yang S-H, Jerng J-S, Chen L-C, Li Y-T, Huang H-F, Wu C-L, et al. Incidence of patient safety events and process-related human failures during intra-hospital transportation of patients: retrospective exploration from the institutional incident reporting system. BMJ Open. 2017;7(11):e017932.

Zegers M, de Bruijne MC, de Keizer B, Merten H, Groenewegen PP, van der Wal G, et al. The incidence, root-causes, and outcomes of adverse events in surgical units: implication for potential prevention strategies. Patient Saf Surg. 2011;5:13.

Zegers M, de Bruijne MC, Wagner C, Hoonhout LHF, Waaijman R, Smits M, et al. Adverse events and potentially preventable deaths in Dutch hospitals: results of a retrospective patient record review study. Qual Saf Health Care. 2009;18(4):297-302.

Capítulo 22

Indicadores

Andréa Diogo Sala

INTRODUÇÃO

A assistência à saúde vem sofrendo transformações substanciais ao longo do tempo, com um crescimento extraordinário da quantidade e complexidade do conhecimento e da tecnologia utilizada. Isto implica uma grande quantidade de informações que necessitam ser gerenciadas, para que esse crescimento possa ser utilizado na melhoria da qualidade da assistência prestada.

O sucesso das organizações está diretamente relacionado à sua capacidade de captar e processar as mais variadas informações dos ambientes interno e externo, promovendo a organização, integração e divulgação às partes interessadas, de modo sistematizado e oportuno, transformando-as em importantes instrumentos do processo decisório.

Na área da saúde, o cuidado prestado deve estar centrado no paciente e seus familiares, levando em consideração suas necessidades e expectativas, assegurando sua participação efetiva em seu tratamento, por meio do compartilhamento da responsabilidade pelo seu bem-estar.

Acredita-se que nesta área sempre houve uma preocupação com a qualidade dos serviços prestados, uma vez que parece pouco provável alguém atuar sobre a vida de um ser humano sem a intenção de fazê-lo com a melhor qualidade possível. Desta premissa, surge a preocupação em avaliar a qualidade do resultado do trabalho. A noção de qualidade deixa de ser responsabilidade de poucos para ser atribuição da organização como um todo, tornando-se um conjunto de objetivos mensuráveis buscado pela organização.

Um objetivo da assistência de qualidade é evitar parte da variabilidade, sobretudo a que não se relaciona com a prevalência da doença ou com as preferências do paciente em relação à sua abordagem. Para reduzir essa variabilidade devem ser asseguradas, em qualquer processo clínico, a padronização, a efetividade e o uso eficiente dos recursos utilizados; e para averiguar se esses objetivos estão sendo alcançados, deve-se descrever os processos de forma multidisciplinar e estabelecer critérios, indicadores e padrões de qualidade em todo o processo assistencial.

Donabedian (citado por Costa Junior) estruturou uma série de elementos e características que podem ser considerados como relevantes na prestação de cuidados de um paciente, denominados dimensões (Quadro 1), as quais proporcionam a construção de um olhar mais consciente, permitindo orientar e direcionar profissionais e gestores para uma avaliação mais estruturada dos serviços e atividades de saúde. Este mesmo autor, utilizando a teoria do modelo de sistemas ou sistêmico, introduziu a adoção de indicadores de estrutura, processo e resultado, adaptando-os ao ambiente de saúde.

Quadro 1 Sete dimensões da qualidade

Eficácia	Capacidade de a arte e a ciência da Medicina produzirem melhorias na saúde e no bem-estar. Significa o melhor que se pode fazer nas condições mais favoráveis, dado o estado do paciente e mantidas constantes as demais circunstâncias
Efetividade	Melhoria na saúde, alcançada ou alcançável nas condições usuais da prática cotidiana. Ao definir e avaliar a qualidade, a efetividade pode ser mais precisamente especificada como o grau em que o cuidado, cuja qualidade está sendo avaliada, alça-se ao nível de melhora da saúde que os estudos da eficácia têm estabelecido como alcançáveis
Eficiência	Medida do custo com o qual uma dada melhora na saúde é alcançada. Se duas estratégias de cuidado são igualmente eficazes e efetivas, a mais eficiente é a de menor custo
Otimização	Torna-se relevante à medida que os efeitos do cuidado de saúde não são avaliados em forma absoluta, mas relativamente aos custos. Em uma curva ideal, o processo de adicionar benefícios pode ser tão desproporcional aos custos acrescidos que tais "adições" úteis perdem a razão de ser
Aceitabilidade	Sinônimo de adaptação do cuidado aos desejos, expectativas e valores dos pacientes e de suas famílias. Depende da efetividade, eficiência e otimização, além da acessibilidade do cuidado, das características da relação médico-paciente e das amenidades do cuidado
Legitimidade	Aceitabilidade do cuidado da forma que é visto pela comunidade ou sociedade em geral
Equidade	Princípio pelo qual se determina o que é justo ou razoável na distribuição dos cuidados e de seus benefícios entre os membros de uma população. A equidade é parte daquilo que torna o cuidado aceitável para os indivíduos e legítimo para a sociedade

A construção de indicadores de qualidade para a avaliação de serviços de fisioterapia nas instituições hospitalares implica a utilização de referenciais de apoio, sob a ótica dos quais os diferentes elementos constitutivos das estruturas organizacionais, dos processos de trabalho e dos resultados da assistência prestada devem ser resgatados e analisados. A elaboração desses indicadores deve considerar os seguintes aspectos: as políticas assistenciais, educacionais e gerenciais em saúde; a missão e a estrutura organizacional; os programas e as propostas de trabalho da instituição de saúde; os recursos humanos, materiais, financeiros e físicos disponíveis; e as expectativas da clientela atendida.

Na fisioterapia, a escassez de evidências de alta qualidade comprovando a efetividade das técnicas fisioterapêuticas reforça ainda mais a importância da implementação de protocolos e, consequentemente, o desenvolvimento de indicadores para monitorar os resultados, gerando banco de dados com informações passíveis de se correlacionar com a literatura e de serem replicadas, para que se possa avaliar se existem oportunidades de melhorias para a obtenção dos melhores resultados. A mensuração dos resultados por meio de indicadores é a melhor forma de melhorar a qualidade e o padrão de atendimento, e de demonstrar a eficácia da equipe.

Os indicadores em fisioterapia têm grande importância para o dimensionamento da equipe, porque por meio deles é possível comprovar o número de profissionais necessários para a demanda, respeitando as legislações vigentes e, principalmente, a manutenção da qualidade do atendimento e da efetividade.

DEFINIÇÃO

Pode-se definir indicador como "dados ou informações numéricas que quantificam as entradas (recursos ou insumos), saídas (produtos) e o desempenho de processos, produtos e de uma organização como um todo". Constitui a representação quantificada da qualidade de um produto ou serviço, e deve representar o conjunto de requisitos utilizados pela organização para determinar a adequação e a eficácia das práticas utilizadas na gestão da organização e, de acordo com essa avaliação, verificar a necessidade de melhorias.

Um indicador é uma medida quantitativa que pode ser utilizada como diretriz para controlar e avaliar a qualidade das atividades, ou seja, a forma específica (habitualmente numérica) de aferição ou avaliação de um critério.

APLICAÇÃO DOS INDICADORES

Costa Junior descreve uma leitura mais prática para a aplicação dos indicadores:

- Indicadores de estrutura: podem indicar a condição do uso real e sua adequação dentro de um sistema, serviço ou processo de saúde, incluindo elementos do ambiente físico, de equipamentos, de pessoal, de material, de informação, financeiro e documental. Exemplos clássicos: número de profissionais por leito, número de respiradores por leito intensivo, capacidade instalada de salas cirúrgicas, capacidade produtiva de equipamentos diagnósticos, valor investido por leito instalado, entre outros. São indicadores que expressam, em sua essência, dados de valor quantitativo, mas que apoiam análises qualitativas.
- Indicadores de processo: podem mostrar o grau de execução ou de desenvolvimento de certo processo ou atividade, abrangendo a capacidade ou competência de quem o executa ou a adequação de sua técnica e aplicação. Exemplos clássicos: ocorrência de flebites por punção venosa, ocorrência de traumas ou danos por inserção de cateteres ou sondas, registros completos em prontuários por categoria profissional, utilização ou adesão de protocolos clínicos por especialidades, preenchimento de rótulos de soro por turno de trabalho, entre outros. São indicadores que podem incluir dados quantitativos e qualitativos, de acordo com a necessidade da análise, mas que se direcionam mais para a identificação de problemas ou condições da execução/realização e do uso da técnica, em lugar dos recursos disponíveis.
- Indicadores de resultados: podem indicar o alcance de um objetivo ou de uma meta prevista ou definida para o processo ou atividade em questão. Apontam de forma mais clara o que de fato se alcançou na implementação ou no desenvolvimento de uma ação ou de uma melhoria proposta. Exemplos clássicos: redução de óbitos de paradas cardiorrespiratórias em unidades não intensivas, efetividade do uso de protocolos clínicos (desfechos), redução de taxas de infecção em sítios cirúrgicos, aumento do número de procedimentos diagnósticos, aumento do percentual de desempenho do corpo médico por avaliação, entre outros. São indicadores que traduzem o quanto determinadas mudanças ou correções de rumo de fato foram satisfatórias. Também incluem elementos quantitativos, mas sua principal análise está na qualidade da ação que foi implementada.

ELABORAÇÃO DE INDICADORES

Um indicador pode ser elaborado em relação a qualquer dimensão da assistência à saúde de um paciente, como eficácia do atendimento, satisfação do cliente e treinamento de pessoal, retratando assim a qualidade da assistência prestada.

A escolha de um indicador sempre deve ser adaptada ao contexto e ao problema potencial a ser resolvido, sendo preciso levar em conta todos os requisitos que os indicadores e as normas de elaboração devem cumprir. Neste contexto, a Joint Commission on Acreditation of Healthcare Organizations (citada por Andrés et al., 2010) descreveu a metodologia e as informações básicas para a elaboração de um bom indicador:

- Enunciado: descreve a atividade ou evento a ser modificado.
- Definição clara dos termos usados na descrição do indicador: assegura alta confiabilidade.
- Estrutura: numerador e denominador. Permite conhecer seu valor com precisão, sem infraestimativas, quando estão claros os elementos contidos em cada um.
- Tipo de indicador: segundo a gravidade, o tipo e o resultado do evento monitorado.
- Fundamento: explica a relevância do indicador para o problema a ser monitorado (validade lógica), incluindo as fontes bibliográficas utilizadas. Inclui utilidade do indicador, processo ou resultado específico que será monitorado, além de componentes da qualidade avaliados.
- População-alvo na qual o indicador é medido.
- Fonte de dados utilizada.
- Fatores responsáveis: identificação dos fatores que podem explicar as possíveis variações do indicador, divididos nos que dependem do paciente (não se pode melhorar) ou no que dependem do sistema (é possível atuar sobre os profissionais ou sistema organizacional).
- Dados existentes: informar se há dados conhecidos sobre o indicador, externos ou da própria instituição.

ATRIBUTOS DE UM INDICADOR

Atributos são os que determinam, em conjunto, sua utilidade como medida:

- Válido: um indicador será válido se identificar as situações nas quais a qualidade pode ser melhorada. Sua sensibilidade dependerá de sua capacidade para detectar todos os casos em que haja problema de qualidade, assim como as variações do fenômeno estudado de acordo com as ações de melhoria implementadas. Será específico se identificar apenas os casos em que haja um problema de qualidade e, portanto, o resultado do indicador não mudará, exceto se houver variações do fenômeno estudado.

- Confiável: o resultado do indicador será reprodutível para os mesmos casos e situações quando é medido por observadores diferentes, o que exige, necessariamente, condições idênticas de medidas e dos elementos de medida.
- Apropriado: deve ser útil para a gestão da qualidade no nível do sistema de saúde em que vai ser utilizado, para conseguir que as atividades de melhoria possam ser levadas a cabo.

No entanto, é preciso lembrar a existência de uma variabilidade natural própria de toda evolução bioclínica que, evidentemente, também pode influenciar o resultado dos indicadores, sendo necessário, em muitas ocasiões, o estabelecimento de um limite aceitável do indicador e inclusive do padrão.

QUALIDADES ESPERADAS DE UM INDICADOR

É importante destacar que, para o indicador se tornar prático e viável, deve possuir as seguintes qualidades:

- Simplicidade: quanto mais simples e clara for a redação matemática do indicador, menos distorções apresentará.
- Inteligibilidade: de fácil entendimento pelos usuários e respectivos analistas.
- Objetividade: não depender da interpretação do observador.
- Estabilidade: seus elementos (numerador e denominador) são constantes ao longo do tempo.
- Especificidade: capta eventos bem definidos.
- Sensibilidade: capaz de captar pequenas flutuações ou variações no requisito estudado.
- Rastreabilidade: conhecimento e controle de suas variáveis; fundamental para a avaliação da qualidade.
- Baixo custo de obtenção: utiliza relatórios e boletins rotineiros da instituição. Evita a criação de novos instrumentos de coleta de dados paralelos aos existentes, bem como a construção de modelos sofisticados e complicados.

MONITORAMENTO

O acompanhamento sistemático e periódico do estado dos indicadores de qualidade em relação a certos padrões predefinidos denomina-se monitoramento. Seu objetivo é a identificação da existência ou não de situações problemáticas que terão de ser avaliadas e solucionadas. Se não medirmos um indicador periodicamente e segundo a mesma sistemática, expressão de determinado critério previamente definido que comparamos com um padrão, não monitoraremos, mas realizaremos uma aferição pontual de um fenômeno (Figura 1). O monitoramento é uma ferramenta para garantir a adequação dos cuidados prestados, pelo grau de vigilância implícito.

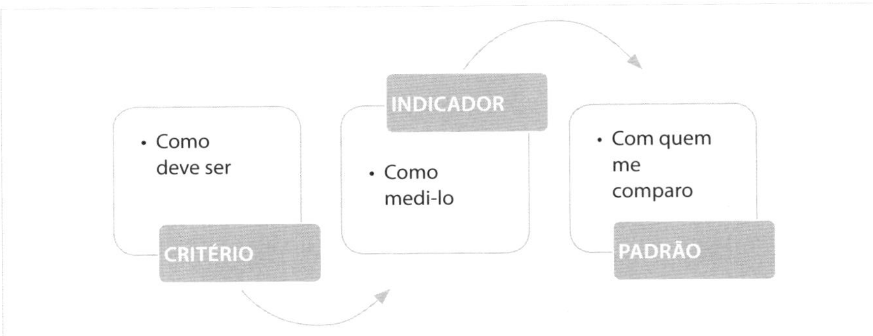

Figura 1 Elementos do monitoramento.

No que se refere à qualidade da assistência, é necessário o monitoramento contínuo do desempenho e o desenvolvimento de métodos para obter conhecimento, habilidades e reconhecimento a respeito da avaliação do cuidado prestado, compartilhando essa responsabilidade com o paciente e a família, com ações educativas.

Ressalta-se a importância da mudança de cultura, valores e princípios da organização, quanto à necessidade de medir, para que se possa verificar, com base em dados confiáveis e representativos, se as metas estabelecidas foram atingidas.

GESTÃO DAS INFORMAÇÕES COMPARATIVAS

Um dos fundamentos para a gestão de informações é o de que os conceitos de eficiência são relativos, ou seja, reportam-se sempre a padrões estabelecidos. Sendo assim, a organização moderna, para o cumprimento dos seus objetivos, precisa ter claramente definidos os padrões de eficácia e eficiência para, com isso, avaliar objetivamente seu desempenho. Para tanto, precisa estar sempre sintonizada com os acontecimentos do ambiente externo em que atua, superando o paradigma burocrático da organização voltada para si mesma, identificando referenciais externos pertinentes, que possam ser utilizados para fins de comparação do próprio desempenho, orientando o estabelecimento de metas que conduzam ao desenvolvimento institucional.

Visando a esta gestão comparativa das informações, a Associação Brasileira de Fisioterapia Respiratória (Assobrafir) reuniu em sua sede gestores dos principais serviços de fisioterapia, assim como coordenadores de cursos de fisioterapia de faculdades de referência em São Paulo, para a elaboração de indicadores que pudessem compor um painel de controle ou de bordo (*dashboard*), que tem o potencial de se tornar referencial de excelência para a classe dos fisioterapeutas. O conceito de *dashboard* e o desenvolvido com o apoio e liderança da Assobrafir serão abordados mais adiante neste capítulo.

Referencial de excelência, segundo a Fundação Nacional de Qualidade, é a prática ou resultado considerado o melhor da classe. O termo também pode designar uma organização, processo ou produto reconhecido como o melhor ou as melhores práticas disponíveis no setor, no mundo, país, região ou ramo da atividade. Essas informações e esses referenciais pertinentes podem ser obtidos nas organizações congêneres, que exercem funções correlatas em outras regiões do país ou em outros países, ou, ainda, nas organizações que atuam em setores diferentes, mas que mantêm processos com características convergentes.

Essas informações formam o conjunto de indicadores utilizado para monitorar o desempenho da organização e o alinhamento das atividades do núcleo operacional com as estratégicas. O programa Compromisso com a Qualidade Hospitalar (CQH) procura avaliar de que modo as informações das instituições são selecionadas, obtidas, armazenadas, utilizadas e atualizadas, como instrumento para atingir as metas institucionais. A construção das curvas de distribuição de frequência dos indicadores dos vários hospitais participantes do programa CQH, estabelecendo referenciais comparativos, constitui um dos principais componentes do programa. O modelo CQH também avalia a utilização de informações de organizações públicas e privadas com processos de trabalho similares que possam ser adotados como referenciais, possibilitando o *benchmarking*.

INFORMAÇÕES COMPARATIVAS – *BENCHMARKING*

Benchmarking é uma ferramenta para a melhoria dos processos organizacionais que se fundamenta na análise e comparação de processos similares. Pode ser definido como uma abordagem racional e disciplinada que visa à melhoria contínua e ajuda a identificar, comparar e reproduzir a melhor prática onde quer que ela ocorra. É um processo contínuo de medição dos produtos, serviços e práticas, com os dos concorrentes mais fortes e líderes em seus segmentos.

A definição de padrões éticos na busca de referenciais comparativos é um aspecto que deve ser considerado pela organização, obtendo as informações legalmente, com consentimento, sendo vedada a receptação ou divulgação de informações sigilosas.

As principais dificuldades na execução do *benchmarking* são a baixa adesão das partes envolvidas, a escolha de vários processos simultâneos com consequente perda de foco, a escolha de referenciais (*benchmark*) inadequados e a falta de um coordenador que domine a metodologia e esteja bastante envolvido.

PAINEL DE CONTROLE

Na área da saúde, as atividades administrativas não diferem significativamente das de outras organizações, mas na atividade assistencial nem todas as funções são passíveis de padronização, embora o desenvolvimento e a implementação de protocolos estejam nos direcionando para mais próximo deste objetivo.

Na escolha dos indicadores para a construção de um painel de controle ou de bordo (*dashboard*), devem-se observar os fatores críticos de sucesso da organização em relação à sua operação (produção e recursos utilizados), à sua estratégia competitiva (mercado e concorrentes) e aos fatores vinculados ao meio ambiente (economia e demografia). Além disso, é necessário procurar aqueles relacionados com os objetivos da organização, e também os que possam comunicar de forma mais clara e objetiva as realizações da organização a todas as partes interessadas: clientes, colaboradores, proprietários, fornecedores e parceiros, comunidade e sociedade.

Existe uma metodologia para a análise crítica e acompanhamento da organização, o *Balanced Scorecard* (BSC), que mede o desempenho da organização por meio de quatro dimensões ou perspectivas: finanças; clientes e mercado; processos internos do negócio; e aprendizado/crescimento organizacional. É um sistema de apoio ao gerenciamento da organização. Os indicadores usados no BSC devem representar um balanço entre as medidas referentes aos financiadores e clientes (aspectos externos à organização) e seus processos internos, sua capacidade de inovação, aprendizado e crescimento.

Na área da saúde, existem muitos indicadores amplamente utilizados, nos quais a fisioterapia está inserida como parte responsável pelos resultados. No entanto, ainda carecemos de indicadores específicos que sejam sistematizados e replicáveis por qualquer instituição de saúde, permitindo a comparação com referências consideradas de excelência.

Diante deste cenário, o *dashboard* desenvolvido com o apoio e liderança da Assobrafir tem o potencial de suprir esta carência na área da fisioterapia. Nos Quadros 2 a 6 são apresentados os indicadores que foram construídos juntos a essa associação.

Quadro 2 Indicador de continuidade da assistência

Indicador: linha de assistência do paciente

Finalidade: garantir a assistência segura e contínua
Definição: continuidade da informação – garantia da informação via passagem de plantão verbal, física e/ou informatizada, seguindo a linha do tempo com o histórico de internação do paciente e com base no planejamento fisioterapêutico intraunidade e interunidades
Limitações: dados incompletos de prontuário e de passagem de plantão
Fórmula:

1. N. de casos sem continuidade de atendimento/n. total de pacientes com prescrição de fisioterapia × 100
2. N. de descontinuidade de planejamento terapêutico/n. de prontuários levantados por amostragem × 100

Origem dos dados: prontuário impresso ou sistema próprio de passagem de plantão
Periodicidade: mensal
Responsável: liderança da fisioterapia
Segmentação: pacientes internados
Unidade de medida: porcentagem

Fonte: Associação Brasileira de Fisioterapia Respiratória.

Quadro 3 Taxa de sucesso na VMNI em paciente DPOC descompensada

Indicador: taxa de sucesso na VMNI em paciente DPOC descompensada

Finalidade: avaliar o sucesso na VMNI de pacientes DPOC descompensada
Definição: avaliação da quantidade de pacientes DPOC descompensada que foi submetida à VMNI com sucesso. Sucesso será definido como não intubação orotraqueal em 48 horas
Critérios de inclusão:
– Pacientes que não foram submetidos à VMI
– Pacientes que já foram extubados com sucesso (período maior que 48 horas)
Limitação: opções de aparelhos adequados e disponíveis, interfaces adequadas
Fórmula:
N. total de pacientes com DPOC descompensada com sucesso na VMNI/n. total de pacientes com DPOC descompensada submetidos à VMNI × 100
Origem dos dados: prontuário
Periodicidade: mensal
Responsável: liderança da fisioterapia
Segmentação: pacientes internados
Unidade de medida: porcentagem

DPOC: doença pulmonar obstrutiva crônica; VMNI: ventilação mecânica não invasiva.

Fonte: Associação Brasileira de Fisioterapia Respiratória.

Quadro 4 Falha no processo de desmame

Indicador: falha no processo de desmame

Finalidade: indicador utilizado para identificar a qualidade da assistência no processo de desmame a partir da aplicação de um protocolo que contemple a realização do teste de respiração espontânea

Definição e limitações:

– Definição de falha de desmame – pacientes reintubados em até 48 horas após extubação

– Aplicável a pacientes por mais de 24 horas em ventilação mecânica

– Critério de aceitabilidade para a realização do teste de respiração espontânea (TRE) – teste de respiração espontânea realizado por 30 minutos.

– Modo (ventilação com pressão de suporte ou tubo T)

– Inclusão do *checklist* diário de acordo com a Diretriz Brasileira de Ventilação Mecânica da Associação de Medicina Intensiva Brasileira

Fórmula:

N. de pacientes reintubados em até 48 horas/n. de pacientes que tiveram sucesso no TRE e foram extubados × 100

Origem dos dados: planilhas de Excel para controle dos dados

Periodicidade: mensal

Responsável: liderança e equipe de fisioterapia

Segmentação: pacientes internados em terapia intensiva adulto submetidos à ventilação mecânica invasiva elegíveis para o TRE

Unidade de medida: porcentagem

TRE: teste de respiração espontânea

Fonte: Associação Brasileira de Fisioterapia Respiratória.

Quadro 5 Produtividade individual

Indicador: produtividade individual

Finalidade: indica a média de atendimentos realizados por fisioterapeutas durante 1 plantão de 6 horas

Definição e limitações:

– Atendimento de fisioterapia – assistência dada pelo fisioterapeuta definida pelo serviço como sendo 3 ou mais procedimentos ou procedimento relevante que necessite evolução em prontuário

Ex. de procedimento relevante – recurso de aspiração, auxílio na cardioversão, transporte de paciente crítico

Fórmula:

N. de atendimentos por dia/n. de fisioterapeutas por dia, por plantão de 6 horas

Origem dos dados: sistemas ou planilhas

Periodicidade: mensal

Responsável: liderança da fisioterapia

Segmentação: pacientes internados

Unidade de medida: número absoluto de atendimentos

Fonte: Associação Brasileira de Fisioterapia Respiratória.

Quadro 6 Qualidade de evolução em prontuário – qualitativo e quantitativo

Indicador: qualidade de evolução em prontuário – qualitativo e quantitativo

Finalidade: avaliar a qualidade da evolução do fisioterapeuta no prontuário

Definição e limitações:

Bloco quantitativo – composto pelos seguintes elementos (cada item vale 1 ponto, totalizando 6 pontos; deverá ser considerado 0 ou 1):

- Completude – todos os campos/itens de evolução devem ser preenchicos. Se não houver indicação de preenchimento, deverá constar um termo de não aplicável ou termo correspondente
- Legibilidade
- Abreviaturas e siglas – abreviaturas não devem ser utilizadas e as siglas devem seguir o estabelecido pela instituição
- Identificação do profissional com carimbo e assinatura ou certificação digital
- Data e hora
- Rasuras – ausência

Bloco qualitativo – composto pelos seguintes elementos (cada item vale 2 pontos, totalizando 12 pontos; deverá ser considerado 0 ou 2):

- Diagnóstico funcional e/ou clínico
- Avaliação clínica (estado do paciente)
- Inclusão do paciente em protocolos estabelecidos
- Objetivo terapêutico
- Conduta
- Resultado da terapia

Régua de parâmetros

Classificamos dentro da régua abaixo o somatório total de pontos; 100% totaliza 18 pontos. Considera-se o total de pontos o somatório de ambos os blocos

Status	**Nota**
Conforme	80 a 100% dos tópicos do bloco
Parcial	50 a 79%
Não conforme	0 a 49%

Avaliar uma evolução por prontuário/paciente.

Fórmula:

N. de evoluções consideradas conformes (80-100%)/n. de pacientes atendidos

Origem dos dados: prontuário. Fazer por amostragem, utilizando 15% dos prontuários/pacientes

Periodicidade: trimestral

Responsável: liderança e equipe de fisioterapia

Segmentação: pacientes internados

Unidade de medida: porcentagem

Fonte: Associação Brasileira de Fisioterapia Respiratória.

Esses indicadores refletem a eficiência do serviço prestado, mas também medem a qualidade intrínseca dos processos de assistência, avaliando se as condutas/procedimentos fisioterapêuticos adotados levaram aos melhores resultados clínicos.

Na implementação dos indicadores apresentados anteriormente, cada serviço deverá determinar sua meta para cada indicador. A meta precisa ter um valor tangível, e ser reavaliada periodicamente, para que seu valor seja reajustado. Se o indicador estiver relacionado a um protocolo clínico, a meta deverá ser estabelecida com base nas evidências da literatura. Para indicadores de processo e produção, a meta poderá inicialmente se basear no histórico do serviço, podendo ser reavaliada após o *benchmarking* com referenciais de excelência.

Nota-se que não apenas na área da fisioterapia, mas em toda a área de saúde, existe a necessidade de estabelecer uma sistemática para melhorar as práticas relativas à gestão das informações, e em especial das comparativas. Para uma avaliação estruturada e contínua, devem-se determinar responsáveis e períodos predeterminados para a realização das avaliações. Esses indicadores e informações devem ser utilizados pela organização para determinar a adequação e a eficácia das práticas utilizadas para a avaliação crítica do desempenho da organização com base em comparações com instituições similares.

CONSIDERAÇÕES FINAIS

Os pontos principais abordados neste capítulo sobre indicadores se encontram no Quadro 7.

Quadro 7 Tópicos principais do capítulo de indicadores

Definição	Medida quantitativa que pode ser utilizada como diretriz para controlar e avaliar a qualidade das atividades, ou seja, a forma específica (habitualmente numérica) de aferição ou avaliação de um critério
Aplicação	Indicadores de estrutura, de processo e de resultados
Metodologia	Enunciado, definição, estrutura, tipo de indicador, fundamento, população-alvo na qual o indicador é medido, fonte de dados utilizada, fatores responsáveis, dados existentes
Atributos	Válido, confiável, apropriado
Qualidades	Simplicidade, inteligibilidade, objetividade, estabilidade, especificidade, sensibilidade, rastreabilidade, baixo custo de obtenção
Monitoramento	Acompanhamento sistemático e periódico do estado dos indicadores de qualidade em relação a certos padrões predefinidos
Gestão das informações	Identificar referenciais externos pertinentes que possam ser utilizados para fins de comparação do próprio desempenho, orientando o estabelecimento de metas que conduzam ao desenvolvimento institucional
Benchmarking	Ferramenta para a melhora dos processos organizacionais que se fundamenta na análise e comparação de processos similares
Dashboard	Observar os fatores críticos de sucesso da organização em relação à sua operação, à sua estratégia competitiva e aos fatores vinculados ao meio ambiente. Os indicadores selecionados para compor o *dashboard* foram desenvolvidos com o apoio e liderança da Assobrafir
Balanced Scorecard	Sistema de apoio ao gerenciamento da organização que mede o desempenho da organização

Torna-se claro, a partir dos tópicos citados, que a equipe de fisioterapia, além de estar inserida como parte responsável em indicadores institucionais, necessita desenvolver, monitorar e comparar os resultados de seus próprios processos com as melhores práticas baseadas em evidências, e com os serviços de fisioterapia de excelência. Este é o melhor caminho para que a equipe consiga alcançar os melhores desfechos, tanto em termos de entrega de valor ao paciente (resultado terapêutico e experiência) como de desempenho da equipe e alinhamento às estratégias da instituição.

REFERÊNCIAS BIBLIOGRÁFICAS

Andrés JMA, Burillo CARJV, Castro MTGV. Indicadores de gestão e funcionamento hospitalar. In: Malagón-Londoño G, Morera RG, Laverde GP. Administração hospitalar. 3. ed. Rio de Janeiro: Guanabara Koogan; 2010. p.374-87.

Burmester H. A importância do uso de indicadores. In: Burmester H. Gestão da qualidade hospitalar. São Paulo: Saraiva; 2013. p.251-65.

Costa Junior H. Qualidade e segurança em saúde: os caminhos da melhoria via Acreditação Internacional. Relatos, experiências e práticas. Rio de Janeiro: DOC Content; 2015.

D'Innocenzo M. Indicadores organizacionais. In: D'Innocenzo M (coord.), Feldman LB, Fazenda NRR, Helito RAB, Ruthes RM (eds.). Indicadores, auditorias, certificações: ferramentas de qualidade para gestão em saúde. 2. ed. São Paulo: Martinari; 2010. p.89-97.

Índice remissivo

D

E

F

G

H

I

R

S

T

U

V